Otoneurologia Clínica

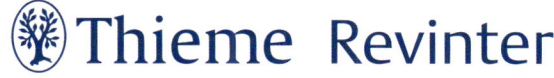

Otoneurologia Clínica

Segunda Edição

Roseli Saraiva Moreira Bittar
Professora-Assistente Doutora da Universidade de São Paulo

Mauricio Malavasi Gananca
Professor Titular da Universidade Federal de São Paulo

Fernando Freitas Gananca
Professor Adjunto Doutor da Universidade Federal de São Paulo

Thieme
Rio de Janeiro • Stuttgart • New York • Delhi

Dados Internacionais de Catalogação na Publicação (CIP)

B624o

Bittar, Roseli Saraiva Moreira
  Otoneurologia clínica/Roseli Saraiva Moreira Bittar, Mauricio Malavasi Ganança & Fernando Freitas Ganança – 2. Ed. – Rio de Janeiro – RJ: Thieme Revinter Publicações, 2020.

  260 p.: il; 16 x 23 cm.
  Inclui Índice Remissivo e Referência Bibliográfica.
  ISBN 978-85-5465-214-2
  eISBN 978-85-5465-216-6

  1. Otoneurologia. 2. Otorrinolaringologia. 3. Doenças do ouvido. I. Ganança, Mauricio Malavasi. II. Ganança, Fernando Freitas. III. Título.

CDD: 617.51
CDU: 616.21

Contato com o autor:
Roseli Saraiva Moreira Bittar
roseli.bittar@hc.fm.usp.br

© 2020 Associação Brasileira de Otorrinolaringologia e Cirurgia Cérvico-Facial – ABORL-CCF
Todos os direitos reservados.

Thieme Revinter Publicações Ltda.
Rua do Matoso, 170, Tijuca
20270-135, Rio de Janeiro – RJ, Brasil
http://www.ThiemeRevinter.com.br

Thieme Medical Publishers
http://www.thieme.com
Capa: Thieme Revinter Publicações Ltda.

Impresso no Brasil por BMF Gráfica e Editora Ltda.
5 4 3 2 1
ISBN 978-85-5465-214-2

Também disponível como eBook:
eISBN 978-85-5465-216-6

Nota: O conhecimento médico está em constante evolução. À medida que a pesquisa e a experiência clínica ampliam o nosso saber, pode ser necessário alterar os métodos de tratamento e medicação. Os autores e editores deste material consultaram fontes tidas como confiáveis, a fim de fornecer informações completas e de acordo com os padrões aceitos no momento da publicação. No entanto, em vista da possibilidade de erro humano por parte dos autores, dos editores ou da casa editorial que traz à luz este trabalho, ou ainda de alterações no conhecimento médico, nem os autores, nem os editores, nem a casa editorial, nem qualquer outra parte que se tenha envolvido na elaboração deste material garantem que as informações aqui contidas sejam totalmente precisas ou completas; tampouco se responsabilizam por quaisquer erros ou omissões ou pelos resultados obtidos em consequência do uso de tais informações. É aconselhável que os leitores confirmem em outras fontes as informações aqui contidas. Sugere-se, por exemplo, que verifiquem a bula de cada medicamento que pretendam administrar, a fim de certificar-se de que as informações contidas nesta publicação são precisas e de que não houve mudanças na dose recomendada ou nas contraindicações. Esta recomendação é especialmente importante no caso de medicamentos novos ou pouco utilizados. Alguns dos nomes de produtos, patentes e design a que nos referimos neste livro são, na verdade, marcas registradas ou nomes protegidos pela legislação referente à propriedade intelectual, ainda que nem sempre o texto faça menção específica a esse fato. Portanto, a ocorrência de um nome sem a designação de sua propriedade não deve ser interpretada como uma indicação, por parte da editora, de que ele se encontra em domínio público.

Os autores de forma espontânea cederam todos os direitos, inclusive sobre as receitas de comercialização da obra, a favor da Associação Brasileira de Otorrinolaringologia e Cirurgia Cérvico-Facial.

Todos os direitos reservados. Nenhuma parte desta publicação poderá ser reproduzida ou transmitida por nenhum meio, impresso, eletrônico ou mecânico, incluindo fotocópia, gravação ou qualquer outro tipo de sistema de armazenamento e transmissão de informação, sem prévia autorização por escrito.

AUTORES

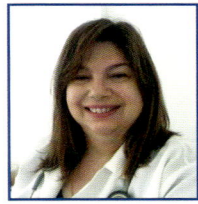

ALESSANDRA RAMOS VENOSA
Professora Adjunta Doutora da Universidade de Brasília

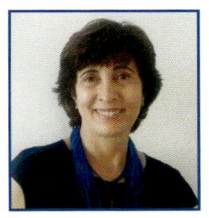

DENISE UTSCH GONÇALVES
Professora Titular da Universidade Federal de Minas Gerais

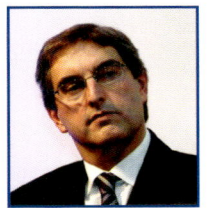

FERNANDO FREITAS GANANÇA
Professor Adjunto Doutor da Universidade Federal de São Paulo

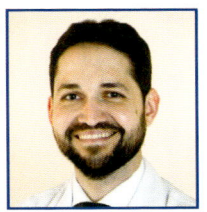

MÁRCIO CAVALCANTE SALMITO
Mestre em Ciências (Otorrinolaringologia) pela Universidade Federal de São Paulo

AUTORES

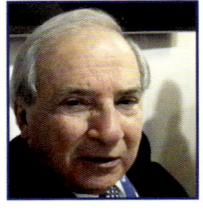
MARCO AURÉLIO BOTTINO
Professor-Assistente Doutor da Universidade de São Paulo

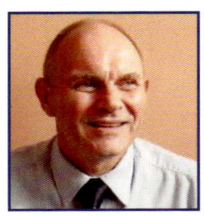
MARIO EDWIN GRETERS
Professor-Assistente Doutor da Pontifícia Universidade Católica de Campinas

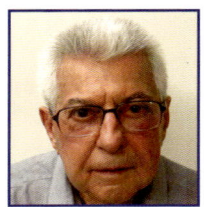
MAURICIO MALAVASI GANANÇA
Professor Titular da Universidade Federal de São Paulo

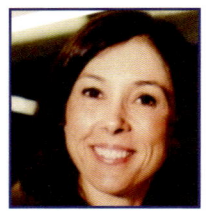
RAQUEL MEZZALIRA
Assistente Mestre da Universidade Estadual de Campinas

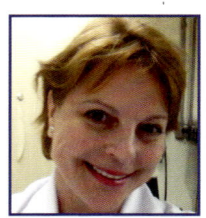
ROSELI SARAIVA MOREIRA BITTAR
Professora-Assistente Doutora da Universidade de São Paulo

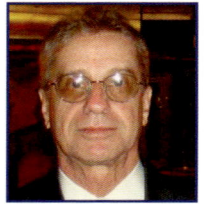
SERGIO ALBERTINO
Professor Adjunto da Universidade Federal Fluminense

AGRADECIMENTO

Ao Prof. Dr. Luis Ubirajara Sennes, presidente da ABORL-CCF em 2019, pelo apoio e confiança no nosso trabalho.

APRESENTAÇÃO

É com alegria que elaboramos esta segunda edição do livro Otoneurologia Clínica do Departamento de Otoneurologia da ABORL-CCF. Sempre com o apoio da diretoria da nossa Associação, nosso trabalho tem o único e exclusivo objetivo de abrir as portas da otoneurologia aos colegas otorrinolaringologistas.

Procuramos abordar a otoneurologia atual de forma simples, abrangendo os múltiplos aspectos do estudo do equilíbrio corporal. A evolução meteórica do conhecimento e documentação das inúmeras síndromes otoneurológicas e seus diversos aspectos clínicos permite hoje a abordagem e condução adequadas de suas diversas inter-relações à luz da ciência.

No entanto, nenhum procedimento, novo ou antigo, substitui a atenção ao paciente e a anamnese cuidadosa, que é soberana e prevalece sobre qualquer resultado. Aliada ao exame físico detalhado, a anamnese continua sendo a melhor ferramenta na busca do diagnóstico funcional e etiológico.

Esperamos que este trabalho forneça aos nossos colegas as ferramentas necessárias para a condução adequada dos distúrbios do equilíbrio corporal.

Departamento de Otoneurologia da ABORL-CCF, 2019

PREFÁCIO DA 2ª EDIÇÃO

Prezados leitores

Sem dúvida alguma, a otoneurologia representa uma das subespecialidades médicas mais instigantes e apaixonantes. Aqui exercemos a medicina em toda a sua plenitude, fazendo às vezes de clínicos astutos, microcirurgiões delicados e, não raramente, cirurgiões radicais.

O que sempre me encantou nesta ciência foi seu caráter absolutamente multidisciplinar e sua capacidade de flutuar com desenvoltura pelas mais variadas áreas do conhecimento médico. Senão vejamos: lanço um desafio ao nosso caro leitor para que aponte uma única especialidade que não apresente, em algum momento ou fase da vida, uma interface operacional (seja ela nítida ou velada) com a otoneurologia.

Esta abrangência traz consigo dois sentimentos aparentemente paradoxais: admiração e temor. Admiração no momento em que somos capazes de reconhecer a beleza das redes de integração multissensoriais embutidas na fisiologia do sistema vestibular e das suas múltiplas conexões neuronais. Temor frente ao desafio constante de encaminhar uma análise semiológica racional, e tecnicamente precisa, frente a uma miríade de possibilidades diagnósticas em pacientes fragilizados pela brutal falta do equilíbrio físico e, não raramente, emocional.

Ainda assim, o aspecto mais fascinante da otoneurologia é que, por trás desta aparente complexidade, ela esconde uma lógica quase cartesiana que poderá ser facilmente desvendada por todos aqueles que se dedicarem ao seu estudo com atenção, zelo e profundidade. Praticamente não existem sintomas aleatórios ou inexplicáveis em otoneurologia. Quando corretamente analisados e tomando-se como ponto de partida a fisiologia normal, absolutamente todos os sinais e sintomas que compõem uma síndrome vertiginosa (só para citar seu quadro mais popular) fazem sentido...

Desta forma, para que se atinja a almejada excelência nesta disciplina, há de se ter vasto conhecimento teórico em áreas que extrapolam o sistema estatocinético, englobando todas as principais etapas da formação médica. Curiosamente, mesmo com todos os avanços científicos ocorridos nas últimas décadas, e contando com uma legítima parafernália tecnológica complementar, a atuação otoneurológica se fundamenta, solidamente, nos valores mais antigos e singelos da atividade médica: a capacidade de ouvir, observar, examinar, tratar e confortar.

Por tudo isto, saudamos com entusiasmo e apreço iniciativas como a do livro *Otoneurologia Clínica,* que se insere neste contexto como uma ferramenta espetacular na geração e difusão de conhecimentos.

Assim, foi com imenso prazer e indizível orgulho que aceitei o convite dos autores para escrever o prefácio desta segunda edição que reedita uma oportuna parceria da Editora Thieme Revinter e do Departamento de Otoneurologia da nossa querida Associação Brasileira de Otorrinolaringologia e Cirurgia Cérvico-Facial. Esta obra vem ratificar e ampliar uma ideia de sucesso que surgiu há alguns anos e que tinha como objetivo maior oferecer ao mercado editorial de língua portuguesa um livro-texto completo na especialidade de Otoneurologia e Ciências Correlatas.

O grupo de autores é capitaneado por Roseli, Fernando e professor Maurício (e mais sete estupendos colaboradores), que são verdadeiros craques neste assunto e acumulam vasta experiência clínica advinda de anos de trabalho na produção e difusão de conhecimentos na área. A bagagem e o material compilado por todos ao longo dos anos são amplos, inigualáveis e impressionantes. Seus cursos pioneiros percorreram todo o território nacional, atraindo e capacitando centenas de colegas e outros profissionais da saúde; dezenas de teses foram defendidas nos bancos acadêmicos; centenas de artigos científicos produzidos e veiculados em revistas e congressos nacionais e internacionais; incontáveis palestras e conferências ministradas (na verdade, o tópico otoneurologia, na grade científica de qualquer evento, se confunde com seus nomes!) e, obviamente, milhares de pacientes atendidos e beneficiados pelos métodos aqui descritos. Acrescente-se a estas ações concretas a indisfarçável paixão que esta turma nutre pelo assunto e altas doses de altruísmo e vontade de ensinar e, então, cria-se um caldo de cultura perfeito para uma publicação deste nível.

O texto organizado em níveis de complexidade e profundidade crescente é ricamente ilustrado por casos pinçados dos seus arquivos pessoais. Em resumo, este livro envolve muito mais que uma extensa e meticulosa revisão sobre a otoneurologia; ele celebra o clímax de uma longa trajetória percorrida pelos autores e a sua íntima e fecunda relação com o tema.

Finalizando, peço ao nosso poeta maior, Castro Alves, que me empreste um dos seus mais belos versos a fim de simbolizar todo nosso apreço e gratidão aos autores:

"Ó bendito que semeia livros.
Livros à mão cheia e faz o povo pensar.
O livro caindo n'alma é germe que faz a palma, é chuva que faz o mar!"

Muito obrigado e boa leitura

Sady Selaimen da Costa
Professor Titular da Universidade Federal do Rio Grande do Sul
Presidente da ABORL-CCF – gestão 2015

PREFÁCIO DA 1ª EDIÇÃO

É com muito prazer e satisfação que recebi o convite para prefaciar este importante lançamento.

Destaco os autores e colaboradores, que são os maiores *experts* na área de otoneurologia em nosso meio. A ideia deste livro é fundamental a todos os especialistas para firmar que o estudo e conhecimento das doenças do equilíbrio estão fundamentados na otorrinolaringologia.

Atualmente, existe uma procura muito grande por superespecialização em otoneurologia clínica pela grande incidência dessas doenças na população. E este livro é uma fonte de consulta para o otorrinolaringologista ter em seu consultório no seu dia a dia.

A Associação Brasileira de Otorrinolaringologia e Cirurgia Cervicofacial, na minha gestão como Presidente, instituiu o Departamento de Otoneurologia, que tem tido forte atuação no ensino e divulgação dessa área no Brasil, com intuito de, definitivamente, colocar a ORL como centro do conhecimento da fisiopatologia do labirinto.

Esta realidade, que já existe na maioria dos países, sem dúvida vai acontecer no futuro, no Brasil, e será fundamental para os pacientes.

Este livro é mais um passo nessa direção, e espero que as futuras gerações percebam a importância deste objetivo.

Aproveitem a qualidade e a atualidade desta obra.

Ricardo Ferreira Bento
Professor Titular de Otorrinolaringologia da
Faculdade de Medicina da USP

PREFÁCIO DA 1ª EDIÇÃO

Agradeço pelo honroso convite de fazer o prefácio desta relevante obra.

Logo no início de minha residência médica, tive a oportunidade de realizar um curso de Otoneurologia com o Professor Claus Claussen, onde vi a grandeza desta área. A partir daí, pude dimensionar a importância da formação otoneurológica para o exercício pleno da nossa profissão.

Vejo hoje como cresceu e amadureceu a otoneurologia. Tornou-se mais científica, aprimorou-se pela riqueza de recursos, tornou-se, atualmente, mais corajosa para enfrentar desafios maiores do que aqueles exigidos pela simples rotina. Processos desta natureza, todavia, não se produzem em um único dia, mês ou ano. Pelo contrário, demandam décadas de trabalho e esforço, de carinho e dedicação pelo saber.

Nossos antepassados, porém, dispunham somente da semiologia de consultório ou da beira do leito; após, surgiram recursos que contribuíram para a mensuração de todo diagnóstico. Nos tempos atuais, dispomos de testes objetivos que nos informam com mais clareza e segurança sobre as anormalidades no sistema equilibratório. Melhoraram os testes funcionais, os exames de imagem e os recursos medicamentosos e reabilitativos. Provavelmente, em um futuro próximo, com o estudo molecular e genético do sistema vestibular, será possível alcançar avanços diagnósticos e terapêuticos em otoneurologia.

Esta intensa renovação de conceitos, recursos diagnósticos e meios de tratamento nos reduz à permanente condição de aluno. Obriga-nos à consequente avidez pelo saber e à necessária humildade para podermos constar que a verdade de que dispomos talvez não seja tão sólida e, possivelmente, não é única nem a definitiva.

Nossos ícones da otoneurologia, tanto na esfera nacional como internacional, e um grupo de colaboradores, igualmente eminentes especialistas nos diferentes e, às vezes, controversos diagnósticos e tratamentos otoneurológicos, fazem com que esta obra se constitua como o principal livro sobre a arte e a ciência da otoneurologia.

Parabéns ao Departamento de Otoneurologia por esta realização; parabéns aos seus editores e colaboradores, e congratulações aos especialistas por poderem contar com esta obra.

Prof. Dr. Luiz Lavinsky
Professor da Faculdade de Medicina da UFRGS
Coordenador do Grupo de Pesquisa em
Otologia e Otoneurologia do HCPA/CnPQ

SUMÁRIO

PARTE I ▪ ANATOMOFISIOLOGIA VESTIBULAR

1 ANATOMOFISIOLOGIA VESTIBULAR 3
    Sistema Vestibular Periférico 3
    Inervação Aferente e Eferente 9
    Suprimento Sanguíneo 9
    Fluidos Labirínticos 10
    Sistema Vestibular Central 11
    Referências Bibliográficas 19

2 COMPENSAÇÃO VESTIBULAR 21
    Referências Bibliográficas 24

PARTE II ▪ AVALIAÇÃO CLÍNICA

3 ANAMNESE 27
    História da Moléstia Atual 27
    Caracterização dos Sintomas Vestibulares 27
    História Pregressa e Familiar 32
    Referências Bibliográficas 33

4 EXAME FÍSICO 35
    Testes de Equilíbrio Estático 35
    Testes de Equilíbrio Dinâmico 36
    Testes de Função Vestibular Central 38
    Bateria HINTS 40
    Nistagmo Posicional 44
    Avaliação Hemodinâmica 46
    Referências Bibliográficas 48

5 INVESTIGAÇÃO LABORATORIAL 51
    Referências Bibliográficas 52

6 TESTES VESTIBULARES FUNCIONAIS 55
6.1 ▪ OCULOGRAFIA 55
    Calibração 56
    Nistagmo Espontâneo (NyE) 57
    Nistagmo Semiespontâneo (NySE) 57
    Motricidade Ocular 58
    Nistagmo Posicional (NyP) 66
    Nistagmo de Torção Cervical (NyTC) 66
    Prova Calórica (PC) 67
    Cuidados na Realização do Exame 71
    Interpretação do Exame 72

6.2 ▪ PROVAS ROTATÓRIAS 73
    Princípios 73
    Referências Bibliográficas 78

6.3 ▪ VIDEOTESTE DO IMPULSO CEFÁLICO 80
    Quantificação do HIT 81
    Mecanismos que Contribuem para o HIT 81
    Técnica do VHIT 82
    Identificação das Sacadas Compensatórias 85
    Artefatos do VHIT 86
    Indicações do VHIT 87
    Vhit *versus* Prova Calórica 87
    Supression Head Impulse Paradigm (SHIMP) 88
    Referências Bibliográficas 89

6.4 ▪ POSTUROGRAFIA 91
    Posturografia Estática 94
    Posturografia Dinâmica 94
    Posturografia Dinâmica Computadorizada (PDC) 95
    Posturografia de Marcha 102
    Equipamento Nacional de Posturografia 103
    Uso da Posturografia no Treinamento do Equilíbrio Corporal 105
    Referências Bibliográficas 107

6.5 ▪ ELETROFISIOLOGIA 108
    Potencial Evocado Auditivo de Tronco Encefálico (PEATE) 108
    Eletrococleografia (ECOg) 108
    Potencial Evocado Miogênico Vestibular (VEMP) 108
    Referências Bibliográficas 116

7 EXAMES DE IMAGEM EM OTONEUROLOGIA 119
    Referências Bibliográficas 120

PARTE III ▪ MANIFESTAÇÕES CLÍNICAS

8 SÍNDROMES VESTIBULARES PERIFÉRICAS 123
    Vertigem Posicional Paroxística Benigna 123
    Casos Clínicos Atípicos de VPPB 132
    Doença de Ménière 134
    Labirintopatias Metabólicas e Hormonais 137
    Síndrome Vestibular Bilateral 138
    Fístula Labiríntica 138
    Deiscência de Canal Semicircular Superior 139
    Labirintopatia Desencadeada por Traumas Mecânicos 139
    Barotrauma e Doença Descompressiva da Orelha Interna 140
    Neurite Vestibular 140
    Schwannoma Vestibular 141
    Síndromes Cervicais 141
    Síndrome do Desequilíbrio do Idoso (SDI) 149
    Referências Bibliográficas 150

9 SÍNDROMES VESTIBULARES CENTRAIS 155
    Principais Causas Centrais de Vertigem – Tontura – Desequilíbrio Corporal 160
    Vertigem Posicional Central (VPC) 161
    Anomalia Craniocervical 161
    Tumores da Região Ângulo Pontocerebelar e Fossa Posterior (APC) 162
    Paroxismia Vestibular 178
    Referências Bibliográficas 180

10 ENXAQUECA 185
    1ª Fase – Premonitória (Pródromos) 185
    2ª Fase – Aura 186
    3ª Fase – Dor de Cabeça (Cefaleia) 186
    4ª Fase – Resolução (Pós-Pródromo) 186
    Fisiopatologia 186
    Serotonina e Enxaqueca 187
    Tratamento da Enxaqueca 194
    Tratamento da Crise Migranosa 196
    Referências Bibliográficas 197

11 VERTIGEM NA INFÂNCIA 199
    Anamnese 199
    Exame Físico 200
    Avaliação Auditiva 202
    Avaliação Neurológica 202
    Estudo do Campo e Acuidade Visual 202
    Tomografia Computadorizada e Ressonância Magnética 202
    Exames Sorológicos 202
    Exames Laboratoriais 202
    Avaliação Psiquiátrica 203
    Tratamento 203
    Manifestações Clínicas 204
    Referências Bibliográficas 207

PARTE IV ▪ TRATAMENTO DAS VESTIBULOPATIAS

INTRODUÇÃO 213
    Referências Bibliográficas 213

12 TRATAMENTO MEDICAMENTOSO 215
    Neurotransmissores Envolvidos na Transmissão Neural 215
    Tratamento da Fase Aguda 215
    Tratamento da Fase Crônica ou de Manutenção 216
    Conclusão 218
    Referências Bibliográficas 218

13 REABILITAÇÃO VESTIBULAR 219
    Adaptação Vestibular 220
    Mecanismos de Substituição 221
    Indicações da RV 222
    RV Como Terapia Única 222
    RV Como Coadjuvante de Terapia Medicamentosa 222
    RV em Cirurgias Otológicas 223
    RV como Coadjuvante de Outras Terapias 223
    Vícios Posturais – Fobia Postural 223
    Sensores de Movimento e Realidade Virtual 224
    Considerações Finais 224
    Referências Bibliográficas 225

14 TRATAMENTO CIRÚRGICO 227
    Descompressão do Saco Endolinfático 227
    Neurectomias Vestibulares 227
    Injeção Intratimpânica de Gentamicina 227
    Labirintectomia 227
    Cocleossaculotomia 228
    Miscelânea 228
    Referências Bibliográficas 228
    Leitura Recomendada 229

Otoneurologia Clínica

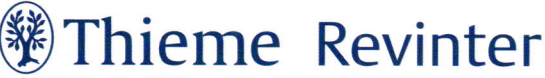

Parte I Anatomofisiologia Vestibular

ANATOMOFISIOLOGIA VESTIBULAR

CAPÍTULO 1

O **sistema vestibular** interage com outros sistemas sensoriais, sendo as interações com os **sistemas visual** e **somatossensorial** essenciais à percepção da movimentação do corpo em relação ao espaço. O resultado destas interações tem relação com o **equilíbrio corporal**.[1] As unidades sensoriais vestibulares são ativadas no momento em que seus receptores na orelha interna são estimulados pela **aceleração angular**, resultante do movimento da cabeça, e pela **aceleração linear** ou **força gravitacional**. Os centros de controle centrais recebem os sinais periféricos da posição da cabeça e do corpo em relação ao espaço, gerando os reflexos motores eferentes de controle postural.

SISTEMA VESTIBULAR PERIFÉRICO

O **sistema vestibular periférico** está localizado no **labirinto posterior** da orelha interna, dentro do osso temporal, e é composto por estruturas simétricas. O labirinto posterior é composto por uma estrutura membranosa (**labirinto membranoso**), contida em uma estrutura óssea que acompanha sua anatomia (**labirinto ósseo**). Cada labirinto possui cinco receptores sensoriais, representados pelas duas *máculas* nos órgãos otolíticos e pelas *cristas ampulares* nos três canais semicirculares.[2] A capacidade desses sensores em perceber velocidade angular, aceleração linear ou força gravitacional está diretamente relacionada com suas configurações anatômicas (Fig. 1-1).

Células Ciliadas

Tanto a **mácula dos órgãos otolíticos** quanto a **crista ampular dos canais semicirculares** apresentam as **células ciliadas** como elemento básico para que ocorra a transmissão sensorial. Estas células possuem a capacidade de converter as forças mecânicas de cisalhamento em impulsos neurais. São classificadas em tipos I e II na dependência da forma da célula, da presença ou ausência de cálice no botão sináptico e do tipo de resposta aferente.[3] A célula **tipo I** tem o formato e o botão sináptico na forma de um cálice. Essa célula é mais difícil de ser ativada, apresenta disparos aferentes irregulares e tem acurada **percepção de velocidade** angular ou linear.[4] A célula **tipo II** tem a forma cilíndrica, é mais facilmente ativada, apresenta disparos aferentes regulares e está associada à percepção de **integração espacial** e **gravitacional**.[4] Assim, cada tipo de célula possui função específica e veremos, adiante, que se localiza em locais diferentes na crista e na mácula.

A estrutura apical das células ciliadas caracteriza-se pela presença de inúmeras projeções ou cílios, chamados **estereocílios**, que estão dispostos formando um feixe com distribuição por tamanho progressivamente crescente do menor em direção ao maior,

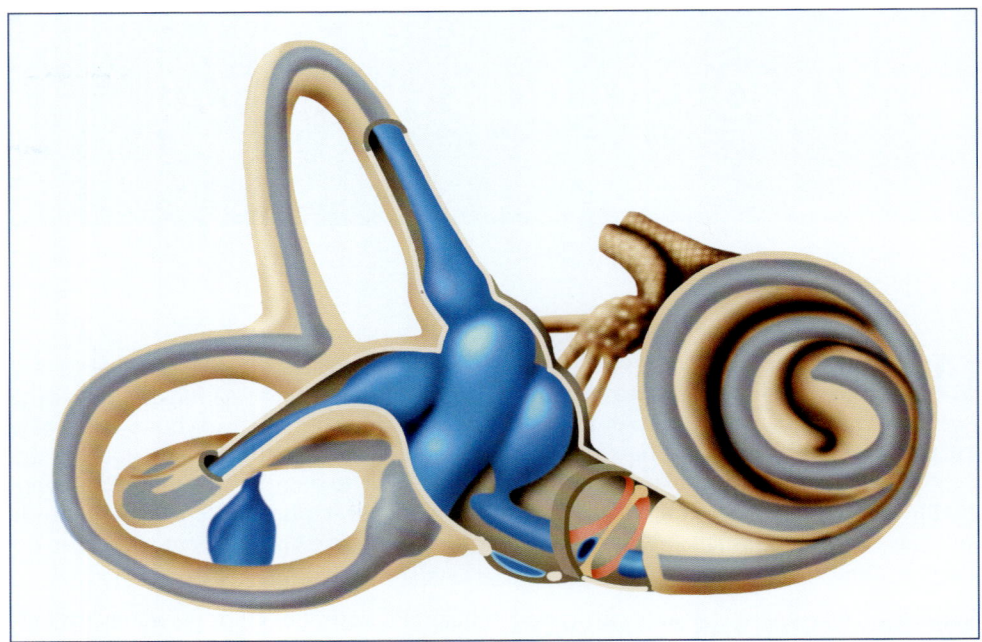

Figura 1-1. Labirintos ósseo e membranoso com canais semicirculares e ampolas, utrículo e sáculo.

denominado **cinocílio**. Esse alinhamento permite que os cílios possam reagir de forma mais efetiva às forças mecânicas aplicadas em uma direção e orientação específica.[3] A célula ciliada despolariza quando movimento angular, aceleração linear ou estímulo gravitacional geram um movimento da endolinfa na direção paralela ao feixe de cílios. Nos canais semicirculares, o feixe de cílios está disposto na crista ampular em uma única direção, estando paralelo à corrente de líquido no canal, de modo que um mínimo movimento é capaz de gerar disparos elétricos. Na mácula, os cílios estão dispostos em várias direções e respondem a estímulos gravitacionais e translacionais variados.[4] Assim, o estímulo capaz de mudar o potencial de repouso das células ciliadas e, consequentemente, o disparo do nervo a ela acoplado é qualquer força paralela ao topo da célula que resulte em deflexão dos cílios.[2-5] A deflexão dos estereocílios em direção ao cinocílio diminui o potencial de repouso de membrana das células ciliadas e promove despolarização ou estimulação desta, a deflexão em direção oposta promove hiperpolarização ou inibição. A despolarização ocorre como consequência da abertura de canais localizados na superfície apical da célula, que desfazem o potencial iônico e promovem a liberação de neurotransmissores na fenda sináptica. A hiperpolarização é consequente ao fechamento desses canais, quando o cinocílio tomba sobre os estereocílios, diminuindo a liberação de neurotransmissores na fenda (Fig. 1-2).

    Na base, as **células ciliadas** fazem contato com terminações nervosas **aferentes e eferentes**. Um receptor sináptico na forma de cálice está presente somente para as células do tipo I.[3] Mesmo em repouso, há disparos neurais permanentes dos neurônios acoplados às células ciliadas que mantêm uma diferença de potencial entre o ápice e a base por volta de + 5 a 10 mV. Esse potencial iônico é mantido por meio de alto consumo de energia pela bomba Na^+/K^+ na membrana celular.[5]

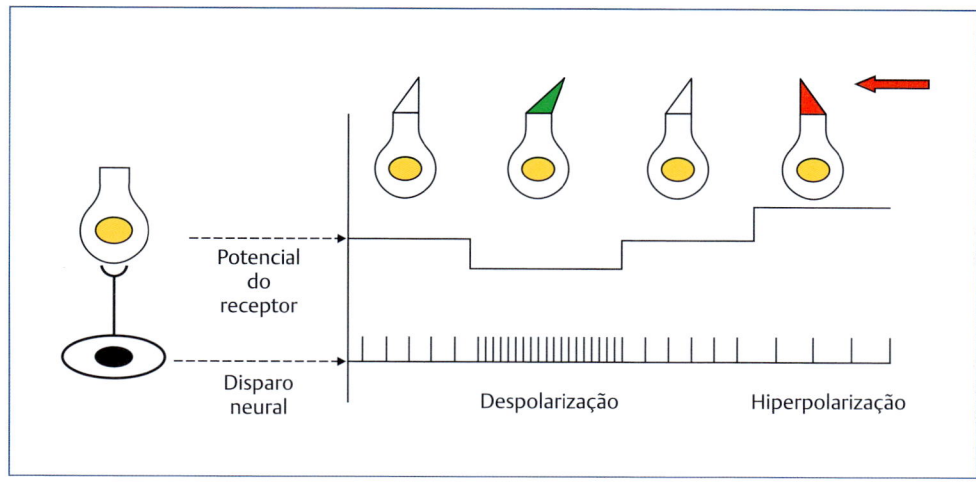

Figura 1-2. Relação entre a direção da deflexão ciliar na célula ciliada e o disparo neural.[2]

Mácula

A **mácula** é uma estrutura plana que possui células ciliadas, cujos cílios permanecem embebidos em uma matriz gelatinosa de mucopolissacarídeos, a **membrana otolítica**, sobre a qual estão aderidos cristais de carbonato de cálcio ou otocônias, que exercem pressão sobre o epitélio sensorial por apresentarem densidade relativa bem maior. O deslocamento do peso estimula ou inibe a resposta aferente das células ciliadas em relação ao repouso e gera uma força vetorial resultante. Mesmo em repouso, os otólitos exercem seu peso sobre as células ciliadas por ação da força gravitacional.[1]

O arranjo das células ciliadas nas máculas é multidirecional e complexo. A disposição variada das células confere a cada feixe de cílios um vetor de direção, de modo que a composição destes sinais vai determinar a direção da aceleração. Essa característica faz da mácula um receptor capaz de detectar acelerações lineares, movimentos de inclinação e estímulos gravitacionais em qualquer plano no espaço tridimensional.[4]

Morfologicamente, a população de células ciliadas da mácula não é homogênea. As células do tipo I estão distribuídas, predominantemente, em uma estreita faixa central da mácula, denominada **estríola**. As células do tipo II se localizam na área macular adjacente, que é denominada **extraestríola**. A estríola se estende paralela a uma linha imaginária que secciona a mácula, denominada **linha de polaridade reversa** (LPR). O trajeto da LPR indica o local onde os feixes das células ciliadas revertem sua polarização. Desse modo, os feixes de cílios estão dispostos em cada lado da mácula em direção reversa, e o estímulo da membrana otolítica de um lado é regulado por uma resposta aferente antagônica do outro lado dessa mesma mácula.[5,6] Como as máculas direita e esquerda estão dispostas em imagem especular, haverá a percepção de aceleração ou de estímulo gravitacional para qualquer direção (Fig. 1-3).

O formato e a localização das máculas do sáculo e do utrículo garantem a percepção da intensidade e direção da aceleração. A superfície macular não é completamente plana.[6] A mácula do sáculo se localiza na parede medial deste no sentido vertical e é descrita como uma lente elíptica com a concavidade no plano sagital; responde à aceleração linear no

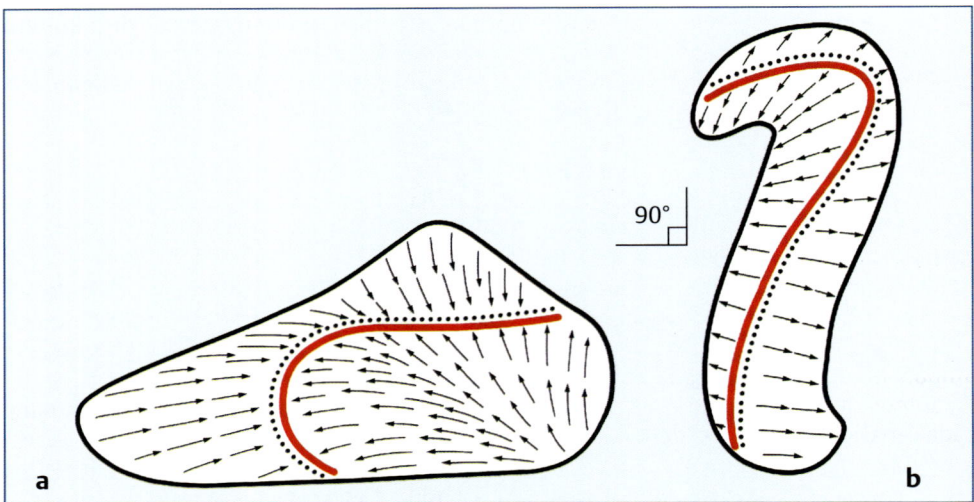

Figura 1-3. Relação angular entre a mácula do utrículo (**a**) e do sáculo (**b**). Setas: direção do feixe de cílios do estereocílio para o cinocílio. Linha pontilhada: linha de polaridade reversa. Linha vermelha contínua: estríola. Demais regiões da mácula: extraestríola.

plano craniocaudal e às forças gravitacionais. A mácula do utrículo se localiza na porção anterior do assoalho deste no plano horizontal e se assemelha a uma palma da mão semiaberta com a concavidade para cima; responde à aceleração linear no plano horizontal e a inclinações da cabeça. As máculas do sáculo e do utrículo dispõem-se formando um ângulo de 90 graus entre seus respectivos planos.[5-7] As estríolas do sáculo e utrículo têm formatos característicos: no utrículo, têm a forma de um C, assemelhando-se a um arco parabólico; no sáculo, têm a forma de um S, comparando-se à forma de um anzol (Fig. 1-3).[6]

Cristas

Os **canais semicirculares** são em número de três em cada orelha e são denominados de acordo com sua orientação espacial: o par de canais que atual no plano horizontal é denominado de **lateral** (ou horizontal) e os pares que atuam no plano vertical são denominados **superior** (ou anterior) e **inferior** (ou posterior). Esses canais são tubos semicirculares, preenchidos por endolinfa, que apresentam em uma de suas extremidades uma dilatação, chamada **ampola**, que se abre para o utrículo. As ampolas abrigam em seu assoalho a **crista**, estrutura capaz de perceber o deslocamento da endolinfa durante os movimentos de rotação da cabeça. Na crista, os cílios das células ciliadas ficam embebidos em uma massa gelatinosa à semelhança de uma chama de vela, que se projeta da superfície do epitélio até o teto da ampola, vedando-a completamente, a **cúpula**.[2] A densidade específica da cúpula é a mesma da endolinfa e, ao contrário do que ocorre nas máculas, a cúpula não exerce força de repouso sobre o epitélio sensorial, sendo, portanto, insensível aos vetores gravitacionais ou lineares.

Os canais semicirculares funcionam sinergicamente e estão dispostos espacialmente em pares que correspondem aos três planos de movimentação da cabeça. Em cada um dos canais, a corrente de endolinfa assume diferentes direções, despolarizando ou hiperpolarizando as células ciliadas, diminuindo ou aumentando sua taxa de disparos em relação ao repouso. Durante as acelerações angulares de cabeça que ocorrem no plano do canal estimulado, a endolinfa se move longitudinalmente por ação inercial do líquido. A cúpula acompanha a endolinfa em monobloco, defletindo os cílios das células ciliadas de modo unidirecional, mudando seus disparos neurais em relação ao repouso. Assim como na mácula, na crista, as células ciliares dos tipos I e II se localizam em regiões diferentes. As células do tipo I se localizam na região central da crista, enquanto as do tipo II se localizam na periferia da crista e são em maior número. Essa disposição permite a percepção de movimentos angulares de diferentes intensidades ou frequências.[5,6]

A polarização/despolarização das células ciliadas na ampola ocorre quando a deflexão dos cílios ocorre para um único lado. Para que isso possa ocorrer, a **posição do cinocílio** varia na ampola. Nos canais laterais, o cinocílio localiza-se próximo da abertura da ampola no utrículo; nos canais verticais, a posição é oposta, ou seja, contrária à abertura da ampola no utrículo. Assim, a corrente endolinfática será excitatória ou inibitória para cada canal semicircular na dependência da disposição anatômica do feixe de cílios na crista. Estabeleceu-se a nomenclatura para a direção da corrente endolinfática, tendo como referência a abertura da ampola no utrículo: a endolinfa que corre do canal semicircular em direção à ampola é chamada **ampulípeta**, enquanto a endolinfa que corre em sentido contrário, ou seja, que vai do utrículo em direção à ampola, indo em direção ao arco do canal, é chamada **ampulífuga**.[8]

Nos canais laterais, como o cinocílio está localizado na extremidade utricular da ampola, a corrente ampulípeta vai defletir o estereocílio em direção ao cinocílio, de modo a despolarizar (excitar) a célula e a corrente no sentido contrário, ou seja, ampulífuga vai hiperpolarizar (inibir) a célula (Fig. 1-2).[8] Nos canais verticais, o efeito da corrente endolinfática sobre a célula é o oposto, ou seja, a corrente ampulífuga é excitatória, e a corrente ampulípeta, inibitória. Isso porque o cinocílio nas ampolas dos canais verticais (superiores e inferiores) estão dispostos no sentido oposto a dos canais laterais: localizam-se na ampola na extremidade do arco do canal. Essas características fisiológicas da movimentação de endolinfa seguem três princípios conhecidos como as **Leis de Ewald**:

1. A movimentação da cabeça produz deslocamento do olho sempre no plano do canal estimulado e da corrente de endolinfa.
2. No canal lateral, a corrente de endolinfa ampulípeta é excitatória e a corrente ampulífuga é inibitória.
3. Nos canais verticais, a corrente ampulífuga é excitatória e a corrente ampulípeta é inibitória.[8,9]

Orientação Espacial Vestibular

O alinhamento e a organização espacial dos canais semicirculares são fundamentados em três importantes características:[8]

1. Em cada labirinto, cada canal semicircular está disposto em um plano perpendicular ao plano dos demais canais.
2. Os seis canais semicirculares formam entre si pares coplanares. O canal lateral direito está no mesmo plano que o esquerdo, e cerca de 30 graus acima do plano horizontal. O canal anterior direito está no mesmo plano que o posterior esquerdo, a 45 graus para a direita do plano sagital. O canal anterior esquerdo está no mesmo plano que o posterior direito, a 45 graus para a esquerda do plano sagital. Este arranjo contribui

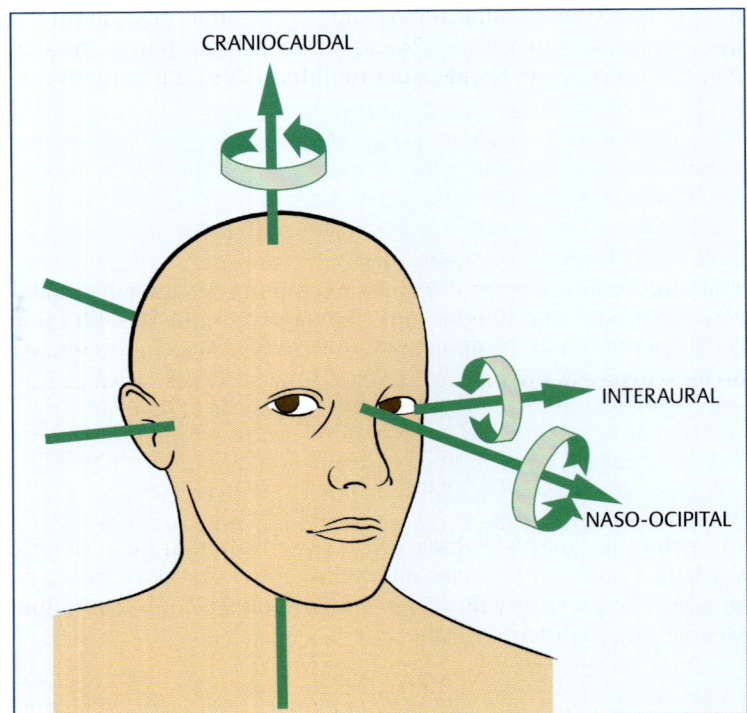

Figura 1-4. Eixos de movimento angular: craniocaudal (*yaw*), interaural (*pitch*) e naso-occipital (*roll*).

para o fenômeno conhecido como **redundância sensorial**, característica anatômica fundamental observada em todo o sistema vestibular. Sempre que um canal estiver sendo estimulado, seu coplanar será inibido.

3. Os planos de movimento dos canais semicirculares são semelhantes aos planos de movimento dos músculos extraoculares, de modo a permitir uma conexão relativamente simples entre neurônios sensoriais aferentes do sistema vestibular e neurônios motores eferentes do sistema visual. Assim, os canais semicirculares são capazes de responder a movimentos nos eixos espaciais: naso-occipital (plano de rotação frontal), craniocaudal (plano de rotação horizontal) e interaural (plano de rotação sagital). Isoladamente, cada par de canais detecta o movimento angular de um dos eixos de movimento (Fig. 1-4). No cotidiano, os movimentos angulares são complexos e variáveis, sendo todos os pares de canais estimulados ou inibidos quase que simultaneamente. O vetor resultante de cada coplanar é que dará a percepção exata de qualquer movimento angular.[8]

Visual Vertical Subjetiva

Em situações habituais, o julgamento de verticalidade e horizontalidade é realizado, principalmente, pelas informações visuais, pois há, em qualquer ambiente, linhas verticais e horizontais que auxiliam nesta função. Quando as informações visuais são excluídas, por exemplo, em uma sala completamente escura, um indivíduo normal é capaz de julgar se um bastão iluminado está na posição vertical ou horizontal na ausência de qualquer outra pista (aferência) visual. Esta capacidade de ajustar o bastão iluminado na posição correta (vertical ou horizontal) depende da informação proveniente do sistema vestibular pelos órgãos otolíticos e pode ser avaliada pela **vertical visual subjetiva** (VVS) que examina essa capacidade de julgar se objetos estão na posição vertical, ou seja, avalia-se a percepção de verticalidade sem nenhuma referência visual da vertical verdadeira.[9] Alterações vestibulares dos órgãos otolíticos ou centrais podem alterar a VVS.[10]

INERVAÇÃO AFERENTE E EFERENTE

A extremidade lateral do conduto auditivo interno se encontra selada por uma fina lâmina óssea, conhecida como lâmina crivosa. Por meio de seus microporos trafega a inervação aferente e eferente coclear e vestibular que atinge o labirinto e órgãos sensoriais.[8,11] O nervo vestibular contém cerca de 15.000 fibras, formadas pelos neurônios aferentes bipolares, provenientes do **gânglio de Scarpa** e por neurônios eferentes, cujas fibras provêm do núcleo vestibular. O nervo vestibular se divide em dois ramos:

1. **Nervo vestibular superior**, que inerva a crista dos canais semicirculares anterior e lateral, a mácula do utrículo e possui uma pequena contribuição para porção anterossuperior da mácula do sáculo.
2. **Nervo vestibular inferior**, que inerva a crista do canal semicircular posterior e a maior parte da mácula do sáculo. Esta divisão anatômica é importante do ponto de vista clínico, visto que as infecções virais têm predileção para acometer o ramo superior enquanto o ramo inferior mantém-se intacto.[8]

O ramo superior corre junto ao nervo facial, e o ramo inferior junto ao nervo coclear. Um pequeno número de fibras vestibulares pode contribuir para a divisão coclear. O nervo vestibular parte do gânglio de Scarpa, atravessa o ângulo pontocerebelar, atinge o tronco cerebral entre o pedúnculo cerebelar e o trato trigeminospinal, fazendo sinapse com os neurônios secundários no núcleo vestibular.[8] O nervo vestibular apresenta fibras neurais morfologicamente distintas, as mais delgadas se projetam preferencialmente na periferia da crista ou da mácula, inervando, de modo predominante, células ciliadas do tipo I, e as mais espessas se projetam no centro dos receptores sensoriais, inervando em sua maioria células ciliadas do tipo II.[3,5] As fibras eferentes vestibulares periféricas se originam de, aproximadamente, 300 neurônios localizados no núcleo vestibular lateral. Estas fibras acompanham as fibras eferentes cocleares, o **trato olivococlear**. As fibras vestibulares eferentes acompanham ambas as divisões do nervo vestibular. Os neurotransmissores que participam das inervações aferente e eferente são: o **glutamato**, principal neurotransmissor excitatório, que eleva a taxa de disparos neurais; e o **ácido gama-aminobutírico** (**GABA**) que é o principal neurotransmissor inibitório e reduz a taxa de disparos neurais.[3,5]

SUPRIMENTO SANGUÍNEO

O suprimento sanguíneo que nutre o labirinto membranoso vem de tronco único, um ramo dos vasos intracranianos e não se comunica com os vasos responsáveis pela irrigação do labirinto ósseo ou cavidade timpânica. Esse suprimento vem da **artéria auditiva interna**, também chamada **artéria labiríntica**, originada na **artéria cerebelar anterior inferior** (**AICA**), mas em alguns casos pode emergir diretamente da artéria basilar ou de alguns dos seus ramos.[5,8] À altura do ângulo pontocerebelar, a AICA origina um ramo para o oitavo nervo, a **artéria auditiva interna**, que percorre o conduto auditivo interno, irrigando células ganglionares, nervos e dura-máter. Ao atingir o labirinto, a artéria auditiva interna se divide em dois ramos:

1. **Artéria vestibular anterior**, responsável pelo suprimento dos canais semicirculares anterior e lateral, a maior parte da mácula utricular e uma pequena porção do sáculo.
2. **Artéria coclear comum**, que por sua vez emite dois outros ramos, **artéria coclear principal** e **artéria vestibular posterior**. A artéria vestibular posterior supre o canal semicircular posterior e a mácula sacular.

A **artéria auditiva interna** é um vaso terminal, e sua oclusão ou da AICA determinam a lesão da orelha interna; a oclusão parcial de um de seus ramos pode induzir à perda seletiva da função labiríntica.

A drenagem venosa ocorre de forma semelhante à irrigação, mas em sentido oposto.[5,8] A **veia vestibular anterior** drena o utrículo e a ampola dos canais semicirculares anterior e lateral, a **veia vestibular posterior** drena o sáculo e a ampola do canal semicircular posterior. A confluência destas veias, junto à veia da janela redonda, origina a **veia vestibulococlear**. A drenagem da cóclea ocorre pela veia modiolar comum, que se junta à veia vestibulococlear dando origem à veia do aqueduto coclear, que, por sua vez, vai até o seio petroso inferior. Existem ainda as veias dos canais semicirculares que confluem para formar a **veia do aqueduto vestibular**, que acompanha o ducto endolinfático até o seio venoso lateral.[5,8]

FLUIDOS LABIRÍNTICOS

A orelha interna é dividida em compartimentos preenchidos por fluidos com composição química diversa: a **endolinfa** e a **perilinfa**. Esses fluidos são separados por uma fina barreira com permeabilidade seletiva para íons e água, garantindo a diferença na composição destes e permitindo um gradiente de troca iônica, fundamental aos processos de transdução sensorial da orelha interna.[12] De modo interessante, essa barreira apresenta permeabilidade muito maior para água do que para íons. A permeabilidade para a água é 130 vezes maior do que para o potássio e 2.250 vezes maior do que para o sódio.[13-14]

Composição e Dinâmica

O labirinto membranoso é completamente incluso no labirinto ósseo, exceto por uma extensão no labirinto membranoso, denominado **aqueduto vestibular** (AV), para fora do labirinto ósseo, terminando por formar o **saco endolinfático** (SE), localizado na fossa posterior do crânio, sendo esse o local em que os fluidos intralabirínticos entram em contato com os fluidos extralabirínticos pela interface da membrana.[15-17] Dentro da orelha interna, a endolinfa e a perilinfa têm localização, composição iônica e volume diferentes.[18]

A **perilinfa** preenche o espaço entre os labirintos ósseo e membranoso e é um filtrado do fluido cerebrospinal (liquor) e dos vasos sanguíneos da orelha interna.[15-17] Acredita-se que a fonte mais importante de perilinfa seja o filtrado dos vasos sanguíneos, já que o bloqueio do aqueduto coclear não afeta a morfologia e a função da orelha interna.[5] A perilinfa é rica em sódio, com concentração média de 148 mM, e apresenta um volume cerca de 4 vezes maior que o da endolinfa, sendo estimado em 166,4 µL.[18-19]

A **endolinfa** é rica em potássio, com concentração média de 157 mM e volume estimado de 38,1 µL.[18-19] Os principais sítios de produção de endolinfa se encontram nas células marginais da **estria vascular** na cóclea e nas células escuras do labirinto vestibular (**dark cells**) e dependem da secreção de potássio.[20] A expressão de um cotransportador de Na⁺K⁺Cl⁻ na membrana basolateral dessas células bombeia o potássio para dentro dessas células, mantendo elevada concentração intracelular. Canais de potássio na superfície apical dessas células fazem com que este íon acumulado possa fluir de volta para a endolinfa, mantendo altas concentrações e gerando o potencial iônico. Mutações nos genes que codificam as proteínas cotransportadoras Na⁺K⁺Cl⁻ ou nas proteínas dos canais de potássio estão associadas à produção anormal de endolinfa e à surdez.[21,22] Na cóclea, a mudança na osmolaridade da perilinfa modula o amplificador coclear, de modo que a perilinfa hipotônica potencializa, e a perilinfa hipertônica reduz a função coclear.[17] Da mesma forma, no sistema vestibular, variação na concentração de íons da perilinfa e, consequentemente, da endolinfa pode interferir nos disparos aferentes vestibulares. A variação de respostas coclear e vestibular diante da mudança na osmolaridade da perilinfa/endolinfa tem sido a base para a proposição de intervenções terapêuticas para a hipertensão endolinfática.[23]

Aquaporinas

As aquaporinas são proteínas de membrana que formam um canal para a passagem de água, sendo descritas em várias estruturas biológicas que necessitam de um controle perfeito da osmolaridade, como, por exemplo, as hemácias, as células renais e, mais recentemente, a orelha interna.[24] Oito subtipos de aquaporinas foram identificados no labirinto membranoso, que é o mesmo número identificado no rim, órgão central responsável pela regulação de água nos mamíferos. Desse modo, as aquaporinas são, na atualidade, consideradas estruturas muito importantes para o controle preciso da concentração de água na perilinfa/endolinfa, cuja alteração tem sido relacionada com a fisiopatologia de perdas auditivas.[25] As aquaporinas se localizam em várias estruturas da orelha interna e, em especial, estão ancoradas na fina barreira que separa a perilinfa da endolinfa, o que explica maior permeabilidade dessa membrana para a água em relação aos íons.[25]

SISTEMA VESTIBULAR CENTRAL

O complexo de núcleos vestibulares no tronco cerebral faz conexões diretas e rápidas entre as informações derivadas dos aferentes e a resposta motora dos neurônios. O cerebelo atua como um processador adaptativo, que monitora o desempenho vestibular e reajusta o processamento central, se necessário, sendo as informações sensoriais vestibulares processadas juntamente com as proprioceptivas e as visuais.[1,2,11,26] As projeções vestibulares oriundas dos canais semicirculares e órgãos otolíticos compõem o fascículo longitudinal medial, e, por meio de uma rede polissináptica da qual participa também o tálamo, o sistema vestibular central é capaz de processar informações oculomotoras, posturais e de percepção espacial.[26,27]

Núcleos Vestibulares

O complexo dos núcleos vestibulares compreende quatro núcleos principais: 1. superior, 2. medial, 3. lateral e 4. descendente, acompanhados de outros sete núcleos menores. Os núcleos vestibulares superior e medial são os principais responsáveis pelo reflexo vestíbulo-ocular.[8,11,26] O **núcleo vestibular superior** recebe projeções aferentes primárias predominantemente dos canais semicirculares, e suas projeções eferentes projetam-se sobre os núcleos oculomotores. É o principal centro retransmissor dos reflexos oculares mediados pelos canais semicirculares. O **núcleo vestibular medial** recebe projeções aferentes dos canais semicirculares, máculas, cerebelo e do núcleo vestibular medial contralateral. Emite projeções eferentes para o trato vestibuloespinal medial, núcleos oculomotores, núcleo vestibular medial contralateral, cerebelo e formação reticular. É o centro coordenador dos movimentos de olhos, cabeça e pescoço que ocorrem simultaneamente, participando do reflexo vestíbulo-ocular (RVO) e do reflexo vestibuloespinal (RVE). O núcleo **vestibular lateral** é o principal responsável pelo RVE. Recebe aferências das máculas e emite projeções eferentes para a medula espinal, formando o trato vestibuloespinal. O núcleo **vestibular descendente** recebe projeções aferentes dos canais semicirculares, utrículo, sáculo e cerebelo; com projeções eferentes para o cerebelo e a formação reticular. É o principal integrador dos sinais vestibulares bilaterais com o cerebelo e a formação reticular.[8,11,26]

O núcleo vestibular recebe, ainda, além das aferências vestibulares, inúmeras aferências provenientes de outros sistemas sensoriais e motores: motor ocular, sensorial visual, proprioceptiva e somatossensorial de receptores do pescoço e do corpo, de outros núcleos do tronco cerebral, formação reticular, cerebelo, córtex cerebral; informações estas que, integradas entre si, vão originar os sinais eferentes apropriados para geração do RVO e do RVE nos órgãos efetores periféricos.[8] Além disso, os núcleos vestibulares dos dois lados do tronco cerebral possuem comunicação pelo sistema de comissuras que são mutuamente inibitórias, o que é fundamental para a compensação de lesões do sistema vestibular. As fibras **intercomissurais** permitem que a informação seja compartilhada entre os dois lados do tronco cerebral, viabilizando uma das principais características do sistema vestibular, a **redundância sensorial**.[26]

Reflexos Oculomotores e Espinais

Reflexo Vestíbulo-Ocular (RVO)

O sistema vestibular está apto para perceber componentes angulares e produzir movimentos compensatórios reflexos dos olhos que são necessários para manter a visão nítida durante os movimentos naturais de cabeça. Esta resposta reflexa é o **reflexo vestíbulo-ocular** (**RVO**).[8,11] A organização anatômica do **RVO** é um exemplo clássico de arco reflexo trineural, que apresenta como elementos básicos: 1. o neurônio aferente primário, 2. o neurônio intermediário secundário, 3. o neurônio eferente terciário.[11,26] Os neurônios aferentes primários, ou de primeira ordem, estão localizados no gânglio de Scarpa, são bipolares, fazem sinapse com as células ciliadas e transmitem o sinal nelas, originado para os neurônios secundários, ou de segunda ordem e, finalmente, para os núcleos oculomotores ou eferente terciário. O RVO está envolvido com o controle dos movimentos oculares durante os movimentos angulares da cabeça de alta frequência, objetivando garantir uma imagem visual estável. O RVO é ativado para movimentos angulares na faixa de frequência de 0,8 a 5 Hz.[5,11,26]

Os **neurônios de segunda ordem** estão localizados no núcleo vestibular, não fazem sinapse com as células ciliadas e podem ser tanto excitatórios quanto inibitórios. Usam o **glutamato** como neurotransmissor excitatório e o **ácido gama-aminobutírico** (**GABA**) como neurotransmissor inibitório. Esses neurônios podem ser classificados em neurônios dos tipos I e II de acordo com a frequência de disparos decorrentes de rotações cefálicas. Os **neurônios do tipo I** aumentam seus disparos frente às rotações ipsolaterais e diminuem seus disparos nas rotações contralaterais. Os **neurônios do tipo II** atuam de forma contrária aos neurônios do tipo I. Esses neurônios podem também ser classificados quanto à expressão da enzima glutamato descarboxilase ou descarboxilase do ácido glutâmico (GAD), uma enzima usada para sintetizar o GABA, em **GAD negativos** (GAD–) ou **GAD** positivos (GAD+).[4,26] Os **neurônios do tipo I** podem ser GAD– (**excitatórios**), que ativam os neurônios oculomotores agonistas e **GAD+** (**inibitórios**), que ativam os neurônios oculomotores antagonistas.[26] Os neurônios excitatórios recebem sinais dos neurônios primários ipsolaterais e dos neurônios secundários inibitórios contralaterais, pelas vias neurais comissurais cruzadas, a **comissura vestibular**. Os disparos provenientes dos núcleos vestibulares ativam os neurônios eferentes terciários, neurônios motores que estão localizados nos núcleos oculomotores, viabilizando o RVO (Fig. 1-5).

Exemplificando o circuito do RVO, a aceleração angular para a direita, no plano dos canais laterais, resulta em aumento dos disparos nas aferências neurais da ampola do canal semicircular direito, com aumento dos sinais excitatórios sobre o nervo vestibular ipsolateral. De maneira inversa, o mesmo movimento determina a inibição do canal semicircular esquerdo, ocorrendo aumento dos sinais inibitórios sobre o núcleo vestibular contralateral. Nos núcleos vestibulares, via comissura vestibular, os neurônios inibitórios sinalizam e cruzam as informações, reforçando as aferências recebidas, sejam elas excitatórias, sejam inibitórias. Estes sinais atingem as respectivas musculaturas oculomotoras, facilitando a ação dos músculos oculares agonistas, com a contração reflexa dos músculos reto lateral direito e reto medial esquerdo, de modo a ocorrer o movimento de mirada do globo ocular para a direita.

Conceito de Velocidade Estocada

O termo **velocidade estocada** é historicamente utilizado para descrever uma característica do sistema vestibular que consiste em manter a resposta do órgão efetor mesmo cessado o estímulo na célula ciliada. Essa capacidade é resultado da ativação conjunta dos neurônios de primeira e segunda ordens, que apresentam características diferentes em relação à sua ativação e despolarização. Conforme observado na Figura 1-5, o RVO é mediado por duas vias de ativação, uma rápida e direta (neurônios tipo I) e outra mais lenta e indireta (neurônios tipo II), sendo esta última a responsável pela velocidade estocada.[24] A **via direta**, de três neurônios, transmite o sinal dos canais semicirculares diretamente aos músculos efetores oculares sem modulá-lo. A **via indireta** também recebe a informação dos canais semicirculares, mas apresenta elevada constante de tempo, tanto para carga, como para descarga. Assim, os neurônios dessa via "armazenam" a atividade proveniente do órgão vestibular periférico e mantêm a descarga além do tempo de sua estimulação.

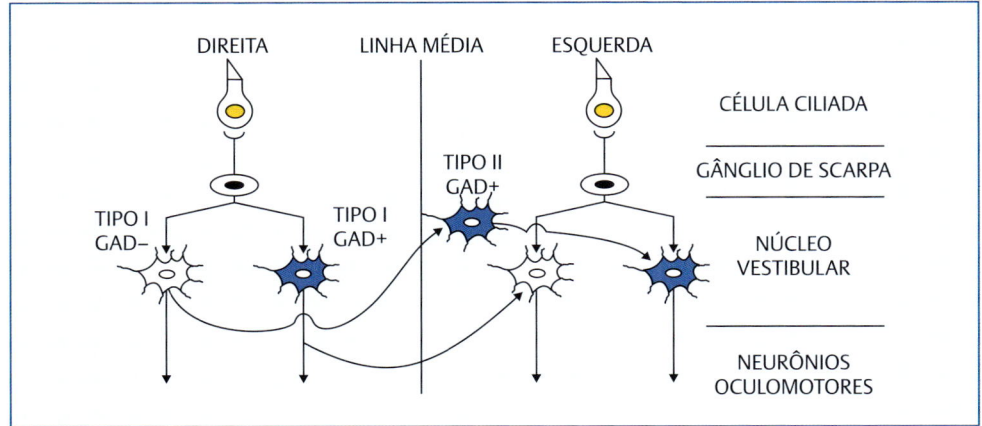

Figura 1-5. Inter-relação dos neurônios secundários dos tipos I e II. Os neurônios escuros (GAD+) são inibitórios e os claros (GAD−) são excitatórios.[15]

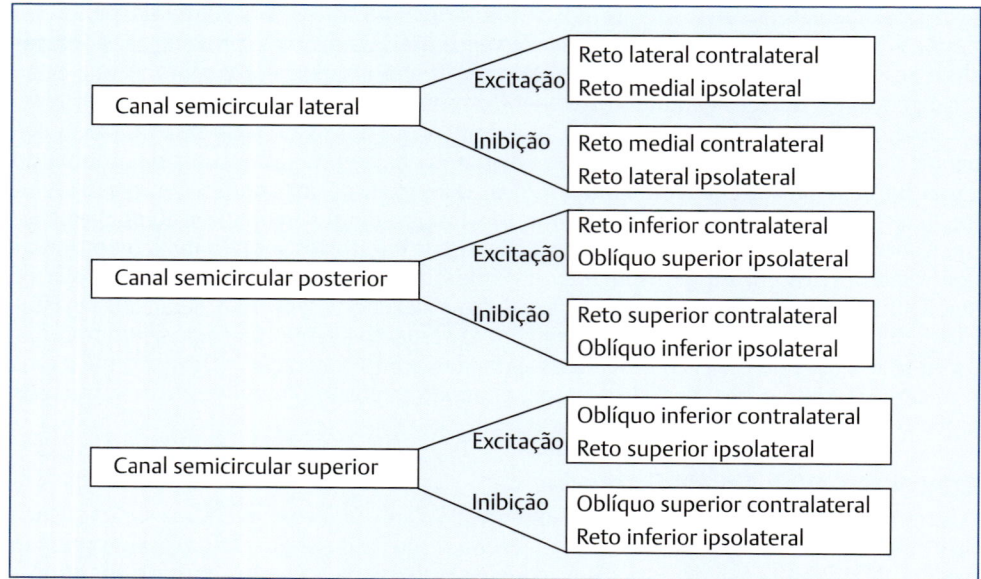

Figura 1-6. Conexões funcionais dos canais semicirculares com os músculos oculomotores.

Conexões Visuovestibulares

Cada par de canais faz sinapse via conexão vestibular central com músculos oculomotores específicos que levam a movimentos oculares estabelecidos.[11,26] O diagrama (Fig. 1-6) ilustra as conexões estimulatórias e inibitórias dos canais semicirculares com os músculos oculomotores. Cada músculo recebe uma aferência excitatória do canal despolarizado de um lado e uma aferência inibitória do canal hiperpolarizado contralateral, que atuam em reciprocidade.

Reflexo Vestibuloespinal (RVE)

A função do **RVE** é estabilizar o corpo durante os movimentos naturais de cabeça. Seus neurônios efetores encontram-se no corno anterior da substância cinzenta da medula espinal que inerva a musculatura esquelética. Contudo, as conexões entre o núcleo vestibular e os neurônios da musculatura esquelética são bem mais complexas que no RVO, já que o RVE inclui inúmeras estratégias, que podem ser usadas isoladamente ou em combinação e envolvem sistemas motores utilizados para a prevenção de quedas.[26,27]

Para efetivação dos reflexos vestibuloespinais, o trato vestibuloespinal é ativado. Esse trato é dividido em porções lateral e medial e permite a comunicação direta entre as estruturas sensoriais da orelha interna e a musculatura postural (Fig. 1-7).

O sistema motor participa diretamente dessa comunicação, sendo responsável pela efetivação dos reflexos vestibulares que orientam a execução dos movimentos necessários à estabilização da postura. Esse é constituído por dois neurônios motores, sendo o primeiro localizado no córtex cerebral (neurônio superior) e, o segundo, na medula (neurônio inferior). O neurônio superior envia comandos pelos tratos vestibuloespinais, que ativarão os neurônios inferiores localizados no corno ventral da medula espinal, também conhecidos

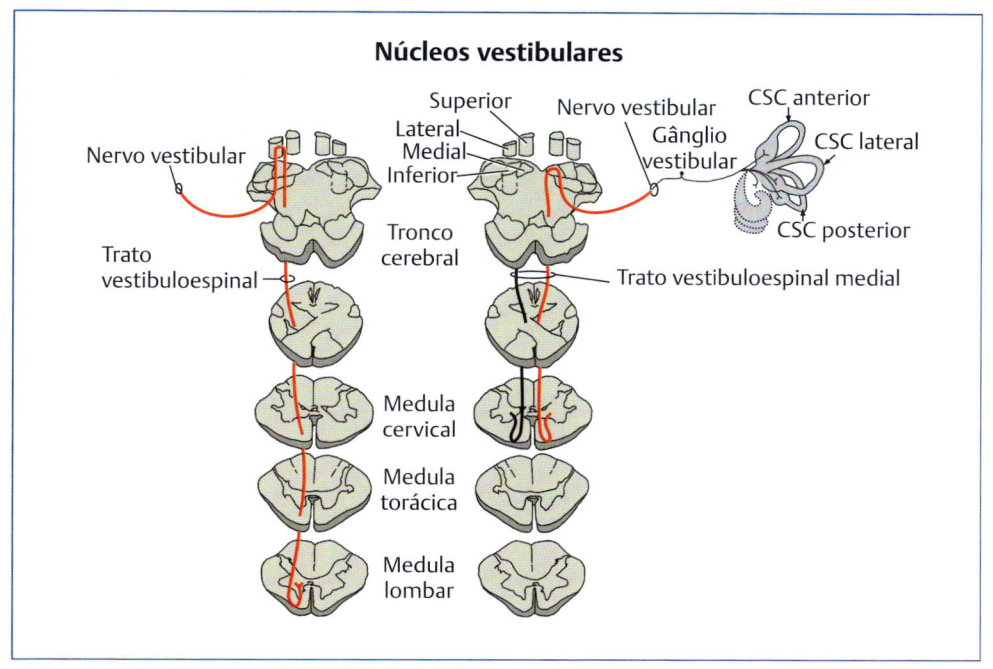

Figura 1-7. O trato vestibuloespinal lateral percorre a medula desde a região cervical até a lombossacral, enquanto o trato vestibuloespinal medial segue somente até a medula cervical. Este último divide-se em ipso e contralateral, embora o feixe ipsolateral seja mais denso.

como motoneurônios. A efetivação da motricidade se dá pela influência do motoneurônio sob os músculos esqueléticos por intermédio dos nervos periféricos.[26] Três tratos principais fazem estas conexões: 1. trato vestibuloespinal lateral, 2. trato vestibuloespinal medial, 3. trato reticuloespinal.[26-28]

O **trato vestibuloespinal lateral** parte do núcleo vestibular lateral, recebe as aferências dos órgãos otolíticos e cerebelo e ativa a musculatura postural antigravitacional, respondendo às mudanças de posicionamento de cabeça em relação à gravidade, e suas fibras terminam no corno anterior da medula. Recebe informações desde a medula cervical até a lombossacral e tem efeito facilitador nos mecanismos de controle do tônus muscular.[26-27]

O **trato vestibuloespinal medial** se origina de neurônios do núcleo vestibular medial, superior e descendente contralaterais, desce até a medula cervical pelo fascículo longitudinal medial. As fibras descendem junto com as fibras do trato reticuloespinal. Atua mediando mudanças na postura e na posição da cabeça em resposta à aferência dos canais semicirculares e sáculo.[26-27]

O **trato reticuloespinal** se origina de neurônios da formação reticular e recebe aferência dos núcleos vestibulares e de outros sistemas sensoriais e motores, possui projeções cruzadas e não cruzadas em toda a medula espinal e, provavelmente, está envolvido na maioria dos reflexos motores de equilíbrio, incluindo ajustes posturais. Constitui a maioria das fibras descendentes do fascículo longitudinal medial. Relaciona-se com o tônus muscular, respiração e sistema circulatório.[26-27]

Reflexo Vestibulocólico (RVC)
O **RVC** une o vestíbulo ao segmento cervical pelo trato vestibuloespinal medial, que desce pelo fascículo longitudinal medial, atingindo o segmento cervical e a medula torácica. Sua função é interagir com as informações recebidas, estabilizando a cabeça no espaço, principalmente no plano craniocaudal.[2,8,26,27]

Reflexo Cervicocólico (RCC)
O **RCC** estabiliza a cabeça em relação ao corpo, tendo a característica de ser monossináptico. É um reflexo importante no caso de perda de função vestibular, e também com o envelhecimento, em que a coordenação de movimentos entre cabeça, tronco e membros fica reduzida.[29-30]

Reflexo Cérvico-Ocular (RCO)
O **RCO** se origina de receptores localizados nas articulações e ligamentos do segmento cervical e responde a estímulos de baixa frequência. A grande maioria de suas aferências atinge o núcleo vestibular contralateral, e sua ativação promove o deslocamento do globo ocular na mesma direção, interagindo com o RVO e o RCC.[11,26,29] A importância do RCO no indivíduo normal é limitada, e sua atividade participa em cerca de 15% dos movimentos corretivos de rotação da cabeça em baixa frequência.[2,8,26-28]

Reflexo Cervicoespinal
O **RCE** relaciona-se com mudanças na posição dos membros inferiores decorrente de aferência cervical. A via excitatória se vincula ao núcleo vestibular lateral, e a inibitória, à formação reticular. Quando o corpo gira com a cabeça estável, a via excitatória é ativada ipsolateralmente do lado para onde o queixo está direcionado, e a via inibitória é ativada contralateralmente. A resposta muscular reflexa se caracteriza por uma extensão da musculatura dos membros inferiores para o lado onde o queixo está direcionado e flexão da musculatura do membro inferior contralateral. O RCE ganha importância, junto ao RCO, no controle postural de indivíduos com perda de função vestibular.[29-30]

Conexões Corticais e Talâmicas
O movimento de imagens do ambiente na retina ou os movimentos da cabeça induzem à percepção de movimento porque neurônios relacionados com a visão, provenientes do núcleo do trato óptico, projetam-se no núcleo vestibular. Os núcleos vestibulares enviam aferências aos núcleos ventral posterior e ventral lateral do tálamo, que, por sua vez, projetam fibras para a junção dos lobos parietal e insular, identificada como a localização cortical para o processamento das informações vestibulares.[31-32]

A **via vestibulocortical** (via tálamo) está associada à percepção do controle do corpo e orientação no espaço. As estruturas talâmicas e corticais envolvidas recebem informações somatossensoriais e visuais, desempenhando importante papel na autopercepção de movimento. Do ponto de vista funcional, a integração das projeções vestibulares, visuais e somatossensoriais proporciona a conscientização da orientação corporal.[26,31-32] Apesar de o sistema vestibular estar apto para medir a aceleração e a inclinação de cabeça, o córtex é a via final que usa essa informação para gerar a consciência subjetiva de movimento e percepção do mundo à nossa volta. Nesse contexto, o córtex vestibular interage com o sistema límbico, memória, sistema autonômico, de modo que o processamento das informações vestibulares está intimamente ligado a fatores psíquicos individuais.[26,31-33]

Conexões Cerebelares

O cerebelo pode ser classicamente dividido em três regiões anatômicas: lobo anterior, lobo posterior e lobo flóculo-nodular.[34] Os lobos anterior e posterior apresentam uma elevação central, na linha média, conhecida como vérmis. O vérmis e o lobo flóculo-nodular recebem diretamente as aferências primárias provenientes do núcleo vestibular, sendo assim chamadas **vestibulocerebelum**. O **lobo flóculo-nodular** é a área mais primitiva do cerebelo, recebe aferências primárias diretas dos núcleos vestibulares e projeta suas eferências sobre o núcleo vestibular lateral. O **flóculo cerebelar** ajusta e mantém o ganho do RVO.[8,34] O **nódulo cerebelar** ajusta a duração das respostas do RVO e está envolvido no processamento das aferências otolíticas. O **vérmis** recebe aferências visuais, auditivas, vestibulares e somatossensoriais da cabeça e de partes proximais do corpo. Ele projeta suas eferências, pelo núcleo fastigial, para as regiões corticais e do tronco cerebral que originam os sistemas descendentes mediais, que controlam a musculatura proximal do corpo e dos membros. O vérmis governa a postura, a locomoção e a fixação ocular. O cerebelo é o maior centro receptor das aferências provenientes do núcleo vestibular e é, também, o principal centro que projeta eferências para esse complexo.[8,26,34] Apesar de o cerebelo não ser indispensável para os reflexos vestibulares, sua atuação é fundamental para a acurácia e precisão dos movimentos. As projeções cerebelares exercem influência inibitória do núcleo vestibular, funcionando como processador adaptativo, monitorando o desempenho vestibular e reajustando o processamento vestibular central.

Manutenção da Postura

As duas principais finalidades do controle postural são a manutenção do **centro de massa** corporal sobre a superfície de apoio (os pés) e seu reposicionamento frente a uma perturbação postural. Essas habilidades são importantes para que o indivíduo possa se deslocar em ambientes repletos de pessoas, superfícies irregulares ou escorregadias, mudanças de luminosidade ou perturbações inesperadas do centro de massa. Reflexos involuntários agem de forma integrada para manter o equilíbrio corporal.[35] Em situação de normalidade postural, um indivíduo em pé com os pés apoiados no chão pode inclinar-se cerca de 8 graus para a frente ou 4 graus para trás sem perder o controle postural.[36,37] Assim, para controlar a posição do corpo no espaço, são usadas estratégias de controle postural, sendo as mais importantes: 1. estratégia do tornozelo, 2. do quadril e 3. do passo.[38] Essas estratégias são usadas para manter o equilíbrio diariamente, como, por exemplo, quando estamos em pé, quando andamos, quando damos um passo à frente para evitar uma queda ou no deslocamento voluntário do nosso centro de massa.

A estratégia do tornozelo é usada para controlar a oscilação da postura ereta e pressupõe-se uma superfície de apoio firme quando é ativada. Essa estratégia é usada continuamente na postura ereta normal, pois o corpo mantém uma pequena e contínua oscilação que exerce um estímulo proprioceptivo sobre a articulação do tornozelo, levando à contração muscular reflexa que tem o objetivo de estabilizar a postura. A estratégia do quadril consiste em um movimento rápido da articulação do quadril, sendo utilizada em situações de maior dificuldade postural, como equilibrar-se em uma superfície estreita, irregular, macia ou para mudanças bruscas de velocidade; a estratégia do passo é utilizada quando o limite gravitacional do centro de massa foi ultrapassado, objetivando evitar uma queda.[37-39]

A estratégia do tornozelo independe de uma função vestibular preservada, sendo suficientes as informações proprioceptivas corporais para uma resposta postural adequada.[40] A estratégia do quadril, ao contrário, depende da função vestibular, de modo que indivíduos com perda de função vestibular têm dificuldade em usar corretamente essa estratégia.[38-40]

Oculomotricidade

A visão nítida do ambiente à nossa volta ou de um objeto de interesse requer que esta imagem seja mantida imóvel na **retina**, em uma região específica, chamada **fóvea**. Os movimentos de cabeça, em especial aqueles desencadeados pelo cotidiano, como, por exemplo, durante a marcha ou quando giramos a cabeça em qualquer direção, provocam deslizamentos das imagens do campo visual na retina.[41] Para corrigir essa movimentação, de modo a garantir uma imagem visual estável, dois mecanismos distintos são utilizados: o **reflexo vestíbulo-ocular** (RVO), previamente descrito, e os sistemas **optocinético** e de **rastreio**.

O **sistema optocinético** é ativado quando movimentos com velocidades diferentes e, muitas vezes, repetidos, ocorrem em um campo visual estático. O exemplo clássico de uso do sistema optocinético é quando fixamos um alvo pela janela de um trem em movimento. Este reflexo é a resposta reflexiva e automática da retina à estimulação visual. Quando o campo visual está estático, e o ambiente se move, o olho se move lentamente para acompanhar o movimento ao redor da fixação foveal, mas sem tal fixação. Quando o olhar atinge a extensão máxima do desvio fisiológico permitido, para não perder a fixação visual, realizamos um movimento rápido de reposicionamento da imagem na fóvea, denominado **sacada**, que traz o olho para a posição original de fixação do objeto de interesse.

O **sistema de rastreio** ou de perseguição permite a manutenção da imagem nítida na fóvea, quando um único movimento lento e de velocidade estável passa por um campo visual estático. O exemplo clássico é o movimento de um pêndulo. Quando o alvo visual se move em uma velocidade diferente daquela prevista pelo sistema de rastreio, uma **sacada** entra em ação para trazer a imagem para a fóvea. O rastreio é preferencialmente utilizado para movimentos de baixa frequência, em média, até 0,8 Hz, que passam pelo campo visual.

O **movimento sacádico** é utilizado tanto pelo sistema optocinético quanto pelo sistema de rastreio, reposicionando um alvo de interesse na fóvea com um único movimento rápido do olho. É interessante demonstrar como focalizamos um alvo que está mudando de posição. Quando um objeto caminha, por exemplo, para a direita no nosso campo visual, primeiro surge um movimento sacádico para a direita, focalizando o objeto na fóvea. Depois a cabeça gira automaticamente para a direita com o objetivo de focalizar o alvo na fóvea em um melhor ângulo. Juntos, o RVO, os sistemas optocinético, de rastreio e os movimentos sacádicos estabilizam o ângulo de fixação ocular, mantendo a fóvea direcionada ao alvo de interesse durante movimentos variados da cabeça e em diferentes velocidades. Participa dessa ação, principalmente, a formação reticular, além do córtex e cerebelo.

A **formação reticular** desempenha importante papel no RVO, originando os movimentos sacádicos ipsolateralmente ao canal estimulado. Os neurônios da formação reticular atuam no RVO com um tipo de comando, denominado *pulse-step*. Esse comando determina o arranque rápido do olho para vencer a inércia do conteúdo orbitário *(pulse)* para a sua nova posição *(step)* em resposta ao comando de posição ordenada pela **neurointegração** dos sinais originados nos canais semicirculares. O objetivo é determinar a contração muscular exata para o posicionamento do globo ocular na órbita para se obter uma imagem nítida. A fase rápida do nistagmo é um exemplo de movimento sacádico compensatório, resultante do comando da formação reticular.

Em resumo, os movimentos oculomotores podem ser classificados em dois tipos: 1. os que estabilizam a imagem no campo visual sem a necessidade de movimentar a cabeça (fixação ocular, optocinético e rastreio); e 2. os que mudam o ângulo de fixação ocular, redirecionando a linha de visão para um novo objeto de interesse, sendo necessária a mudança da posição da cabeça para manter a imagem nítida (sacada, vergência, nistagmo de fase rápida).[26,41] Os reflexos oculomotores são multissinápticos e apresentam latência mais longa que os reflexos vestibulares. Por isso, esses reflexos são menos adaptáveis a movimentos de alta frequência. O RVO responde adequadamente às acelerações de cabeça breves e de alta frequência, contudo não apresenta bom desempenho durante movimentos sustentados e de baixa frequência. Nesses casos os reflexos guiados visualmente assumem a função de manter a estabilidade das imagens na retina. Logo, os movimentos oculomotores são ativados para movimentos de baixa frequência e o RVO para os de alta frequência.

REFERÊNCIAS BIBLIOGRÁFICAS

1. Baloh RW, Honrubia V. *Vestibular function: an overview, in clinical neurophysiology of the vestibular system.* 3rd ed. New York: Oxford University; 2001. p. 3-22.
2. Kandel ER, Schwartz JH, Jessell TM. *The vestibular system, in principles of neural science.* 4th ed. New York: McGraw-Hill; 2000. p. 801-15.
3. Correia MJ, Lang DG. An electrophysiological comparison of solitary type I and type II vestibular hair cells. *Neuroscience Letters* 1990;116:106-11.
4. Eatock RA, Songer JE. Vestibular hair cells and afferents: two channels for head motion signals. *Annu Rev Neurosci* 2011;34:501-34.
5. Baloh RW, Honrubia V. *The peripheral vestibular system in clinical neurophysiology of the vestibular system.* 3rd ed. New York: Oxford University; 2001. p. 23-52.
6. Dimiccoli M et al. Striola magica. A functional explanation of otolith geometry. *J Comput Neurosci* 2013;35:125-54.
7. Lane JI, Witte RJ, Bolster B et al. State of the art: 3T imaging of the membranous labyrinth. *AJNR Am J Neuroradiol* 2008;29(8):1436-40.
8. Herdman SJ. *Anatomy and physiology of the normal vestibular system, in vestibular rehabilitation.* 3rd ed. Philadelphia: FA Davis; 2007. p. 2-18.
9. Kanashiro AMK, Pereira CB, Barbosa ER et al. Avaliação da função vestibular através da vertical visual subjetiva. *Rev Bras Neurol* 2005;41:5-9.
10. Fetter M. Assessing vestibular function: which tests, when? *J Neurol* 2000;247:335-42.
11. Leigh RJ, Zee DS. *The vestibular-optokinetic system, in the neurology of eyes movements.* 4th ed. New York: Oxford University; 2006. p. 20-107.
12. Jahnke K. The fine structure of freeze-fractured intercellular junctions in the guinea pig inner ear. *Acta Otolaryngol Suppl* 1975;336:1-40.
13. Konishi T, Salt AN. Permeability to potassium of the endolymph–perilymph barrier and its possible relation to hair cell function. *Exp Brain Res* 1980;40(4):457-63.
14. Konishi T, Mori H. Permeability to sodium ions of the endolymph–perilymph barrier. *Hear Res* 1984;15(2):143-9.
15. Naganawa S, Satake H, Iwano S et al. Communication between cochlear perilymph and cerebrospinal fluid through the cochlear modiolus visualized after intratympanic administration of Gd-DTPA. *Radiat Med* 2008;26(10):597-602.
16. Ciuman RR. Communication routes between intracranial spaces and inner ear: function, pathophysiologic importance and relations with inner ear diseases. *Am J Otolaryngol* 2009;30(3):193-202.
17. Choi CH, Oghalai JS. Perilymph osmolality modulates cochlear function. *Laryngoscope* 2008;118(9):1621-9.
18. Igarashi M, Ohashi K, Ishii M. Morphometric comparison of endolymphatic and perilymphatic spaces in human temporal bones. *Acta Otolaryngol* 1986;101(3):161-4.
19. Wangemann P. Supporting sensory transduction: cochlear fluid homeostasis and the endocochlear potential. *J Physiol* 2006;576(1)11-21.
20. Ciuman RR. Stria vascularis and vestibular dark cells: characterisation of main structures responsible for inner-ear homeostasis, and their pathophysiological relations. *J Laryngol Otol* 2009;123(2):151-62.

21. Dixon MJ et al. Mutation of the Na-K-Cl co-transporter gene Slc12a2 results in deafness in mice. *Hum Mol Genet* 1999;8(8):1579-84.
22. Yang T, Gurrola JG 2nd, Wu H et al. Mutations of KCNJ10 together with mutations of SLC26A4 cause digenic nonsyndromic hearing loss associated with enlarged vestibular aqueduct syndrome. *Am J Hum Genet* 2009;84(5):651-7.
23. Ishiyama G, López IA, Ishiyama A. Aquaporins and Meniere's disease. *Curr Opin Otolaryngol Head Neck Surg* 2006;14(5):332-6.
24. Stankoviæ KM, Adams JC, Brown D. Immunolocalization of aquaporin CHIP in the guinea pig inner ear. *Am J Physiol* 1995;269(6):1450-6.
25. Eckhard A, Gleiser C, Arnold H et al. Water channel proteins in the inner ear and their link to hearing impairment and deafness. *Mol Aspects Med* 2012;33(6):612-37.
26. Baloh RW, Honrubia V. *The central vestibular system, in clinical neurophysiology of the vestibular system.* 3rd ed. New York: Oxford University; 2001. p. 53-110.
27. Zwergal A, Strupp M, Brandt T et al. Parallel ascending vestibular pathways. Anatomical localization and functional specialization. *Ann N Y Acad Sci* 2009;1164:51-9.
28. Grande G, Bui TV, Rose PQ. Distribution of vestibulospinal contacts on the dendrites of ipsilateral splenius motoneurons: an anatomical substrate for push-pull interactions during vestibulocollic reflexes. *Brain Res* 2010;1333:9-27.
29. Peterson B. Cervicocollic and cervicoocular reflex. In: Peterson B, Richmond F. (Eds.). *Control of head moviment.* New York: Oxford; 1988. p. 90-9.
30. Pompeiano O. The tonic neck reflex: supraspinal control. In: Peterson B, Richmond F. (Eds.) *Control of head moviment.* New York: Oxford, 1988. p. 108-19.
31. Grusser OJ, Pause M, Schreiter U. Localization and responses of neurones in the parieto-insular vestibular cortex of awake monkeys (Macaca fascicularis). *J Physiol* 1990;430:537-57.
32. Brandt T, Glasauer S, Stephan T et al. Visual-vestibular and visuo-visual cortical interaction: new insights from fMRI and PET. *Ann N Y Aca Sci* 2002;956:230-41.
33. Staab JP. Chronic dizziness: the interface between psychiatry and neuro-otology. *Curr Opin Neurol* 2006 Feb;19(1):41-8.
34. Kandel ER, Schwartz JH, Jessell TM. *The cerebellum, in principles of neural science.* 4th ed. New York: McGraw-Hill; 2000. p. 832-52.
35. Newlands SD, Vrabec JT, Purcell IM et al. Central projections of the saccular and utricular nerves in macaques. *J Comp Neurol* 2003;466(1):31-47.
36. Horak FB. Role of the vestibular system in postural control. In: Herdman SJ. *Vestibular rehabilitation.* 3rd ed. Davis FA; 2007. p. 32-53.
37. McCollum G, Leen TK. Form and exploration of mechanical stability limits in erect stance. *J Mot Behav* 1989 Sept;21(3):225-44.
38. Horak FB, Nashner L. Central programming of postural movements: adaptation to altered support surface cnfigurations. *J Neurophysiol* 1986;55:1369.
39. Lin JC, Kuo FC, Hong CZ, Liau BY. Kinematic variability of the head, lumbar spine and knee during the "walk and turn to sit down" task in older and young adults. *Gait Posture* 2014 Jan;39(1):272-7.
40. Runge CF, Shupert CL, Horak FB, Zajac FE. Ankle and hip postural strategies defined by joint torques. *Gait Posture* 1999;10(2):161-70.
41. Leigh RJ, Zee DS. *A survey of eye movements: characteristics and teleology*, in: The neurology of eyes movements. 4th ed. New York: Oxford University; 2006. p. 3-19.

CAPÍTULO 2
COMPENSAÇÃO VESTIBULAR

Chamamos de compensação vestibular ou compensação central a sequência de eventos que ocorrem após uma lesão do sistema vestibular e recuperam as deficiências motoras estáticas (no repouso) ou dinâmicas (durante os movimentos). Os sintomas estáticos, como comprometimento do equilíbrio e o nistagmo espontâneo, costumam ceder no prazo médio de uma semana. As respostas dinâmicas, que dependem de resposta vestibular aos movimentos cefálicos, como instabilidade e intolerância ao movimento, recuperam-se progressiva e lentamente por cerca de 30 dias. O desempenho do reflexo vestíbulo-ocular (RVO) em particular, permanece comprometido por muito tempo, às vezes por anos. Essa resolução funcional acontece sem qualquer interferência e depende, exclusivamente, das condições individuais e do ambiente em que o indivíduo está inserido.[1]

Após uma lesão unilateral do sistema vestibular há certa perda da atividade do núcleo vestibular homolateral à lesão por falta de informação do órgão periférico. Em situação de normalidade, o SNC identifica o movimento pela diferença de potencial entre os núcleos vestibulares. Sendo assim, o silêncio de um dos núcleos será comparado com a atividade elétrica de repouso do núcleo contralateral, e a diferença de potencial entre eles será interpretada como um giro rápido da cabeça (ver *Capítulo 1 – Anatomofisiologia Vestibular*). Após identificado o movimento da cabeça, o cérebro determina a correção do olho em sentido contrário, originando o nistagmo.[2] Por definição, o nistagmo é um movimento ocular bifásico que se inicia por uma componente lenta. Neste caso, a componente lenta do nistagmo tem origem vestibular e é seguida de uma componente rápida (correção central), resultado que se segue à identificação pelo cérebro da diferença de potencial entre os núcleos vestibulares. Quando a lesão é periférica, o nistagmo espontâneo apresentará sempre sua componente lenta em direção ao lado lesionado durante a fase aguda do processo, e a correção central (fase rápida) terá direção contrária ao labirinto comprometido. No entanto, em lesões das vias vestibulares centrais, a direção do nistagmo depende do local comprometido.[3]

Podemos identificar quatro fases distintas no processo de compensação vestibular[4]:

- A primeira fase compreende a redução do tônus de repouso do núcleo vestibular sadio. Nesta fase ocorre atuação cerebelar, que simula a atuação dos medicamentos supressores vestibulares.
- A segunda fase é caracterizada pelo restabelecimento gradual da atividade tônica do núcleo vestibular do lado lesionado. Nesta fase os sintomas clínicos melhoram e a intensidade do nistagmo é reduzida.

- A terceira fase compreende a compensação estática, quando o núcleo vestibular lesionado recupera completamente seu tônus de repouso. Pode existir nistagmo espontâneo residual, não mais percebido aos movimentos cefálicos.
- A quarta e última fase, a compensação dinâmica, que consiste na reprogramação das respostas neurais aos movimentos cefálicos. É o momento em que deixa de existir o conflito entre a informação vestibular e visual durante os movimentos cefálicos.

A compensação é um processo que envolve mudanças em várias estruturas cerebrais como o cerebelo, córtex, formação reticular, sistemas visual e proprioceptivo. O núcleo vestibular é o centro integrador entre o órgão periférico e o sistema vestibular central, além de possuir conexões entre os dois lados, direito e esquerdo.[5] O processo de compensação vestibular envolve modificações estruturais nos núcleos vestibulares com a finalidade de restaurar a atividade de seu potencial de repouso e reduzir a assimetria entre os núcleos direito e esquerdo.[2,5] Na primeira fase, o cerebelo parece desempenhar papel importante, inibindo a atividade do núcleo vestibular contralateral à lesão e diminuindo a hiperatividade relativa que é ocasionada pelo silêncio do núcleo contralateral. Numa segunda e terceira fases, em decorrência da multiplicidade sensorial do sistema vestibular, é criada uma nova atividade intrínseca no núcleo vestibular ipsolateral à lesão com a finalidade de suplementar a perda do órgão periférico.[6] Nesse momento, os sintomas devem desaparecer e esse estágio é denominado de estado compensado.

Toda a atividade de compensação depende de fatores internos e externos, incluindo o ritmo circadiano. A variação de atividade neuromodulatória durante o ciclo sono/vigília atua na descarga de repouso dos núcleos vestibulares e interfere diretamente na recuperação da atividade das vias comprometidas.[4] Todo o processo de compensação envolve mecanismos pré e pós-sinápticos, síntese proteica, modificação das propriedades de membrana celular e do papel dos neurotransmissores. A reestruturação da atividade central é de responsabilidade, principalmente, de estímulos sensoriais provenientes dos sistemas visual e proprioceptivo.[1]

As fases um, dois e três da etapa aguda da compensação têm a duração de 3 a 5 dias, e seu resultado é a eliminação dos sintomas estáticos (nistagmo espontâneo, vertigem e ataxia). Podem existir, ainda os sinais dinâmicos que compreendem o desequilíbrio aos movimentos cefálicos e a oscilopsia. Essa fase da compensação depende da reestruturação da atividade elétrica do núcleo comprometido e independe dos estímulos provenientes das comissuras internucleares.[1] Em sua fase tardia, a compensação envolve a correção dos sintomas que refletem o comprometimento dinâmico do sistema vestibular (tonturas após movimentação cefálica, desequilíbrio na marcha, oscilopsia). Nesse caso, o processo é bem mais lento e apresenta evolução variável, sempre na dependência de características individuais, do ambiente e do tipo de lesão sofrida. No caso de "deaferentação" do núcleo vestibular, há "sinaptogênese" e formação de novos neurônios a partir de células da glia.[1,7,8] O restabelecimento crônico depende da substituição sensorial no núcleo vestibular, ou seja, das informações congruentes que chegam de outros sistemas sensoriais. Depende, ainda, da reorganização de outras redes neuronais que têm a finalidade de mimetizar a função vestibular perdida.[1] Nesse momento, as características intrínsecas da atividade neural do núcleo vestibular podem gerar alterações duradouras em seu disparo de repouso e sua resposta a estímulos.[4] A compensação dinâmica do RVO é dependente de estimulação cruzada entre os núcleos vestibulares e, portanto, das vias intercomissurais.[3]

A compensação vestibular efetiva é dependente da experiência sensório-motora vivenciada, em especial, nas fases precoces de reestruturação do sistema, nos primeiros

30 dias após a lesão. Esse período precoce compreende uma "janela temporal" que favorece a atividade neural e o aproveitamento das pistas visuais e somatossensoriais. A implicação clínica dessa observação é que a manutenção do paciente em repouso e com privação de estímulos visuais, como permanecer deitado na penumbra, nesse período ideal de aquisição sensorial, acaba por limitar a recuperação da postura e da atividade vestibular dinâmica.[1]

Apenas as perdas da função vestibular que não envolvem movimentos (estáticas) podem ser compensadas. As doenças que determinam comprometimento vestibular de forma flutuante não permitem a reestruturação adequada das redes neuronais. Mesmo adquirido o equilíbrio entre os núcleos vestibulares direito e esquerdo, a compensação pode ser comprometida por mudanças no SNC e nas redes neuronais que participaram da reestruturação do sistema. Essa descompensação, mesmo que transitória, pode ocasionar instabilidade postural e sinais tipicamente vestibulares. No caso das respostas aos estímulos de altas frequências, as assimetrias das respostas dinâmicas persistem de modo permanente, pois apenas o labirinto está apto a responder a essa demanda de estimulação.[9] As rotações cefálicas rápidas para o lado comprometido sempre causarão falência transitória do RVO, mesmo que o indivíduo não apresente sinais clínicos, queixas de tontura e caminhe normalmente.

Ainda há muito que aprender sobre o processamento da compensação vestibular nas disfunções periféricas que comprometem o labirinto e o nervo vestibular e nas disfunções centrais que acometem núcleos, vias e inter-relações no sistema nervoso central. O principal mecanismo de compensação pode variar entre pacientes com vestibulopatias e respeita suas características individuais:[8] os mecanismos envolvidos em maior ou menor grau são a recuperação celular ou da emissão de impulsos bioelétricos por ação central, adaptação, substituição sensorial, substituição motora, habituação ou antecipação do comportamento motor.[10,11] As respostas neurobiológicas à deaferentação do núcleo vestibular são responsáveis por sua recuperação funcional. No entanto, as limitações dinâmicas do movimento, como o RVO e as estratégias de recuperação postural em demandas desafiadoras, podem não ser completamente recuperadas. Essas capacidades são dependentes das características clínicas do sujeito, da abordagem adequada da reabilitação vestibular e da neurofarmacologia empregada.[12] O sítio da lesão determina o tipo e os locais de compensação de lesão estrutural: no comprometimento vestibular periférico agudo, a compensação ocorre em nível cortical; na lesão do núcleo vestibular, o padrão é diferente, a compensação ocorre, preferencialmente, em vias entre a medula contralateral e o cerebelo (pedúnculo, vérmis e hemisférios).[13]

Após uma perda vestibular unilateral os pacientes comumente recuperam quase todas as suas atividades habituais em um período de 6 a 8 semanas.[14] Há carência de informação sobre os mecanismos compensatórios na perda bilateral da função vestibular, muito menos frequente do que a perda unilateral, especialmente em razão da falta de dados sobre o estágio inicial da afecção causal.[15] Depois de uma perda vestibular bilateral, os pacientes frequentemente apresentam recuperação lenta e parcial da estabilidade do olhar e postural em um período de seis meses ou mais.[12] Na dependência da extensão da lesão, a recuperação pode demorar vários anos.[16]

O progresso da compensação vestibular pode ser documentado por meio do videoteste de impulso cefálico; quando realizado sequencialmente, o procedimento fornece importantes informações a respeito da recuperação funcional do RVO.[17,18] Durante o processo de compensação da vertigem aguda as sacadas descobertas iniciais, percebidas a olho nu, são substituídas por sacadas cobertas[19] (ver *Teste do impulso cefálico* no Capítulo 6.3).

O conhecimento mais completo sobre as estratégias compensatórias em seres humanos certamente resultará em valiosas implicações terapêuticas nos distúrbios do equilíbrio corporal de origem vestibular.

REFERÊNCIAS BIBLIOGRÁFICAS

1. Lacour M. Restoration of vestibular function: basic aspects and practical advances for rehabilitation. *Curr Med Res Opin* 2006;22(9):1651-9.
2. Furman JM, Cass SP. Vestibular anatomy and phisiology. In: Furman JM, Cass SP. *Vestibular disorders: a case-study approach.* 2nd ed. New York: Oxford University; 2003. p. 3-15.
3. Baloh RW, Honrubia V. The central vestibular system. In: Baloh RW, Honrubia V. *Clinical neurophysiology of the vestibular system.* 3rd ed. New York: Oxford University; 2001. p. 53-110.
4. Beraneck M, Idoux E. Reconsidering the role of neuronal intrinsic properties and neuromodulation in vestibular homeostasis. *Front Neurol* 2012 28;3:25.
5. Kandel ER, Schwartz JH, Jessell TM. The vestibular system. In: Kandel ER, Schwartz JH, Jessell TM. *Principles of Neural Science.* 4th ed. New York: McGraw-Hill, 2000. p. 801-15.
6. Young LR, Henn VS. Seletive habituation of vestibular nystagmus by visual stimulation. *Acta Otolaryngol* 1974;77:159-66.
7. Shepard NT, Telian AS. Functional physiology and compensatory mechanisms. In: Shepard NT, Telian AS. *Pratical management of the balance disorder patient.* San Diego: Singular; 1996. p. 17-32.
8. Lacour M, Dutheil S, Tighilet B *et al.* Tell me your vestibular deficit, and I'll tell you how you compensate. Basic and clinical aspects of vertigo and dizziness. *Ann N Y Acad Sci* 2009;1164:268-78.
9. Hain TC, Helminsky JO. Anatomy and physiology of the normal vestibular system. In: Herdman SJ. (Ed.) *Vestibular rehabilitation.* 3rd ed. Philadelphia: Davis; 2007. p. 2-18.
10. Zee DS. Vestibular adaptation. In: Herdman SJ. *Vestibular rehabilitation.* 3rd ed. Philadelphia: Davis; 2007. p. 19-31.
11. Herdman SJ, Whitney SL. Interventions for the patient with vestibular hypofunction. In: Herdman SJ. *Vestibular rehabilitation.* 3rd ed. Philadelphia: Davis; 2007. p. 309-37.
12. Lacour M, Helmchen C, Vidal PP. Vestibular compensation: the neuro-otologist's best friend. *J Neurol* 2016;263(Suppl 1):54.
13. Becker-Bense S, Buchholz HG, Best C *et al.* Vestibular compensation in acute unilateral medullary infarction: FDG-PET study. *Neurology* 2013;19;80(12):1103-9.
14. Herdman SJ. Therapy: rehabilitation. In: Goebel JA. *Practical management of the dizzy patient.* Philadelphia: Lippincott, Willians & Wilkins; 2001. p. 327-44.
15. McCall AA, Yates BJ. Compensation following bilateral vestibular damage. *Front Neurol* 2011;2:88.
16. Clendaniel RA, Helminski JO. Rehabilitation strategies for patients with vestibular déficits. In: Kaufman Arenberg I. *Dizziness and balance disorders: an interdisciplinary approach to diagnosis, treatment and rehabilitation.* New York: Kugler; 1993. p. 663-75.
17. Manzari L, Burgess AM, MacDougall HG, Curthoys IS. Vestibular function after vestibular neuritis. *Int J Audiol* 2013;52(10):713-8.
18. Mantokoudis G, Saber Tehrani AS, Wong AL *et al.* Adaptation and Compensation of Vestibular Responses Following Superior Canal Dehiscence Surgery. *Otol Neurotol.* 2016;37(9):1399-405.
19. Schubert MC, Hall CD, Das V *et al.* Oculomotor strategies and their effect on reducing gaze position error. *Otol Neurotol* 2010 Feb;31(2):228-31.

Parte II Avaliação Clínica

ANAMNESE

HISTÓRIA DA MOLÉSTIA ATUAL

Os sistemas vestibular, visual e proprioceptivo estão envolvidos na manutenção do equilíbrio e da percepção espacial. Assim, a queixa de tontura pode decorrer a partir do comprometimento dos sistemas periféricos (aferência) ou das respostas motoras envolvidas na estabilização da postura e da manutenção do centro de massa corporal e da cabeça (eferência).[1]

Na anamnese, o médico tem o objetivo de decifrar o que o paciente tem a dizer. Tontura e vertigem são termos vagos, não mensuráveis, cuja descrição, para o paciente, é mais difícil do que parece.[2] Por isso, na abordagem inicial, estabelecer um elo forte na relação médico-paciente é fundamental. O aspecto emocional do indivíduo com distúrbio de equilíbrio deve sempre ser considerado, e os sinais e sintomas associados à tontura, exaustivamente questionados. Para quantificar o aspecto psíquico, a aplicação de questionário específico para tontura, o *Dizziness Handicap Inventory* (DHI), traduzido para aplicação na população brasileira, estabelece o perfil do paciente vertiginoso, definindo quais os aspectos da qualidade de vida estão mais prejudicados.[3] Queixas frequentes são: diminuição da capacidade de concentração, fadiga, irritabilidade, insegurança física e psíquica, perda de autoconfiança, depressão, pânico, agorafobia, cefaleia, quedas.[4] Alguns pacientes restringem as atividades físicas, a interação social e tendem ao isolamento. No caso de idosos, é comum a diminuição da autonomia social.[5] Alterações no exame neurológico ou perda da consciência não fazem parte do espectro de manifestações relacionadas com as vestibulopatias periféricas.[6]

CARACTERIZAÇÃO DOS SINTOMAS VESTIBULARES

O desafio ao se avaliar um paciente com queixas vestibulares é obter uma descrição clara dos sintomas envolvidos nesse amplo conceito e relacioná-los com o mecanismo fisiopatológico envolvido.[6,7] Cinco parâmetros são fundamentais na caracterização da queixa vestibular: **tempo de duração** e **periodicidade**, **classificação do sintoma**, **fatores desencadeantes**, **sintomas visuais** associados e **sintomas posturais** associados.[8] Além disso, é essencial conhecer outros sintomas otoneurológicos, neurovegetativos, neuropsiquiátricos, doenças associadas, além da história pregressa e familiar.[4-6,8]

O **tempo de duração** e a **periodicidade** informam se os sintomas ocorrem em minutos ou em dias; se são agudos (em geral há menos de 1 semana) ou se são crônicos. Importante já no início da anamnese caracterizar o sintoma vestibular quanto a **recorrência** e aos **fatores desencadeantes**. Na anamnese, inicia-se o raciocínio clínico referente às hipóteses diagnósticas que serão afastadas ou reforçadas pelo exame físico.[7] A correlação das caraterísticas relativas ao tempo de duração e aos fatores desencadeantes do sintoma vestibular com possíveis diagnósticos melhoram a qualidade da anamnese e a especificidade do exame físico.[7] O Quadro 3-1 apresenta uma análise de risco de um sintoma vestibular considerando-se o tempo de duração, a recorrência e os fatores desencadeantes.

Um sintoma vestibular de início espontâneo tem maior risco de estar associado a doenças mais graves quando comparado com vertigem desencadeada por um gatilho bastante específico.[6-8] Essa informação permite distinguir os quadros de provável causa periférica daqueles de provável causa central.[7] Estes últimos deverão ser mais bem investigados por exames de imagem.[7] Além disso, a periodicidade da vertigem (episódio único ou recorrente) e sua duração sugerem diferentes diagnósticos, conforme demonstrado nos Quadros 3-2 e 3-3.[9]

A caracterização dos sintomas vestibulares não é tarefa fácil. Para alguns, o termo "vertigem" se caracteriza como falsa sensação de rotação, enquanto para outros como uma falsa sensação de movimento.[2,10] A queixa de vertigem tem significados diferentes para o paciente[10] e para o médico, sendo ele generalista ou otoneurologista.[11] Para complicar, mais de uma doença vestibular pode estar presente em um mesmo paciente e os sintomas se sobrepõem, formando uma rede interligada de manifestações que torna complexa a correta definição do(s) diagnóstico(s).[12] Por isso, os sintomas vestibulares foram uniformizados com base em critérios estabelecidos pelo **comitê de classificação de desordens vestibulares** da Sociedade Bárány de Otoneurologia.[10]

Na **classificação dos sintomas vestibulares**, os termos tontura e vertigem passaram a ser considerados sintomas não hierárquicos,[10] contrapondo-se à definição de tontura como um termo amplo em que a vertigem seria um tipo de tontura.[8] Assim, ao se avaliar um paciente com sintomas vestibulares, a queixa é avaliada quanto a ser um quadro de **vertigem** ou de **tontura**.

Quadro 3-1. Análise de Risco do Sintoma Vestibular Considerando o Tempo de Duração e se o Sintoma É Espontâneo ou Relacionado com um Fator Desencadeante*

Síndrome	Descrição	Causas comuns
Aguda	Vertigem de início súbito associada à náusea, vômito e intolerância ao movimento da cabeça que dura alguns dias	**Baixo risco:** neurite vestibular ou labirintite **Alto risco:** infarto cerebelar
Episódica e espontânea	Vertigem de início súbito e espontâneo que dura de alguns minutos a algumas horas	**Baixo risco:** migrânea vestibular, doença de Ménière **Alto risco:** ataque isquêmico transitório
Episódica e provocada	Vertigem de início súbito e desencadeada por gatilhos específicos, geralmente o movimento da cabeça ou levantar-se, e usualmente dura menos de 1 minuto	**Baixo risco:** VPPB **Médio risco:** vertigem de causa cervical, paroxismia vestibular, hipotensão ortostática
Crônica	Tontura durante semanas ou meses	**Baixo risco:** efeito colateral de medicação, ansiedade, depressão **Alto risco:** massa em fossa posterior, doença de Parkinson, doença desmielinizante

*Adaptado de Edlow, 2016.[7]

Quadro 3-2. Caracterização da Vertigem Aguda, Episódio Único, com Alguns Dias de Duração, Quanto às Causas*

Vertigem Aguda – Episódio Único	
Localização da lesão	Causa
Periférica	Neuronite vestibular/labirintite viral
	Labirintite bacteriana, sífilis
	Síndrome de Ramsay Hunt (herpes-zóster)
	Infarto da artéria labiríntica
	Pós-traumático
Central	Acidente vascular em cerebelo/tronco cerebral
	Traumatismo craniano

*Adaptado de Magaziner e Walker, 2007.[9]

Quadro 3-3. Caracterização do Tempo de Duração dos Sintomas em Relação a Possíveis Causas de Vertigem Recorrente*

Vertigem Recorrente	
Tempo dos sintomas	Causa
Segundos	Vertigem posicional paroxística benigna (VPPB)
	Fístula perilinfática
	Deiscência de canal semicircular superior
	Paroxismia
Minutos	Ataque isquêmico transitório
	Migrânea (aura)
	Ansiedade/pânico
	Paroxismia
Horas	Migrânea (aura)
	Ménière
	Doenças metabólicas e hormonais
	Otossífilis e tumores de ângulo pontocerebelar
	Doenças autoimunes da orelha interna

*Adaptado de Magaziner e Walker, 2007.[9]

Vertigem, também denominada **vertigem interna**, refere-se à sensação de estar ocorrendo um movimento quando, na verdade, não há movimento ou quando a percepção de movimento está distorcida durante uma movimentação habitual da cabeça.[10] Essa sensação "interna" de vertigem diferencia-se da sensação falsa de ver o ambiente girar em qualquer dos planos espaciais, que é denominada **vertigem externa**. Nas doenças vestibulares, a vertigem externa (sensação de movimento visual) geralmente acompanha uma sensação de vertigem interna (sensação de movimento corporal). A vertigem pode surgir de modo **espontâneo** ou ser desencadeada por gatilhos e receber denominações diferentes de acordo com o que provocou a vertigem, sendo classificadas em: 1. **vertigem posicional**, quando ocorre **após** uma mudança de posição da cabeça no espaço; 2. **vertigem associada ao movimento da cabeça**, quando ocorre **durante** um movimento da cabeça; 3. **vertigem provocada por estímulo visual**, caracterizada pela ilusão de movimento circular ou linear deflagrada por um estímulo visual em movimento; 4. **vertigem desencadeada pelo som**, desencadeada por um estímulo sonoro; 5. **vertigem desencadeada pela manobra de Valsalva**, que é provocada por manobras corporais que tendem a aumentar a pressão intracraniana ou da orelha média (p. ex., tossir, espirrar, elevar objetos pesados); 6. **vertigem ortostática**, desencadeada pela mudança de posição do corpo em relação à gravidade (p. ex., mudar da posição deitada para sentada ou ficar de pé). **Vertigens desencadeadas por outras causas** são classificadas, em separado, de acordo com o fator que causa a vertigem. Exemplos são vertigem após exposição prolongada a movimentos passivos, como ocorre em viagens marítimas ou vertigem após variação da pressão atmosférica, como ocorre em mergulho, ou vertigem desencadeada por situações fóbicas, ou por hiperventilação ou por exercício físico extenuante.

Tontura é a sensação de orientação espacial perturbada ou comprometida sem a sensação de movimento falso ou distorcido.[10] O termo não deve ser aplicado quando houver sensação de desmaio iminente (pré-síncope), pensamento desordenado (confusão mental), ou desapego da realidade (despersonalização ou desrealização). Da mesma forma, o termo tontura não deve ser usado quando a queixa do paciente é de fraqueza ou mal-estar. A tontura classifica-se em tontura **espontânea** e **desencadeada por um gatilho**. À semelhança da vertigem, os fatores desencadeantes caracterizam a tontura em posicional, associada ao movimento da cabeça, induzida pelo estímulo visual, pelo som, pela manobra de Valsalva, ortostática ou associada a outros fatores.

Os **sintomas vestibulares** devem ser avaliados em relação a **percepção visual** e são classificados em **vertigem externa**, descrita anteriormente, oscilopsia, visão embaçada durante o movimento, sensação de atraso visual e sensação de inclinação visual.[10] A **oscilopsia** é a falsa sensação visual do ambiente ao redor estar oscilando. É importante especificar se o sintoma ocorre associado ao movimento da cabeça ou se ocorre mesmo estando a cabeça parada. A **visão embaçada** desencadeada pelo movimento caracteriza-se pela turvação momentânea da visão durante o movimento da cabeça. A sensação de **atraso visual** reflete a falsa percepção de atraso entre o movimento da cabeça e a visão, e a sensação de **inclinação visual** é uma falsa percepção de inclinação do ambiente em relação a orientação vertical verdadeira.

Os **sintomas posturais** que podem estar associados aos sintomas vestibulares são investigados estando o indivíduo em posição ereta (sentado, em pé ou andando) e sem estar mudando de posição, para não haver a influência da pressão ortostática.[10] Classificam-se as alterações posturais relacionadas com o equilíbrio em sensação de instabilidade, de pulsão e de queda relacionada com a falta de equilíbrio. A sensação de **instabilidade** caracteriza-se pela sensação de estar instável enquanto sentado, em pé ou andando. Diferencia-se da tontura espontânea por melhorar total ou parcialmente se é dado um apoio postural, como, por exemplo, permitir ao paciente que se apoie em uma superfície plana ou em uma parede. Se a queixa de instabilidade está presente sem associação a qualquer dos sintomas vestibulares apresentados neste capítulo, é improvável que a causa seja uma doença vestibular. A **pulsão** para uma determinada direção é a sensação de estar instável, com tendência a se desviar ou cair para uma determinada direção enquanto sentado, em pé ou andando; a direção da pulsão deve ser especificada como látero, retro ou anteropulsão. A **queda** relacionada com a perda do equilíbrio é uma sensação de queda iminente ou completa relacionada com a sensação de forte instabilidade, pulsão direcional ou outro sintoma vestibular (p. ex., vertigem). A queda associada a obstáculos do ambiente ou a uma pré-síncope não tem relação com doenças vestibulares.

As quedas associadas às doenças vestibulares apresentam um conjunto de sinais e sintomas que apontam para uma falha do sistema vestibular, como alteração súbita da percepção de verticalidade, pulsão direcional ou perda súbita do tônus postural associado a outros sintomas vestibulares. O conjunto dessas manifestações é conhecido em otoneurologia como crise otolítica ou *drop attack* e, na classificação da Sociedade Bárány, são nomeados, unicamente, como **quedas relacionadas com a perda do equilíbrio corporal**. Isso porque a queda súbita que caracteriza o *drop attack* pode ser vista em várias condições (p. ex., síndrome do seio carotídeo, arritmia cardíaca, epilepsia) e somente estaria associada a uma provável doença vestibular se associada a outros sintomas vestibulares corroborativos. Por isso, os termos crise otolítica, *drop attack* e crise de Tumarkin não fazem parte da nomenclatura da classificação de sintomas vestibulares da sociedade Bárány.[10] Outras nomenclaturas correntes em otoneurologia que não foram consideradas na classificação dos sintomas vestibulares da Sociedade Bárány são: vertigem verdadeira ou falsa; vertigem objetiva ou subjetiva; vertigem rotacional ou linear, vertigem ou tontura de posicionamento, vertigem ou tontura postural, vertigem ou tontura visual, fenômeno de Túllio e sensibilidade ao movimento.[10] Um quadro-resumo dos sintomas vestibulares é apresentado na Figura 3-1.

Outros sintomas otoneurológicos incluem as queixas auditivas: hipoacusia, zumbido, hipersensibilidade a sons, distorção da sensação sonora (diplacusia), dificuldade de inteligibilidade vocal.[4,5] Sintomas associados a transtornos neurovegetativos ou autonômicos, como, por exemplo, náusea, vômito, mal-estar, extremidades frias, sudorese, taquicardia

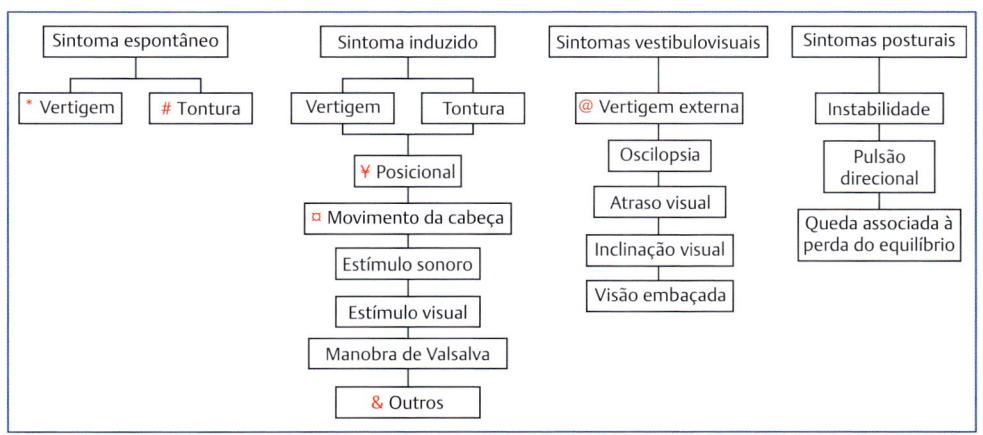

* alteração da percepção do movimento; # alteração da percepção da orientação espacial; ¥ surge após o movimento da cabeça; ¤ surge durante o movimento da cabeça; @ sensação falsa de ver o ambiente girar em qualquer plano espacial; & movimento passivo etc.

Figura 3-1. Sintomas vestibulares de acordo com o consenso do comitê para a classificação das desordens vestibulares da Sociedade Bárány.[10]

precedendo à tontura, são importantes. Muitas vezes, a hiperventilação é a causa da tontura. Ansiedade, depressão e fobia podem-se associar a doenças vestibulares e devem ser investigadas.[8] Da mesma forma, avaliar a presença de sintomas cardiovasculares e neurológicos associados aos sintomas vestibulares pode esclarecer o diagnóstico.

Em relação aos **fatores predisponentes**, avaliar cuidadosamente a relação do sintoma vestibular com o movimento ou posição da cabeça (abaixar ou levantar, olhar para um dos lados), com o esforço físico, com a alimentação ou com o estresse. Nas doenças vestibulares periféricas, os movimentos rápidos da cabeça podem provocar ou piorar a tontura, pois acentuam a assimetria da função vestibular. Mesmo quando a compensação central já ocorreu, o movimento pode gerar uma leve sensação de instabilidade ou desorientação espacial. A **vertigem posicional** geralmente surge após o movimento de girar na cama, mudanças de decúbito, hiperextensão ou flexão cervical e desaparece em alguns segundos. Por outro lado, a vertigem que surge e se mantém quando o indivíduo assume determinadas posições da cabeça pode estar associada à compressão vascular por alterações na coluna cervical ou alteração central. As vertigens desencadeadas por **manobra de Valsalva**, como tossir ou espirrar, ou por **exposição a som intenso,** podem estar associadas à deiscência do canal semicircular, com a fístula perilinfática ou com a sífilis otológica.[1,8] Na cinetose ocorre piora dos sintomas vestibulares com a associação de movimento ao estímulo visual, estando também presentes a náusea e o vômito.[8]

Os hábitos alimentares devem ser detalhados na anamnese do paciente com vertigem. A integridade fisiológica da orelha interna depende de um metabolismo normal do açúcar. Em pacientes com vestibulopatias crônicas, como, por exemplo, na doença de Ménière, as crises de vertigem costumam ser precedidas por dietas fartas em dissacarídeos. Em indivíduos com migrânea vestibular, os sintomas vestibulares ocorrem como parte da aura ou da própria crise; não é incomum os sintomas vestibulares serem precedidos pela ingestão de alimentos considerados gatilhos para a crise de cefaleia, que são os alimentos ricos em aminas, como, por exemplo, queijos envelhecidos, vinho tinto, alimentos gordurosos, em conserva ou embutidos.[13] Tontura precedida por jejum prolongado sugere a hipoglicemia como possível causa.

Diversas doenças podem interferir na função do sistema vestibular. As doenças que apresentam maior impacto sobre o equilíbrio corporal são as cardiovasculares (hipertensão arterial sistêmica, arteriosclerose e arritmias cardíacas),[5] as metabólicas (hipercolesterolemia e alterações do metabolismo da glicose) e as hormonais, como o hipotireoidismo.[4-6] Desse modo, alterações neurológicas, metabólicas e cardiovasculares devem sempre ser consideradas na anamnese otoneurológica.

HISTÓRIA PREGRESSA E FAMILIAR

A história pregressa agrega informações muito importantes para a abordagem do paciente com queixa de instabilidade corporal. História de distúrbios metabólicos, arritmias, dislipidemia, anemia, enxaqueca, doenças neurodegenerativas, desmielinizantes, neuromusculares são exemplos de doenças que podem ter relação com a queixa atual de tontura. Vale enfatizar que a agenda de medicamentos usados pelo paciente é peça fundamental na anamnese. O uso de medicamentos psicoativos e hábitos nocivos para a saúde, como o etilismo e o tabagismo, devem ser considerados. Vários medicamentos e associações de drogas podem causar tontura. Em geriatria, idosos com polifarmácia geralmente usam medicamentos que causam tontura.[4,5] Muitas vezes, para esse grupo de pacientes, a suspensão não pode ser feita. A importância de se ater aos medicamentos de uso contínuo, com

Quadro 3-4. Relação Entre o Medicamento, o Sintoma Vestibular e a Fisiopatologia do Efeito Colateral*

Medicamento	Sintoma	Fisiopatologia
Aminoglicosídeos: Estreptomicina, gentamicina **Quimioterápicos:** Cisplatina **Anti-inflamatórios:** Ácido acetilsalicílico	Instabilidade Tontura	Lesão das células ciliadas
Anticonvulsivantes: Carbamazepina, fenitoína **Ansiolíticos:** Benzodiazepínicos, barbitúricos	Instabilidade Tontura	Toxicidade cerebelar Depressão do sistema nervoso central
Anti-hipertensivos: Betabloqueador (propranolol) Antagonistas de canal de cálcio (nifedipina, verapamil) Diurético (furosemida, hidroclorotiazida) Antiarrítmico (amiodarona) Diltiazem, metildopa, hidralazina	Pré-síncope Tontura	Hipotensão ortostática Redução do fluxo sanguíneo cerebral Alteração da homeostase de íons
Relaxantes musculares: Ciclobenzaprina	Instabilidade Tontura	Hipotensão ortostática Aumento da latência de reflexos de membros inferiores
Álcool	Instabilidade Tontura Vertigem	Depressão do SNC Toxicidade cerebelar Alteração da densidade da cúpula endolinfática

*Adaptado de Baloh e Honrubia, 2001[1] e Tusa, 2009.[6]

especial atenção aos efeitos colaterais, reside no fato de se definir que a causa da tontura é o uso de medicamentos. Isso evita condutas terapêuticas inadequadas, como, por exemplo, prescrições que são feitas com o único intuito de melhorar sintomas, às custas, porém, de agravo da polifarmácia e, consequentemente, dos efeitos colaterais. O uso indiscriminado de medicamentos é um dos principais fatores causais de alterações de equilíbrio e queda no idoso.[5] Os medicamentos comuns na prática clínica que podem causar tontura como efeito colateral estão descritos no Quadro 3-4. Na história familiar, considerar aspectos relacionados com a perda auditiva de caráter familiar, doenças psiquiátricas, doenças neurológicas, com atenção especial à migrânea.[4-6]

REFERÊNCIAS BIBLIOGRÁFICAS

20. Baloh RW, Honrubia V. *The history of the dizzy patient in clinical neurophysiology of the vestibular system.* 2nd. ed. Oxford; 2001. p. 111-31.
21. Blakley BW, Goebel J. The meaning of the word "vertigo". *Otolaryngol Head Neck Surg* 2001;125(3):147-50.
22. Castro AS, Gazzola JM, Natour J et al. Versão brasileira do dizziness handicap inventory. *Pró-Fono* 2007;19(1):97-104.
23. Labuguen RH. Initial evaluation of vertigo. *Am Fam Physician* 2006;73:244-51.

24. Jahn K. The Aging vestibular system: dizziness and imbalance in the elderly. *Adv Otorhinolaryngol* 2019;82:143-9.
25. Tusa RJ. Dizziness. *Med Clin N Am* 2009;93:263-71.
26. Edlow JA. A new approach to the diagnosis of acute dizziness in adult patients. *Emerg Med Clin N Am* 2016;34:717-42.
27. Bisdorff A, Von Brevern M, Lempert T, Newman-Toker DE. Classification of vestibular symptoms: towards an international classification of vestibular disorders - First consensus document of the Committee for the Classification of Vestibular Disorders of the Bárány Society. *J Vestib Res* 2009;19(1-2):1-13.
28. Magaziner JL, Walker MF. *Dizziness, vertigo, motion sickness, syncope and near syncope, and disequilibrium in principles of ambulatory medicine.* 7th ed. Philadelphia: Lippincott Williams & Wilkins; 2007 (Ovid on-line).
29. Newman-Toker DE, Cannon LM, Stofferahn ME *et al.* Imprecision in patient reports of dizziness symptom quality: a cross-sectional study conducted in an acute care setting. *Mayo Clin Proc* 2007;82(11):1329-40.
30. Stanton VA, Hsieh YH, Camargo Jr. CA *et al.* Overreliance on symptom quality in diagnosing dizziness: results of a multicenter survey of emergency physicians. *Mayo Clin Proc* 2007;82(11):1319-28.
31. Zhu RT, Van Rompaey V, Ward BK *et al.* The interrelations between different causes of dizziness: a conceptual framework for understanding vestibular disorders. *Ann Otol Rhinol Laryngol* 2019;25:3489419845014.
32. O'Connell Ferster A, Priesol A, Isildak H. The clinical manifestations of vestibular migraine: a review. *Auris Nasus Larynx* 2017;44(3):249-52.

EXAME FÍSICO

No exame do paciente com sintomas vestibulares é importante uma visão global do paciente, incluindo características físicas e psicológicas que possam interferir no equilíbrio corporal, como sobrepeso, acuidade visual e auditiva alteradas, uso de apoio para se sentar ou levantar e características psíquicas desfavoráveis (traços de ansiedade, dispersão de pensamentos, depressão). Os sintomas podem ser agudos ou de longa evolução.

Avalia-se o equilíbrio estático, o equilíbrio dinâmico e aplicam-se os testes da bateria HINTS, que são fundamentais na avaliação da síndrome vestibular aguda. Na avaliação neurológica, faz parte do exame a avaliação da função cerebelar, da propriocepção profunda, dos movimentos oculares e dos pares cranianos.[1] Por fim, devemos incluir um exame cardiovascular sumário, com a medida da pressão arterial, ausculta cardíaca e avaliação de hipotensão ortostática, o que é essencial em idosos com queixa de tontura.

TESTES DE EQUILÍBRIO ESTÁTICO

O equilíbrio estático resulta da interação do indivíduo com o ambiente à sua volta e sob a ação da gravidade na ausência de movimento por parte do indivíduo. O **teste de Romberg** oferece informações sobre o reflexo vestibuloespinal, conexões de tronco cerebral e cerebelo. Foi originalmente descrito para o diagnóstico de *tabes dorsalis* e, atualmente, é muito utilizado na avaliação de doenças vestibulares. Para a sua execução, o paciente é orientado a permanecer em pé, com os calcanhares juntos e as pontas dos pés separadas 30° (angulação entre os hálux), os braços ao longo do corpo (posição anatômica) ou com braços estendidos anteriormente na altura dos ombros e olhos fechados durante cerca de 1 minuto.[2] Considera-se o teste normal quando o indivíduo permanece na posição inicial, sem oscilações que ocasionem queda ou desloque os pés. O resultado alterado é evidenciado pelo aparecimento de oscilações corpóreas, podendo a queda sobrevir em qualquer direção.[2] A oscilação do corpo no sentido anterior ou posterior indica possível comprometimento central, enquanto a oscilação para o sentido lateral sugere comprometimento no sistema vestibular periférico.[2]

Nos distúrbios vestibulares periféricos em fase aguda, pode haver grande comprometimento do equilíbrio, sendo muito difícil para o paciente assumir a postura ereta (vestibulopatias agudas). Nessa situação, quando é possível a pesquisa do sinal de Romberg, observa-se que o desvio ocorre na mesma direção do labirinto lesionado (**Romberg estereotipado**). Nas vestibulopatias periféricas crônicas, o sinal de Romberg costuma não se alterar.[1,2] Quando ocorre comprometimento da sensibilidade profunda com alterações na propriocepção, a queda ocorre sem lado preferencial e, nas lesões cerebelares, dificilmente o paciente permanecerá em pé de olhos fechados ou, se o fizer, manterá a base de apoio alargada, caindo ao aproximar os pés.[1,2]

O teste de Romberg pode ser sensibilizado, colocando-se o hálux de um dos pés junto ao calcanhar do outro (**posição de Tandem**), chamado, então, **teste de Romberg sensibilizado** ou **teste de Tandem**. Outra variação é denominada **teste de Romberg vestibular**, que se realiza com rotação lateral da cabeça primeiramente para a direita e depois para a esquerda. Este último pretende avaliar se a rotação cefálica interfere na direção da queda, fato que sensibilizaria a pesquisa por sinais de lesão vestibular.[2]

TESTES DE EQUILÍBRIO DINÂMICO
Marcha

O examinador deve avaliar a marcha do paciente dentro de uma perspectiva global, para, em seguida, observar atentamente determinados pormenores, como, por exemplo, os movimentos associados dos membros superiores. Algumas manobras poderão ser empregadas durante o exame da marcha: 1. ordenar o paciente para acelerar ou lentificar os passos; 2. executar meia-volta durante a marcha ou deter-se bruscamente sob comando; 3. andar sobre a ponta dos pés ou sobre os calcanhares; 4. andar de olhos fechados.[3-5]

Caracterizar a marcha é parte dos objetivos do exame físico. Os tipos de marcha que se associam à instabilidade postural são a marcha atáxica, a marcha vestibular e a marcha em estrela. A **marcha atáxica** pode ocorrer por lesão no cerebelo, tronco cerebral ou por alteração na sensibilidade profunda. Na marcha atáxica decorrente de uma síndrome cerebelar, o andar é vacilante e com base de sustentação alargada, e o paciente apresenta tendência para queda em qualquer direção. Afecções no tronco cerebral também causam essas alterações na marcha. Na marcha atáxica por alteração na sensibilidade profunda, que ocorre, por exemplo, na neuropatia diabética em fase avançada, o paciente caminha olhando para o solo, procurando organizar os movimentos dos membros inferiores por meio de controle visual. Nas doenças que causam alteração da propriocepção por lesão do cone posterior da medula ou por neuropatia periférica sensorial, um outro tipo de marcha observada é a **marcha tabética**. Decorre da perda das informações sensoriais dos membros inferiores e o paciente perde a percepção da distância do solo em relação aos pés, de modo que caminha olhando para o solo, arremessa o pé durante o movimento e finaliza o passo batendo o pé com força no solo. A **marcha vestibular** é observada nas lesões agudas unilaterais do sistema vestibular periférico e se caracteriza pelo desvio ou queda na direção do lado comprometido. A lateropulsão pode ser evidenciada durante a marcha com os olhos fechados. Se é solicitado ao paciente para ir para a frente e para trás em curta distância, ele se desloca durante o movimento sempre para o mesmo lado, caracterizando a **marcha em estrela**. As lesões vestibulares periféricas bilaterais geralmente são avaliadas após a fase aguda. De modo característico, observa-se grande piora da qualidade da marcha com os olhos fechados, havendo melhora, quando o paciente abre os olhos e tem o auxílio da fixação visual na locomoção.[1,3-5]

Outros padrões de marcha indicam alteração no córtex motor, no neurônio motor superior (medula), no neurônio motor inferior (nervos eferentes), parkinsonismo ou miopatia. A **marcha hemiplégica** ou **marcha ceifante** é um tipo de marcha associada à paralisia espástica unilateral e é observada, por exemplo, no acidente vascular encefálico com comprometimento do córtex motor. O paciente mantém o membro superior fletido em adução e o membro inferior do mesmo lado espástico. Ao andar, o paciente arrasta a perna pelo chão, descrevendo um semicírculo. A **marcha paraplégica**, também chamada de **marcha espástica** ou **marcha em tesoura,** caracteriza-se pela hipertonia em extensão dos músculos pélvicos e de membros inferiores e ocorre nas mielopatias e doenças com comprometimento do neurônio motor superior. A **marcha parética** é observada nas afecções do neurônio motor inferior e se caracteriza por flacidez de determinados grupos musculares, que são compensados com a intensificação de força em outros. Pode ocorrer nas hérnias lombares, polineuropatias periféricas, polirradiculoneurites. O paciente caminha elevando anormalmente o joelho para evitar que a ponta dos pés arraste no chão. A **marcha parkinsoniana,** ou **marcha de pequenos passos,** se caracteriza pela perda dos movimentos automáticos e cadenciados entre braços e pernas. A rigidez muscular confere à marcha o caráter em bloco, como se o paciente se movesse como uma peça única e tendesse a cair para a frente. Assim, a cabeça e o tronco permanecem inclinados para frente, os passos são curtos, e a marcha é vagarosa. A **marcha miopática** ou **marcha anserina** decorre de doenças musculares em que ocorre comprometimento na capacidade de sustentação da cintura pélvica, com perda de força dos músculos da pelve e glúteos. Observa-se amplo afastamento das pernas, lordose e movimentos exagerados da pelve para a frente durante a marcha. Pode ser observada na distrofia muscular progressiva ou na polimiosite. Outro tipo de marcha associado à fraqueza dos músculos pélvicos é a **marcha claudicante** em que o paciente aumenta a oscilação da pelve, afasta as pernas e aumenta a lordose com o objetivo de manter o centro de massa em equilíbrio durante a marcha, apesar do déficit muscular.[1,3-5]

Teste de Fukuda

O **teste de Fukuda** complementa a avaliação do equilíbrio dinâmico.[6] O paciente é solicitado a executar 60 passos elevando os joelhos como se estivesse marchando sem sair do lugar, com os olhos fechados e os braços estendidos anteriormente, na altura dos ombros. É importante que o teste seja realizado em ambiente silencioso e sem estímulos visuais que possam induzir à orientação espacial.[6] É utilizado na rotina otoneurológica para a pesquisa de assimetrias de tônus vestibular, que geralmente predispõem a rotações corporais laterais durante a marcha. Essa rotação é secundária à assimetria do tônus da musculatura extensora axial e de membros inferiores, decorrente do comprometimento do reflexo vestibuloespinal.[7] Consideram-se normais os desvios laterais de até 30 graus e deslocamentos anteriores de até 1 metro. As alterações são classificadas como discretas, quando ocorrem desvios laterais entre 30 graus e 45 graus, ou maiores que 1 metro para frente; e acentuadas em desvios laterais superiores a 60 graus, independente do desvio anterior. O teste ideal é aquele que é realizado em uma sala que possua marcação circular no chão – três círculos concêntricos com 50 cm de diâmetro cada e 12 divisões radiais de 30 graus. Essas marcações permitem uma medida acurada dos desvios angulares e anteroposteriores.[6]

A alteração mais comumente observada no teste de Fukuda é o desvio lateral progressivo ao longo do teste para o lado do déficit vestibular. No entanto, pode-se observar desvio lateral para o lado oposto à lesão na fase de compensação central. Outro achado significativo é a **lateropulsão**, desvio lateral brusco, associado a lesões otolíticas. Este é um teste especialmente interessante para estimar a evolução da compensação central após uma vestibulopatia periférica aguda, pois se observa a correção dos desvios com o decorrer do tempo.[6]

TESTES DE FUNÇÃO VESTIBULAR CENTRAL

A avaliação do cerebelo e tronco cerebral completa a avaliação da função vestibular central. O **cerebelo** é testado pela *prova índex-nariz*, com sua variante, *dedo-nariz-dedo* e a *prova dos movimentos alternados*. Na **prova dedo-nariz-dedo**, ordena-se o paciente que coloque a ponta do dedo indicador sobre a ponta do nariz e, a seguir, na ponta do dedo indicador do examinador, que deve estar cerca de 30 cm à frente do nariz do paciente. O movimento é repetido alternadamente, primeiro com os olhos abertos e depois com os olhos fechados. Realiza-se o teste à direita e à esquerda. Nas doenças centrais, podem surgir alterações, como a **dismetria**, em que a distância ou a amplitude do movimento é maior ou menor que a medida certa para a realização de um ato motor voluntário. Na *prova dos movimentos alternados*, ordena-se o paciente que estenda os antebraços e mãos sobre a coxa e efetue, com a maior velocidade possível, movimentos sucessivos de pronação e supinação. No indivíduo com lesão cerebelar unilateral, o movimento será mais lento no lado afetado, sendo mal executado, caracterizando a **disdiadococinesia**, que é a incapacidade de realizar movimentos rápidos e alternados. Outras manifestações cerebelares são: ataxias, que são distúrbios na coordenação muscular; **disartria** decorrente de incoordenação de origem cerebelar dos movimentos labiais e da língua; **decomposição de movimentos**, quando as várias fases de um movimento complexo são realizadas, como uma série de movimentos simples sucessivos, o que pode ser verificado pedindo-se ao paciente para pegar um objeto no chão; **tremor de intenção**, que ocorre na fase final do movimento e é ausente no repouso; **hipotonia muscular** do lado da lesão e a presença de nistagmo que não melhora quando é solicitado ao paciente que execute a ação de fixação visual.

Ainda como parte do exame neurológico, é muito importante a avaliação dos **movimentos sacádicos e de rastreio**, além da **pesquisa dos pares cranianos** relacionados com o reflexo vestíbulo-ocular (RVO), com vistas à avaliação do olhar conjugado. Os nervos oculomotor (III), troclear (IV) e abducente (VI) são responsáveis pela inervação da musculatura ocular extrínseca e envolvidos no RVO. Por isso, devem ser examinados como uma unidade funcional. Alterações no olhar conjugado ou dos movimentos sacádicos ou de rastreio indicam doença neurológica. O exame pode ser feito no leito. Para a pesquisa do olhar conjugado, pede-se ao paciente para acompanhar o dedo do examinador que o desloca alternadamente de um lado para o outro e acima e abaixo do plano de visão do paciente. A Figura 4-1 apresenta a sistematização do exame.

Ao se avaliar o olhar conjugado, o movimento do dedo do examinador deve ser lento e contínuo, de modo a permitir também a avaliação do movimento de rastreio ou perseguição. Colocar a palma da mão espalmada formando uma divisória entre os dois olhos do paciente facilita a percepção de alterações no olhar conjugado ou do movimento de perseguição (Fig. 4-2).

Para a pesquisa dos movimentos sacádicos, o examinador posiciona os dois punhos fechados equidistantes cerca de 50 cm um do outro e cerca de 50 cm à frente do campo visual do paciente. O examinador mostra o indicador de um punho e depois do outro de modo rápido, não regular e não previsível pelo paciente. Isso vai obrigá-lo a fazer sacadas rápidas para conseguir a fixação visual. A Figura 4-3 apresenta como o exame é feito.

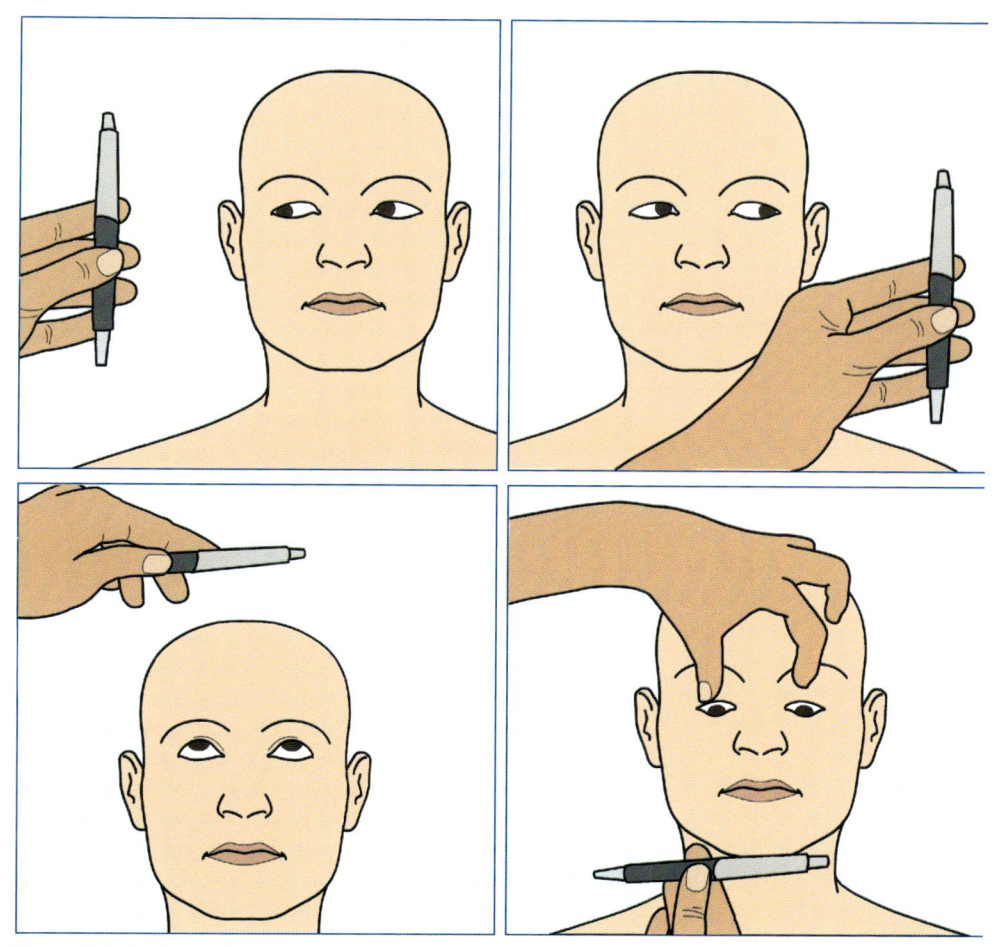

Figura 4-1. Avaliação dos pares cranianos III, IV, VI relacionados com o olhar conjugado.

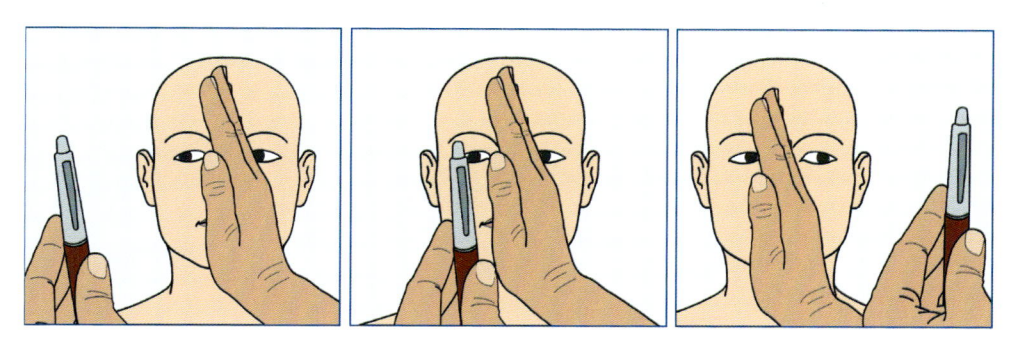

Figura 4-2. Avaliação do movimento de rastreio (perseguição) junto à avaliação do olhar conjugado.

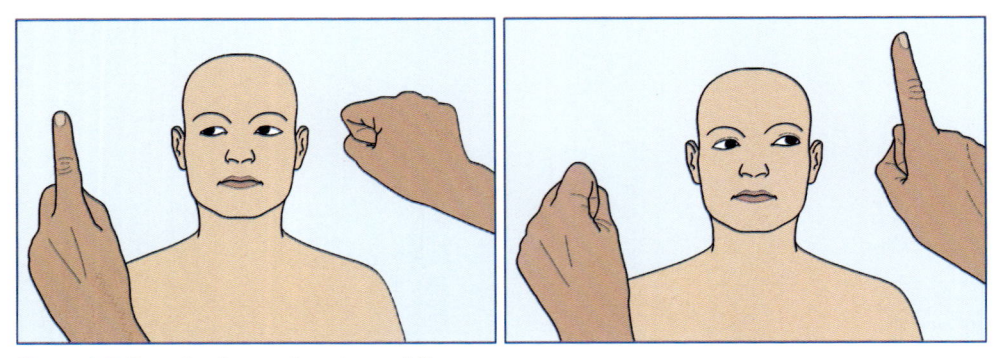

Figura 4-3. Pesquisa dos movimentos sacádicos.

BATERIA HINTS

A síndrome vestibular aguda (SVA) é caracterizada por vertigem de início espontâneo com duração de horas ou dias, instabilidade da marcha, intolerância ao movimento, nistagmo, náusea e vômito. A maioria dos pacientes recebe o diagnóstico de neurite vestibular ou labirintite e evolui bem. No entanto, alguns pacientes com SVA têm um quadro vascular central que simula uma síndrome periférica. Os exames de imagem não são sensíveis nas primeiras horas após o evento agudo.[7-9] Consequentemente, os exames preditores à beira do leito são essenciais para identificar pacientes com vestibulopatias centrais agudas.[7-10]

A avaliação dos movimentos oculares à beira do leito permite identificar infartos de fossa posterior precocemente.[7,10] A pesquisa de mudança na direção do nistagmo semi-espontâneo à beira do leito também é um sinal importante para diferenciar vestibulopatias centrais que mimetizam vestibulopatias periféricas.[11] Para completar a avaliação à beira do leito, a alteração da percepção da vertical verdadeira é um achado comum nos infartos de tronco cerebral que mimetizam uma SVA.[12] A partir desses três testes criou-se a sigla em inglês "HINTS" (**H**ead-**I**mpulse-**N**ystagmus-**T**est-of-**S**kew), que passou a ser usada mundialmente, sem tradução, para especificar que esses testes realizados à beira do leito em conjunto têm elevada sensibilidade para diferenciar um quadro de SVA de um acidente vascular em fossa posterior ou de uma vestibulopatia central aguda.[13]

Head Impulse Test

O ***head impulse test,*** ou **teste do impulso cefálico,** oferece informações sobre o reflexo vestíbulo-ocular e é uma manobra clínica simples, capaz de avaliar individualmente os canais semicirculares, no seu plano de estimulação, durante movimentos de rotação cefálica em alta frequência e suas relações vestibulares centrais. A técnica mais utilizada consiste em testar os canais laterais no plano horizontal. O paciente é orientado para manter o olhar fixo em um ponto. O examinador segura o rosto do paciente entre as mãos e gira a cabeça dele rapidamente para um dos lados no eixo craniocaudal *(roll).* O indivíduo deve manter os olhos fixos no ponto escolhido, independentemente do giro. O examinador observa se surgiram **sacadas** compensatórias para que o indivíduo consiga manter o olhar no alvo após o giro. O procedimento é feito de cada lado, e o giro, em geral, é feito na frequência de 1 Hz (Fig. 4-4).[14,15]

Quando há comprometimento do RVO, ao girar a cabeça bruscamente para o lado da resposta vestibular comprometida, o examinador observará que o paciente não será capaz

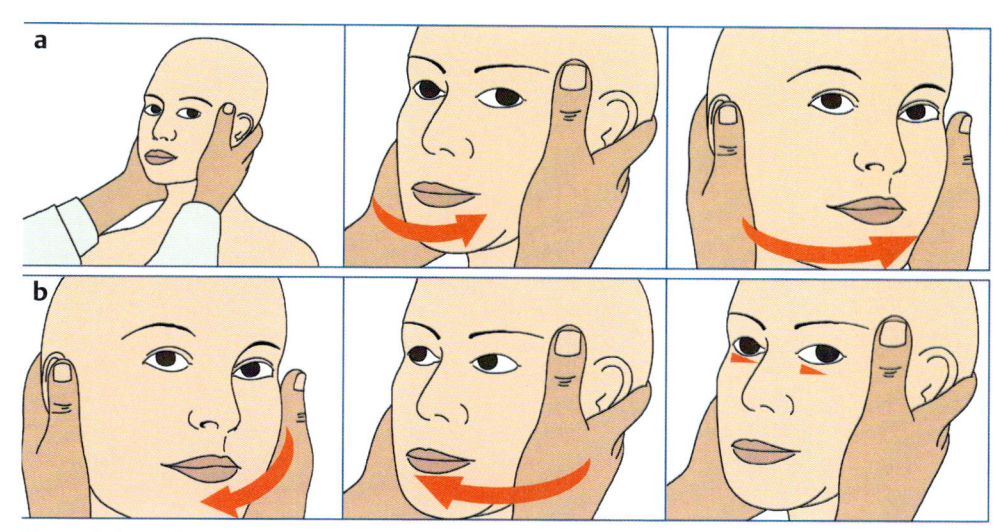

Figura 4-4. *Head Impulse Test* mostrando atraso da correção do globo ocular, com sacada corretiva para a esquerda na movimentação brusca da cabeça para o lado direito. O teste indica comprometimento da função labiríntica do lado direito.

de manter a fixação ocular. Um movimento sacádico corretivo surgirá para auxiliar na fixação visual do ponto preestabelecido, visto que o RVO estaria alterado deste lado e com velocidade insuficiente para manter a fixação visual para movimentos de alta frequência.[14] O *head impulse test* é mais sensível que a ressonância nuclear magnética na fase aguda para diferenciar uma SVA de um infarto de circulação posterior.[7-10] Por isso, é considerado o exame mais sensível da bateria HINTS. Com o aprimoramento da tecnologia, incluindo *software* com vídeos de alta resolução, a sensibilidade aumentou, sendo possível diferenciar as vestibulopatias centrais das periféricas a partir do ganho do RVO.[16]

Head Shaking Nystagmus Test

O **head shaking nystagmus test**, assim como o *head impulse test*, avalia o RVO. Ambos os testes podem ser realizados com o paciente no leito e permitem investigar assimetria de tônus vestibular em altas frequências de rotação da cabeça, que se alteram nas vestibulopatias centrais e nas periféricas associadas à perda unilateral de função vestibular.[7-10,15,16] O exemplo clássico de vestibulopatia periférica em que se observa alteração na resposta dinâmica do RVO é a neurite vestibular nas fases aguda e subaguda.[16]

Para a realização *do head shaking test*, o examinador solicita ao paciente que feche os olhos, segura sua cabeça, mantendo-a em angulação de 30 graus para a frente, de modo a colocar o canal lateral no plano horizontal e são realizados 20 ciclos de rotação cefálica passiva em frequência estimada de 2 Hz (giros bem rápidos mantendo velocidade uniforme).[17,18] O uso de óculos de frenzel sensibiliza o teste ao inibir a fixação visual, embora seu uso não seja obrigatório para a definição do resultado. O examinador finaliza o ciclo de movimentos cefálicos, solicita ao paciente que abra os olhos e, imediatamente, observa o movimento ocular. O resultado alterado é definido pela presença de nistagmo.[17,18] Na fase aguda das perdas vestibulares unilaterais periféricas, o componente rápido do nistagmo bate em direção ao lado do labirinto normal; na fase subaguda, o nistagmo pode mudar de direção, indicando regulação da **velocidade estocada** intercomissural, sendo um sinal de evolução para compensação vestibular.[17]

Nistagmo Espontâneo

Define-se como **nistagmo espontâneo** (NE) como o movimento ocular observado no paciente sentado, com os olhos na posição primária do olhar (olhar frontal), sem fixação ocular e sem qualquer estímulo externo, como movimento da cabeça ou do ambiente ao redor.[18] Para a investigação do NE, o paciente permanece na posição sentada, de preferência com os óculos de Frenzel para evitar a fixação ocular, e é orientado para manter o olhar frontal. A ocorrência de nistagmo de velocidade angular menor que 3°/s, ou a sua ausência após cerca de 40 segundos de fixação visual será considerada normal.[19] Em relação à direção, os nistagmos horizontais e oblíquos geralmente são de origem periférica, e os verticais, de origem central. O NE pode estar associado a uma vestibulopatia central ou periférica.[20]

Nas vestibulopatias periféricas, o NE está presente apenas na fase aguda e coincide com a queixa de vertigem; é inibido pela fixação visual e é resultado de uma assimetria de potencial elétrico de repouso entre os núcleos vestibulares com alteração do RVO.[18-20] Na fase aguda, o NE tem seu componente rápido no sentido oposto ao da lesão (componente rápido em direção ao lado de maior tônus vestibular). Característica importante do NE de origem periférica é o aumento de sua amplitude quando a mirada do olhar é desviada no sentido do componente rápido do nistagmo, conhecido como **Lei de Alexander**.[3-5,18] Após a fase aguda da doença vestibular, o NE diminui progressivamente até desaparecer.

O NE de causa central apresenta direções variáveis, embora possa ser unidirecional.[1,15,18] Outros dados semiológicos auxiliam na diferenciação entre o NE central e periférico: o NE central não reduz com a fixação visual e não segue o princípio da Lei de Alexander. Geralmente outras alterações neurológicas são observadas no exame físico, além do NE. No Quadro 4-1, os tipos de nistagmo, sua origem e local da lesão são apresentados.

Nistagmo Semiespontâneo

O **nistagmo semiespontâneo** (NSE) é aquele que aparece com o desvio ocular de 30 graus a partir da posição primária, nas direções cardinais do olhar: direita, esquerda, para cima e para baixo. O paciente é orientado a fixar um alvo nessas direções e lá permanecer por, pelo menos, 20 segundos. A mirada não deve ultrapassar 40° em cada uma das direções, para que não sejam desencadeados movimentos oculares de baixa amplitude, eventualmente torcionais e de alta frequência, originados pela acomodação visual, que são fisiológicos.

Quadro 4-1. Nistagmo Espontâneo: Origem, Características e Local da Lesão*

Nistagmo	Direção	Fixação visual	Fisiopatologia	Local da lesão
Periférico	Horizontal Torcional	Inibe	Assimetria ou perda do tônus vestibular	Labirinto ou nervo vestibular
Central	Vertical puro Horizontal Torcional	Pouco ou nenhum efeito	Assimetria no tônus oculomotor central	SNC e conexões vestibulares Tronco encefálico Cerebelo

*Adaptado de Baloh e Honrubia, 2001.[18]

Quadro 4-2. Nistagmo Semiespontâneo: Origem, Características, Local da Lesão e Doenças Associadas*

Classificação	Característica	Local da lesão	Causas
Simétrico	Amplitude independe da direção do olhar Alta frequência e baixa amplitude (< 3°/s) Encontrado em todas as direções do olhar – direção fixa	SNC	Miastenia *gravis* Esclerose múltipla Atrofia cerebelar **Drogas:** fenobarbital, fenitoína, álcool, benzodiazepínicos
Assimétrico	Amplitude maior em direção ao lado lesionado Nistagmo de recuperação após paralisia oculomotora	Tronco encefálico Cerebelo SNC	Tumores de ângulo pontocerebelar Lesões vasculares
Ricochete *rebound*	Desaparece ou inverte com os movimentos laterais Reaparece na posição primária do olhar Presença de nistagmo transiente em qualquer direção	Cerebelo	Atrofia/infarto cerebelar Tumor cerebelar
Dissociado (oftalmoplegia internuclear)	Movimento ocular não conjugado em qualquer direção Movimento de abdução no lado oposto à lesão leva ao nistagmo de pequena amplitude na direção do olhar	Fascículo longitudinal medial	Miastenia *gravis* Esclerose múltipla

*Adaptado de Baloh e Honrubia, 2001;[18] Leigh e Zee, 1999.[20]
SNC: sistema nervoso central.

Atendidas essas considerações, a presença de NSE é um dado no exame otoneurológico que é considerado patológico.[18]

O NSE é classificado em três graus de manifestação: Grau I, quando está presente apenas na direção da componente rápida; Grau II, quando aparece no olhar frontal e na direção da componente rápida; e Grau III, quando está presente em qualquer direção.[18] Sua fisiopatologia está relacionada com alteração na integração central das sinapses relacionadas com o RVO. O Quadro 4-2 mostra algumas características desse nistagmo e suas correlações clinicotopográficas.[18,20]

Skew Deviation Test

A percepção, pelo paciente, de **desvio da verticalidade** ou *skew deviation* oferece informações valiosas sobre o sistema vestibular desde as conexões de tronco cerebral até o córtex vestibular e também complementa a avaliação periférica referente à função do sistema otolítico.[21-23] O teste de percepção da **visual vertical subjetiva** (VVS) pode ser realizado utilizando-se equipamentos computadorizados ou manuais, devendo o ambiente ser completamente escuro, de modo a não oferecer qualquer pista sobre o plano vertical ou horizontal.[22,23] No ambulatório, a VVS pode ser testada em um ambiente não iluminado em que é disponibilizado para o paciente um bastão fluorescente como única referência de plano espacial. Este é posicionado cerca de um metro à frente do centro do campo de visão do paciente.[22] O examinador posiciona o bastão no plano vertical e solicita ao paciente que faça a correção necessária para colocar o bastão no plano vertical de acordo com a percepção visual dele. Mede-se, então, a diferença de ângulo da vertical real e da vertical visual subjetiva percebida pelo paciente. Friedmann *et al.*[23] observaram que indivíduos normais têm, em média, erro do julgamento da vertical ou da horizontal verdadeira entre –2° e +2°.

As inclinações da VVS têm o seguinte valor topográfico: 1. em lesões unilaterais do sistema vestibular periférico, o desvio da VVS é para o mesmo lado da lesão (ipsiversivo); 2. nas lesões vestibulares bulbopontinas unilaterais, há um desvio ipsiversivo da VVS; 3. a partir do mesencéfalo até o córtex vestibular parietoinsular, a tendência da VVS é apresentar desvio contralateral à lesão.[23]

NISTAGMO POSICIONAL

Na ausência de nistagmo espontâneo e semiespontâneo, pesquisa-se o nistagmo posicional. É parte imprescindível do exame para pacientes avaliados fora de uma crise vestibular aguda. Esse **nistagmo** pode surgir em decorrência da posição assumida e pode persistir, enquanto a posição **estática** é mantida, ou pode surgir após um movimento da cabeça, desaparecendo após alguns segundos. O significado semiológico do nistagmo que surge após um movimento da cabeça é diferente do nistagmo que surge e se mantém em determinadas posições da cabeça.[24] As principais características dos nistagmos posicionais estão descritas no Quadro 4-3.

Para se avaliar o nistagmo posicional, o paciente deve estar alerta e utilizando **óculos de Frenzel** para suprimir a fixação visual. O nistagmo é avaliado em diferentes posições e em movimentos da cabeça.

A pesquisa do nistagmo em diferentes posições tem o objetivo de avaliar a influência da gravidade no sistema vestibular de modo a testar informações proprioceptivas que tem relação com informações vestibulares centrais.[24,25] O paciente é colocado nas posições: sentado, decúbito lateral direito, decúbito lateral esquerdo, decúbito dorsal e decúbito dorsal com a cabeça pendida para trás. O paciente deve permanecer por 20 segundos em cada posição e a presença do nistagmo é avaliada enquanto o paciente é mantido na posição. A Figura 4-5 ilustra as posições de teste.

Quadro 4-3. Características do nistagmo posicional quanto a origem, duração, direção e doenças associadas

Característica	Quando surge	Duração e direção	Causas
Estático	Surge de acordo com a posição da cabeça em relação à gravidade	Persistente e muda de direção	Assimetria de tônus vestibular Enxaqueca vestibular
		Persistente e não muda de direção	Tumores de fossa posterior
Dinâmico	Surge com movimentos rápidos da cabeça	Transitório, paroxístico e direção de acordo com o canal comprometido	Desprendimento de otólitos por traumatismo craniano VPPB

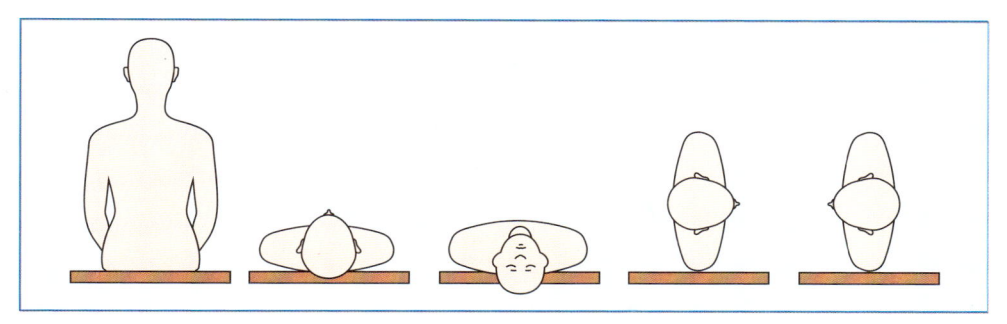

Figura 4-5. Diagrama para ilustrar as posições de avaliação do nistagmo de posição.

A presença de nistagmo, estando o paciente mantido na mesma posição sem a concomitância de vertigem, é um dado semiológico de doença central.[24,25] Nesse caso, a direção pode variar, de acordo com a mudança do lado e interferência dos estímulos gravitacionais sobre o sistema vestibular. O nistagmo de posição de causa central tem características que o diferem do nistagmo posicional causado por uma vestibulopatia periférica: aquele é de baixa frequência, constante e não fatigável, enquanto este é de alta frequência, não é constante e é fatigável. Nas lesões de fossa posterior, nistagmo de posição é comumente observado.[24,25] Por outro lado, um nistagmo de posição de baixa velocidade (até 3°/s) pode ser observado em indivíduos normais.[24] Assim, os critérios que estabelecem o nistagmo de posição como um sinal patológico são: 1. nistagmo que muda de direção quando o paciente é mantido em determinada posição; 2. componente lenta do nistagmo é maior que 3°/s para a maioria das posições testadas ou maior que 6°/s em qualquer uma das posições testadas.

A presença de nistagmo posicional é avaliada por um conjunto de movimentos que são realizados no plano do canal testado. As duas manobras posicionais mais comumente utilizadas são **Dix-Hallpike** para o canal semicircular posterior e manobra do Giro *(Head Roll Test)* para o canal semicircular lateral.[25,26] A investigação do nistagmo posicional deve ser realizada, preferencialmente, com os óculos de Frenzel. O nistagmo gerado por essas manobras apresenta, em geral, uma latência de até 10 segundos até o seu surgimento e dura em torno de 30 segundos, desaparecendo lentamente.[25]

Na **manobra de *Dix-Hallpike***, o teste do canal posterior de um lado vai, logicamente, testar o canal anterior contralateral, que é o coplanar.[24] Realiza-se a manobra com o paciente inicialmente sentado, estando suas pernas estendidas sobre a maca. Ainda com o paciente sentado, a cabeça dele é girada passivamente em um ângulo de 45 graus com o plano sagital para o lado testado, de modo a posicionar o canal posterior paralelo à direção do movimento que será executado. Um movimento rápido e contínuo é realizado pelo examinador, deitando o paciente e finalizando a manobra com a cabeça do paciente, ultrapassando a borda da maca e pendida para trás em torno de 15%. O examinador segura a cabeça e apoia o dorso do paciente, cuidando para que seja mantida a angulação de 45 graus da cabeça em relação ao plano sagital durante todo o trajeto do movimento. Ao fim deste, o paciente deve permanecer com a cabeça pendida por cerca de 30 segundos com olhos abertos, para que seja observado o aparecimento do nistagmo. O canal posterior testado em cada lado é aquele que está em posição mais inferior ao fim da manobra (Fig. 4-6).

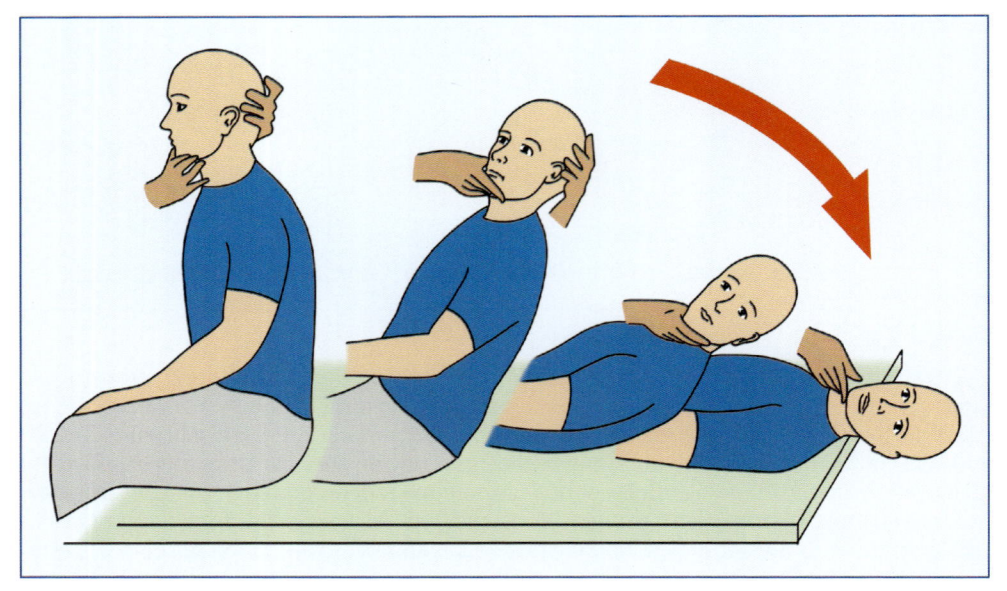

Figura 4-6. Teste de Dix-Hallpike para avaliação do canal semicircular posterior esquerdo.

O nistagmo posicional relacionado com o estímulo do canal posterior surge após alguns segundos da manobra ter sido finalizada (latência), é torcional (gerado pela estimulação dos músculos oculomotores retos superior, inferior e oblíquos) e desaparece com a repetição da manobra (fatigável).[24-26]

Na **manobra do Giro** *(Head Roll Test)*, o canal semicircular testado é o lateral. Coloca-se o paciente inicialmente em decúbito dorsal sobre uma maca, com olhos abertos, e o examinador gira a cabeça do paciente rapidamente para cada lado na sua máxima extensão (em torno de 60° a 90°). A cabeça é mantida na posição por cerca de 30 segundos e observa-se o surgimento ou não de nistagmo, sua latência e se é fatigável. A orelha testada é aquela para onde se direciona o giro. Assim como para o canal posterior, o nistagmo posicional surge após alguns segundos do movimento ter sido finalizado (latência), bate em direção ao canal lateral comprometido, é horizontal (gerado pela estimulação dos músculos oculomotores retos medial e lateral) e desaparece com a repetição da manobra (fatigável).[25-27] No caso de comprometimento dos **canais semicirculares laterais**, o nistagmo horizontal poderá ser observado em ambas as direções, dependendo do maior comprometimento estar no arco do canal ou na cúpula.[28] O nistagmo mais intenso estará relacionado com o canal com maior comprometimento. Durante a manobra, ao se realizar o movimento de giro lateral, quando o nistagmo horizontal bater em direção ao solo (**geotrópico**), caracteriza-se uma canalitíase, e, quando bater em direção contrária (**apogeotrópico**), caracteriza-se uma cupulolitíase.[26,28]

AVALIAÇÃO HEMODINÂMICA

A medida da pressão arterial, ausculta cardíaca e pesquisa de hipotensão ortostática fazem parte do exame otoneurológico. Embora a **tontura de causa ortostática** seja uma condição comum, confirmar a hipoperfusão cerebral global pode ser difícil. Nem sempre dados na anamnese como hipovolemia por sangramento ou distúrbios autonômicos estão presentes. Como a tontura ortostática se refere literalmente à tontura na posição ortostática, tontura na posição vertical em decorrência de vestibulopatia bilateral, tremor ortostático, neuropatia periférica ou outras desordens clínicas ou subclínicas da marcha também podem ser denominadas "tontura ortostática", o que complica definir com precisão se a tontura tem origem hemodinâmica. Por causa disso, o comitê de classificação das desordens vestibulares da sociedade Bárány de Otoneurologia estabeleceu os **critérios** que definem o diagnóstico da **tontura ortostática,** que, por definição, é de origem hemodinâmica: A) cinco ou mais episódios de tontura, instabilidade ou vertigem desencadeados pela posição ortostática e que desaparece ao se sentar ou deitar; B) pelo menos um dos seguintes sintomas está associado: fraqueza generalizada ou cansaço; dificuldade em pensar ou concentrar-se; visão turva, taquicardia ou palpitações. C) Esses sintomas não são explicados por outra doença ou transtorno.[29] O diagnóstico diferencial é apresentado no Quadro 4-4.

A pesquisa de **hipotensão ortostática** (HO) é mandatória em pacientes com suspeita de vertigem/tontura ortostática.[29] A HO é mais comum na população geriátrica e relaciona-se, geralmente, com a presença de múltiplos fatores etiológicos (drogas e enfermidades diversas), associados a alterações fisiológicas próprias do envelhecimento.

Os sintomas sugestivos de HO aparecem com as mudanças de posição, particularmente pela manhã ou após refeições copiosas, exercício físico e banho quente, situações que levam a uma redistribuição desfavorável do volume sanguíneo. Os sintomas secundários à hipoperfusão cerebral são **tontura, síncope, quedas, distúrbios visuais**. Perante a suspeita da HO, procura-se detectar a presença de queda postural na pressão arterial (PA).

A primeira medida da PA é feita com o paciente em posição supina e após um período de repouso. Em seguida, o paciente é orientado para se levantar e a pressão é medida imediatamente e após 3 minutos.[29] A hipotensão ortostática define-se como uma redução sustentada da pressão arterial sistólica de pelo menos 20 mmHg ou pressão arterial diastólica de 10 mmHg após três minutos em repouso ou durante o teste de inclinação.[29] Uma vez diagnosticada a HO, com ou sem sintomas, o próximo passo será classificá-la do ponto

Quadro 4-4. Diagnóstico diferencial da vertigem/tontura de causa ortostática

Características	Causa
Tontura que surge ou piora quando o paciente está em pé	Síncope vasovagal
	Alterações autonômicas
	Hipotensão ortostática
	Síndrome da taquicardia postural
	Tontura postural perceptual persistente
	Distúrbios do humor (depressão e ansiedade)
	Vestibulopatia bilateral
	Tremor ortostático primário
	Neuropatia sensorial
	Vertigem/tontura associada a doenças cardiovasculares

de vista fisiopatológico, de acordo com a frequência cardíaca (FC), em três situações distintas: A) **HO simpaticotônica** – ocorre uma resposta cardíaca compensatória apropriada (aumento da FC em até aproximadamente 20 bpm), sugerindo que os mecanismos autonômicos estão intactos. Em geral, este tipo de HO encontra-se associada a falta de condicionamento físico, uso de drogas ou a hipovolemia (sangramento, desidratação etc.). No idoso, por vezes, pode não haver taquicardia compensatória perante uma perda líquida, em virtude da diminuição da cardioaceleração que ocorre com o envelhecimento; B) **HO por disfunção autonômica** – não ocorre aumento da FC com a queda postural da PA ou, se ocorre, é inferior a l0 bpm; C) **HO por distúrbio vagal** – existe uma diminuição da FC, associada à queda postural da PA.

A presença de HO sem taquicardia compensatória acompanhada de outras manifestações clínicas de disautonomia sugere o diagnóstico de HO neurogênica. A abordagem cuidadosa da tontura/vertigem ortostática evita que manifestações de disautonomia sejam classificadas como sintomas vestibulares.

REFERÊNCIAS BIBLIOGRÁFICAS

1. Brandt T. Vertigo: symptoms, syndromes, disorders. In: *Vertigo: its multisensory syndromes*. 2nd ed. London: Springer; 2002. p. 1-22.
2. Rogers JH. Romberg and his test. *J Laryngol Otol* 1980;94(12):1401-4.
3. Labuguen RH. Initial evaluation of vertigo. *Am Fam Physician* 2006;73:244-51, 254.
4. Magaziner JL, Walker MF. *Dizziness, vertigo, motion sickness, syncope and near syncope, and disequilibrium in principles of ambulatory medicine*. 7th ed. Philadelphia: Lippincott Williams & Wilkins; 2007 (Ovid on-line).
5. Hanley K, O'Dowd T, Considine N. A systematic review of vertigo in primary care. *Br J Gen Pract* 2001;51:666-71.
6. Fukuda T. The stepping test: two phases of the labyrinthine reflex. *Acta Otolaryngol* 1959;50(2):95-108.
7. Newman-Toker DE, Kerber KA, Hsieh YH et al. HINTS outperforms ABCD2 to screen for stroke in acute continuous vertigo and dizziness. *Acad Emerg Med* 2013;20(10):986-96.
8. Edlow JA. A new approach to the diagnosis of acute dizziness in adult patients. *Emerg Med Clin N Am* 2016;34:717-42.
9. Newman-Toker DE, Kattah JC, Alvernia JE, Wang DZ. Normal head impulse test differentiates acute cerebellar strokes from vestibular neuritis. *Neurology* 2008;70:2378-85.
10. Walker MF, Zee DS. Bedside vestibular examination. *Otolaryngol Clin North Am* 2000;33(3):495-506.
11. Cnyrim CD, Newman-Toker D, Karch C et al. Bedside differentiation of vestibular neuritis from central "vestibular pseudoneuritis". *J Neurol Neurosurg Psychiatry* 2008;79(4):458-60.
12. Brodsky MC, Donahue SP, Vaphiades M, Brandt T. Skew deviation revisited. *Surv Ophthalmol* 2006;51(2):105-28.
13. Newman-Toker DE, Kattah JC, Talkad AV et al. H.I.N.T.S. to diagnose stroke in the acute vestibular syndrome—three-step bedside oculomotor exam more sensitive than early MRI DWI. *Stroke* 2009;40(11):3504-10.
14. Halmagyi GM, Curthoys IS. A clinical sign of canal paresis. *Arch Neurol* 1988;45:737-39.
15. Baloh RW, Honrubia V. *Bedside examination of the vestibular system in clinical neurophysiology of the vestibular system*. 2nd ed. Oxford; 2001. p. 132-51.
16. Mantokoudis G, Tehrani AS, Wozniak A et al. VOR gain by head impulse video-oculography differentiates acute vestibular neuritis from stroke. *Otol Neurotol* 2015;36(3):457-65.
17. Kim MB, Huh SH, Ban JH. Diversity of head shaking nystagmus in peripheral vestibular disease. *Otol Neurotol* 2012 June;33(4):634-9.
18. Baloh RW, Honrubia V. *The history of the dizzy patient in clinical neurophysiology of the vestibular system*. 2nd ed. Oxford; 2001. p. 111-31.

19. Waterston J. Dizziness. *Med J Aust* 2000 May;172(10):506-11.
20. Leigh RJ, Zee DS. *The neurology of eye movement*. 3rd ed. New York: Oxford University; 1999.
21. Brandt T, Dieterich M, Danek A. Vestibular cortex lesions affect the perception of verticality. *Ann Neurol* 1994;35:403-12.
22. Kanashiro AMK, Pereira CB, Barbosa ER, Scaff M. Avaliação da função vestibular através da vertical visual subjetiva. *Rev Bras Neurol* 2005;41:5-9.
23. Friedmann G. The judgment of the visual vertical and horizontal with peripheral and central vestibular lesions. *Brain* 1970;93:313-28.
24. Tarnutzer AA, Straumann D. Nystagmus. *Curr Opin Neurol*. 2018;31(1):74-80.
25. Brandt T. Background, technique, interpretation, and usefulness of positional and positioning testing. In: Jacobson GP, Newman CW, Kartush JM. *Handbook of balance function testing*. London: Singular Ed; 1997. p. 123-55.
26. Von Brevern M, Bertholon P, Brandt T *et al*. Benign paroxysmal positional vertigo: diagnostic criteria. *J Vest Res* 2015;25:105-17.
27. Bertholon P, Tringali S, Faye MB *et al*. Prospective study of positional nystagmus in 100 consecutive patients. *Ann Otol Rhinol Laryngol* 2006;115:587-94.
28. Wang H, Yao Q, Li Z *et al*. Characteristics of positional nystagmus in patients with horizontal canal canalolithiasis or cupulopathy. *J Neurol* 2019 June 22.
29. Kim HA, Bisdorff A, Bronstein AM *et al*. Hemodynamic orthostatic dizziness/vertigo: diagnostic criteria. *J Vestib Res* 2019;11.
30. Freeman R, Wieling W, Axelrod FB *et al*. Consensus statement on the definition of orthostatic hypotension, neurally mediated syncope and the postural tachycardia syndrome. *Clin Auton Res* 2011;21:69-72.
31. Cunha UG, Barbosa MT, Giacomin KC. Diagnóstico por passos da hipotensão ortostática neurogênica no idoso. *Arq Bras Cardiol* 1997;68:51-3.

INVESTIGAÇÃO LABORATORIAL

A investigação laboratorial do paciente com tontura inclui desde exames que fazem parte da rotina clínica, principalmente nos aspectos metabólico e hormonal, até exames específicos. A tomada de decisão quanto aos exames a serem solicitados dependerá da hipótese diagnóstica formulada a partir da anamnese e exame otoneurológico. A visão global do paciente, estando sempre atento para qualquer propedêutica realizada recentemente, auxilia na decisão. Nesse contexto, a faixa etária é determinante para se estabelecer como será feita a investigação laboratorial.[1] Exames da rotina clínica que são importantes na abordagem do paciente com tontura[2] relacionam-se com o metabolismo glicídico, lipídico e hormônios tireoidianos (Quadro 5-1).

Para os pacientes com antecedentes familiares de diabetes ou evidências clínicas de relação entre aparecimento de tontura e jejum prolongado ou ingestão de açúcares, a realização da curva glicoinsulinêmica de 3 horas está indicada por ter a finalidade de estabelecer o diagnóstico de intolerância à glicose ou diabetes oculta, definindo de forma objetiva o manejo alimentar e o plano terapêutico.[2,3,7] Para a curva glicoinsulinêmica de 3 horas, os seguintes parâmetros (adaptados de Kraft)[8] definem os parâmetros de curva alterada: 1. glicemia inferior a 55 mg/dL ou superior a 200 mg/dL em qualquer momento do exame; 2. glicemia de segunda hora acima de 145 mg/dL; 3. redução da glicemia maior que 30 mg/dL entre duas coletas; 4. soma dos valores de insulina das 2ª e 3ª horas acima de 75 mg/dL.[8]

Nos pacientes com tonturas e desequilíbrio, encontra-se uma prevalência maior da elevação dos níveis de colesterol sérico que na população normal, sugerindo que as altas taxas circulantes de colesterol podem estar relacionadas com queixas vestibulares.[7]

Quadro 5-1. Valores Considerados Normais para Glicemia de Jejum, Colesterol, Triglicérides e Hormônios Tireoidianos

Exames	Dosagens normais
Glicemia de jejum	> 70 e < 110 mg/dL[3,4]
Colesterol total/fração LDL	< 200 /< 130 mg/dL[5]
Triglicérides	< 200 mg/dL[5]
TSH	> 0,45 e < 4,5 mUI/mL[6]
T4 livre	> 0,6 e < 1,54 ng/dL[6]

Dentre as doenças infecciosas, a otossífilis merece destaque pelo fato de o comprometimento otoneurológico ocorrer tardiamente no espectro da doença, fazendo parte da sífilis terciária. Nessa fase, o VDRL possui baixa sensibilidade, devendo o diagnóstico ser considerado na presença de vertigem associada à perda auditiva e teste positivo com anticorpos treponêmicos, sendo que o FTA-ABS é o mais utilizado. O exame do fluido cerebrospinal deverá ser indicado nos pacientes que tenham o diagnóstico sorológico de sífilis recente ou tardia e que mantêm os sintomas otoneurológicos e reações sorológicas sanguíneas, apresentando títulos elevados, apesar de ter sido realizado o tratamento correto. A pesquisa de FTA-ABS no liquor é um exame altamente sensível, e a neurossífilis, que inclui a otossífilis, poderá ser excluída com um resultado negativo de FTA-ABS no liquor.[9,10]

Outros exames a serem solicitados, dependendo das queixas do paciente, são: hemograma completo, na suspeita de anemia ou infecção, provas reumatológicas (FAN, fator reumatoide), juntamente a marcadores de inflamação (VHS e proteína C reativa) na suspeita de doença autoimune.

No idoso, a tontura predispõe a quedas, é uma das maiores causas de morbimortalidade principalmente quando associada à osteoporose. Assim, nessa população, a dosagem de vitamina D relacionada com o metabolismo ósseo tem sua indicação, ressaltando ainda que a hipovitaminose D também tem sido associada à VPPB recorrente.[11-13]

A dosagem de vitamina B12 também tem sua indicação principalmente na população geriátrica, considerando o papel importante que a mesma apresenta nas funções neurológicas e cognitivas, ambas relacionadas com o equilíbrio corporal.[14]

REFERÊNCIAS BIBLIOGRÁFICAS

32. Colares GB, Marino MC. Exames complementares em geriatria. In: Moraes EM. *Princípios básicos de geriatria e gerontologia*. Belo Horizonte: Coopmed; 2008.
33. Bittar RSM, Simoceli L, Venosa AR *et al.* Labirintopatia secundária aos distúrbios do metabolismo do açúcar: realidade ou fantasia? *Revista Brasileira de Otorrinolaringologia* (São Paulo) 2004;70(6):800-5.
34. Bittar RS, Santos MD, Mezzalira R. Distúrbios do metabolismo da glicose e manifestações vestibulares: avaliação pela posturografia dinâmica computadorizada. *Braz J Otorhinolaryngol* 2016;82(4):372-6.
35. American Diabetes Association. Diagnosis and classification of diabetes mellitus. *Diabetes Care* 2010;33 Suppl 1:S62-9.
36. Sposito AC, Caramelli B, Fonseca FA *et al.* IV Brazilian guideline for dyslipidemia and atherosclerosis prevention: department of atherosclerosis of Brazilian Society of Cardiology. *Arq Bras Cardiol* 2007 Apr;88(1):2-19.
37. Carvalho GA, Perez CL, Ward LS. Utilização dos testes de função tireoidiana na prática clínica. *Arq Bras Endocrinol Metab* 2013;57(3):193-204.
38. Bittar RSM, Bottino MA, Zerati FE *et al.* Prevalência das alterações metabólicas em pacientes portadores de queixas vestibulares. *Rev Bras Otorrinolaringol* (São Paulo) 2003;1:64-9.
39. Kraft JR. Detection of diabetes mellitus in situ (occult diabetes). *Lab Med* 1975;6:0-22.
40. Avelleira JCR, Bottino G. Sífilis: diagnóstico, tratamento e controle. *Ann Bras Dermatol* 2006;81(2):111-26.
41. Ministério da Saúde. Protocolo Clínico em Diretrizes Terapêuticas para Atenção Integral às Pessoas com Infecções Sexualmente Transmissíveis, 2015.
42. Jeong SH, Kim JS, Shin JW *et al.* Decreased serum vitamin D in idiopathic benign paroxysmal positional vertigo. *J Neurol* 2013 Mar;260(3):832-8.
43. Parham K, Leonard G, Feinn RS *et al.* Prospective clinical investigation of the relationship between idiopathic benign paroxysmal positional vertigo and bone turnover: a pilot study. *Laryngoscope* 2013;123(11):2834-9.

44. AlGarni MA, Mirza AA, Althobaiti AA *et al*. Association of benign paroxysmal positional vertigo with vitamin D deficiency: a systematic review and meta-analysis. *Eur Arch Otorhinolaryngol* 2018 Nov;275(11):2705-11.
45. Miles LM, Mills K, Clarke R, Dangour AD. Is there an association of vitamin B12 status with neurological function in older people? A systematic review. *Br J Nutr* 2015;114(4):503-8.

TESTES VESTIBULARES FUNCIONAIS

6.1 ▪ OCULOGRAFIA

Dá-se o nome de eletronistagmografia ou eletro-oculografia à gravação dos movimentos oculares por meio de eletrodos. Quando a captação é feita com lentes de infravermelho, chamamos videonistagmografia ou vídeo-oculografia.[1,2]

O nistagmo (Ny) pode ser definido como um movimento ocular bifásico, necessariamente iniciado por uma componente lenta.[3] O Ny pode apresentar duas componentes lentas e semelhantes nos deslocamentos do olho para ambos os lados, nesse caso é chamado de Ny pendular e geralmente tem origem ocular. Quando o movimento bifásico é iniciado por deslocamento lento do olho em uma direção (fase lenta), seguido de um movimento rápido de correção (fase rápida), é chamado de *jerk* e é característico das síndromes vestibulares. Nesse caso, a componente vestibular é sempre a fase lenta do deslocamento e corresponde ao reflexo vestíbulo-ocular (RVO). A fase rápida representa a correção da posição do globo ocular pelo SNC (formação reticular do tronco).

O registro dos movimentos oculares nos permite documentar os achados de exame, manter um registro das condições do paciente, comparar o funcionamento dos dois labirintos, efetuar uma medição mais precisa dos movimentos oculares e auxiliar no diagnóstico. A introdução dos sistemas computadorizados proporciona precisão nas medidas de latência, velocidade e simetria dos movimentos oculares, que permitem diagnósticos quantitativos precisos das alterações da oculomotricidade, anteriormente avaliadas apenas de forma qualitativa.[4] O registro da movimentação ocular pode ser realizado de duas maneiras: pela captação por eletrodos (EOG) ou por gravação em vídeo (VOG).

1. *Eletro-oculografia (EOG):* é a gravação dos movimentos oculares por meio da captação das variações do potencial corneorretiniano, realizada por meio de eletrodos de superfície colocados nas proximidades dos olhos do paciente. Essa variação de potencial é da ordem de milivolts e será ampliada e registrada por um equipamento que recebe o nome de eletronistagmógrafo.
2. *Vídeo-oculografia (VOG):* o movimento ocular é captado por câmeras de vídeo com luz infravermelha presentes em uma máscara. Não há inibição do Ny vestibular nem fixação ocular, e os movimentos assim registrados são digitalizados pelo equipamento.

Cada método possui vantagens e desvantagens que decorrem, principalmente, da forma de aquisição dos sinais. Assim, a EOG está sujeita a vários tipos de artefatos decorrentes de

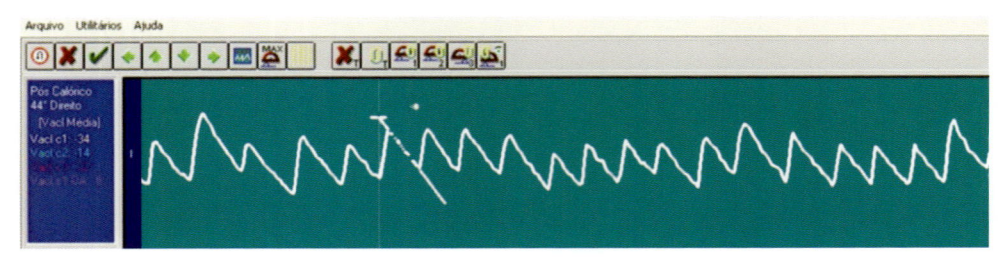

Figura 6-1. Imagem da tela do computador em que visualizamos uma sequência de nistagmos para o lado direito. No nistagmo marcado visualizamos o número que corresponde à medida de sua velocidade angular da componente lenta (VACL).

potenciais elétricos originários do próprio organismo (atividade elétrica cerebral, atividade cardíaca, potenciais mioelétricos e interferência das piscadas no registro). Por outro lado, a VOG apresenta problemas quando o contraste entre pupila e íris é pouco intenso, quando há ptose palpebral, cílios longos e fenda palpebral pequena. As vantagens da VOG são: traçados com pouca ou nenhuma interferência, registro do Ny vertical, exame de paciente amaurótico e visualização de movimentos rotatórios.

Quando gravado pela técnica da eletro-oculografia (EOG), o Ny vestibular *(jerk nistagmo)* apresenta aspecto característico de dentes de serra ao registro. A grande vantagem do registro dos nistagmos é a possibilidade de medi-los, quantificando assim a atividade vestibular. Das várias maneiras propostas para medição dos nistagmos, a medida da velocidade angular da componente lenta (VACL) é utilizada por representar o reflexo vestíbulo-ocular, e a mais utilizada pelos sistemas computadorizados (Fig. 6-1).

Pela Convenção de Genebra, em 1960, todos os movimentos oculares para a direita são registrados como deflexões para cima, e os movimentos para a esquerda correspondem a deflexões para baixo no traçado. Também por convenção, é a fase rápida do Ny que determina sua direção, portanto, um Ny para a direita é reproduzido, graficamente, por uma ascensão abrupta do traçado seguida de um retorno lento para a linha de base.

O registro dos movimentos oculares como resposta aos estímulos externos vem sendo amplamente utilizado há muitos anos. O procedimento, outrora realizado em aparelhos analógicos, está sendo substituído rapidamente pelas avaliações computadorizadas, que permitem melhor qualidade de avaliação, principalmente na medição dos movimentos oculomotores. A rotina de investigação tanto da EOG, quanto da VOG consiste em gravarmos: calibração, nistagmo espontâneo, nistagmo semiespontâneo, testes oculomotores, nistagmo de posição, nistagmo de torção cervical e prova calórica, com olhos fechados e abertos.

CALIBRAÇÃO

A calibração deve ser sempre realizada no início do exame em razão da diferença de potencial corneorretiniano entre os indivíduos, que varia de 300 a 1.200 μV.[5] A calibração é efetuada por meio de sacadas, cujo propósito é fazer com que cada grau que o olho se movimenta corresponda a 1 mm no registro. Assim sendo, quando o olho se movimenta 5° para ambos os lados, a inscrição no sistema de registro será de 10 mm. Esta forma de medida é válida tanto para eletro-oculografia, quanto para videonistagmografia.

NISTAGMO ESPONTÂNEO (NyE)

É aquele que é observado na ausência de estímulos. Após a calibração, o paciente é instruído a ficar de olhos fechados e depois de olhos abertos. O nistagmo vestibular é o resultado de informações assimétricas que chegam ao córtex cerebral. Portanto, o NyE será considerado patológico em um indivíduo com sintomas, qualquer que seja sua velocidade.[6]

Interpretação

A presença de NyE é considerada indício de comprometimento visual ou vestibular. Quando o NyE é mais intenso com olhos abertos do que com privação visual, pode denotar alteração do SNC ou nistagmo congênito. Caracteristicamente, o Ny de origem vestibular periférica apresenta inibição com fixação visual e não muda de direção. Se encontrado Ny espontâneo, o registro deve ser mantido ao menos por 2 minutos, especialmente se a história sugerir alteração no SNC. A mudança periódica de direção do nistagmo pode sugerir disfunção cerebelar.

NISTAGMO SEMIESPONTÂNEO (NySE)

Esse nistagmo também é chamado de direção ou de fixação, da mirada ou evocado. É aquele que não está presente na posição central do olhar, também chamada de posição primária, mas que aparece quando o olho muda de direção. O indivíduo é solicitado a olhar para pontos fixos à esquerda, direita, para cima e para baixo, promovendo um desvio do olhar de 30° em relação à sua posição neutra. O mecanismo responsável pela fixação visual horizontal está localizado na ponte, e a vertical no mesencéfalo. A função do sistema de fixação é manter a imagem na fóvea. Se a fixação ocular de um paciente for normal, seus olhos se mantêm fixos quando olham para um objeto.[6]

Interpretação

Quando o NySE apresenta sempre a mesma direção em todos os pontos cardinais do olhar e aumenta de intensidade com o olhar desviado na direção da sua componente rápida (Lei de Alexander), sugere provável lesão vestibular periférica. A Lei de Alexander classifica o Ny de direção em 3 graus; são considerados de primeiro grau os nistagmos que batem apenas na direção da componente rápida. Será de segundo grau quando ele aparece na posição primária e na direção da componente rápida. E de terceiro grau quando aparece na posição primária, na direção da componente rápida e na direção oposta. Os de primeiro e segundo graus aparecem em síndromes periféricas. O terceiro grau compreende os nistagmos multidirecionais e pode aparecer em síndromes centrais.[6]

O NySE que muda de direção de acordo com a direção do olhar (multidirecional) e não aumenta na direção da sua fase rápida constitui sinal de provável alteração do SNC ou de hipotonia dos músculos oculomotores.

As seguintes possibilidades podem ocorrer:[6,7]

- *O Ny horizontal que aparece em uma só direção do olhar:* pode ser um Ny espontâneo periférico que não foi surpreendido na posição primária do olhar por ter sido inibido pela fixação visual e o deslocamento para o lado da componente rápida favoreceu seu aparecimento.
- *O Ny aparece em todas as posições do olhar sempre para o mesmo lado e é horizontal:* a causa mais provável para esse Ny é o de uma lesão periférica aguda. A direção do Ny é oposta à orelha lesionada.

- *O Ny muda de direção com a mudança de direção do olhar:* no olhar para a direita é para a direita; quando para a esquerda, é para esquerda; para cima é para cima e para baixo é para baixo. Trata-se de um Ny multidirecional. Não há Ny na posição primária do olhar e a fase rápida tem sempre a direção do olhar e desaparece com os olhos fechados. A provável origem é a lesão cerebelar ou no tronco cerebral.
- *Ny horizontal bilateral de intensidades iguais:* indica doença central, mas quando é o único achado de um exame devemos investigar intoxicação por drogas como barbitúricos, hidantoinatos e álcool. Quando esses nistagmos têm intensidades diferentes, são muito sugestivos de intoxicação por drogas.
- *Nistagmos torcionais:* esses nistagmos não aparecem na gravação dos canais horizontal e vertical. Para surpreendê-los é preciso olhar a tela onde é observado o movimento ocular.
- *Nistagmo alternante periódico (PAN):* geralmente está presente na posição primária e muda de direção a cada 2 a 6 minutos, observa-se uma pausa e o ciclo se repete. Aparece em afecções centrais do cérebro e cerebelo.

MOTRICIDADE OCULAR

O propósito dos movimentos oculares é trazer a imagem do objeto para a fóvea. Compreendem a sacada e a vergência e, para observá-los são utilizados os testes de rastreio, o optocinético, a fixação e o estudo do reflexo vestíbulo-ocular (RVO).

Rastreio ou Perseguição

Corresponde ao movimento de perseguição do alvo para colocar a imagem do objeto na fóvea em velocidade constante. O sistema de perseguição permite rastrear o alvo com o movimento contínuo dos olhos. Graficamente, ele é representado por uma sinusoide.[6] Alguns autores sugerem que esses movimentos ocorrem para manter fixa a imagem dos objetos quando o indivíduo está se movendo. Durante o movimento provocamos o "fluxo óptico" da imagem na retina e esse deslocamento contínuo nos informa a respeito de nossa posição em relação ao ambiente. Esse fluxo da imagem perturba a visão nítida. Assim sendo, um dos propósitos do sistema de perseguição é manter a imagem de interesse na fóvea durante o nosso deslocamento e, simultaneamente, o fluxo óptico na periferia da retina localiza nosso corpo no ambiente.

As estruturas que participam do rastreio são: retina, nervo óptico, feixe óptico, córtex visual primário. As informações passam para o campo visual temporal medial (MT) e, em seguida, vão para o campo visual temporal superior (MST), codificando a direção e a velocidade do movimento. A partir de então, essas mensagens dirigem-se para o córtex parietal posterior (CPP), que mantém conexões com o campo visual frontal (CVF). Com exceção do córtex estriado, dirigem-se para os núcleos da ponte e destes vão para o vestibulocerebelo (flóculo, paraflóculo e vérmis dorsal). O vérmis informa o núcleo fastigial e destes vão para os núcleos vestibulares medial, superior e prepósito do hipoglosso, de onde partem para os núcleos oculomotores.[6]

A pesquisa do rastreio é feita com uma barra luminosa com um alvo que se desloca em vaivém com velocidade constante. Novos equipamentos trazem a opção de acompanhar um ponto em movimento em uma tela projetada a frente do paciente. A trajetória deve ser previsível e não exceder 1,2 Hz. Pode-se testar em várias frequências. A barra fica a um metro do paciente e pede-se a ele para olhá-la. A cabeça deve permanecer fixa. O gráfico da gravação do movimento mostra uma curva sinusoidal.

A análise computadorizada substitui a avaliação da morfologia das curvas proposta por Benites (1960).[6] Os sistemas computadorizados avaliam três parâmetros: *ganho*, *fase* e *simetria* (Fig. 6-2). A normatização é elaborada com relação à idade, pois o rastreio não é bem desenvolvido nas crianças e diminui nos idosos.

- *Ganho:* é a relação entra a velocidade do olho e a do alvo. O ganho ideal é igual a 1, a velocidade dos olhos é igual à velocidade da cabeça. Ele pode estar diminuído com o cansaço, desatenção, drogas e nas lesões vestibulocerebelares. Nos idosos o ganho tende a ser menor, e o traçado irregular, como consequência à superposição de movimentos rápidos de correção para adequar a perseguição, as sacadas compensatórias. Elas são comuns nos idosos e, quando presentes em adultos, sugerem o uso de álcool ou drogas de ação no SNC, como diazepínicos, barbitúricos e anticonvulsivantes. As sacadas compensatórias ainda podem estar relacionadas com alterações; do córtex estriado, tronco e cerebelo. As alterações de ganho e fase quando coexistem sugerem lesões cerebelares ou de tronco cerebral.[8]
- *Simetria:* quando os movimentos para a esquerda e para a direita são harmônicos. Assimetrias sugerem lesão focal hemisférica do lobo parietal, lesões unilaterais do tronco cerebral e vestibulocerebelo.
- *Fase:* os movimentos do olho e do alvo devem ser simultâneos. Em indivíduos normais os dois movimentos estão em fase. Em afecções que comprometem as estruturas do rastreio pode haver retardo ou adiantamento das respostas.

Em sistemas analógicos o rastreio é avaliado segundo a classificação de Benitez em quatro tipos de curvas: I, II, III e IV. A curva Tipo I é lisa, a II apresenta um entalhe que corresponde a uma sacada. A curva III apresenta vários entalhes e a IV não descreve uma sinusoide. As curvas I e II ocorrem em pacientes normais ou periféricos a III em periféricos ou centrais e curva do tipo a IV em centrais.[6]

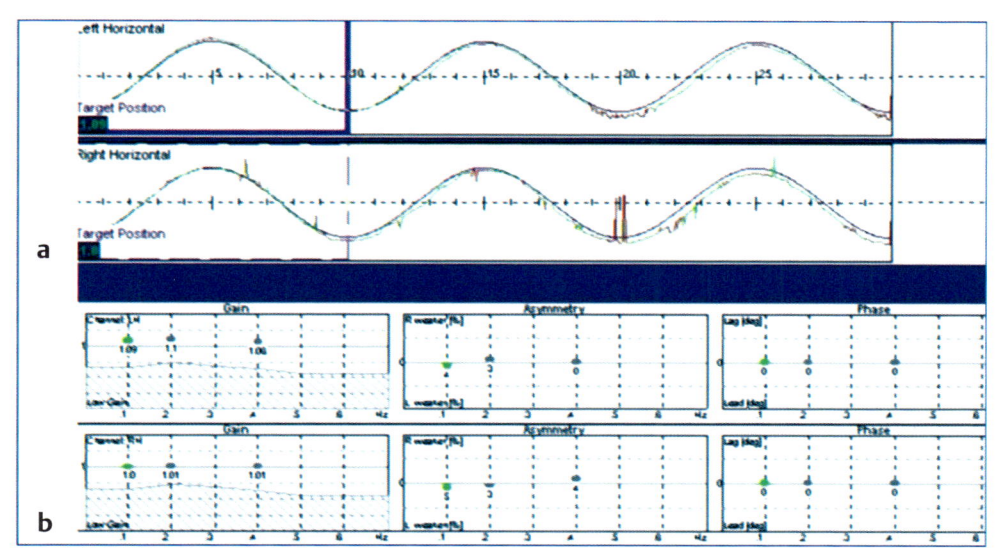

Figura 6-2. (**a**) Registro dos movimentos de rastreio. (**b**) Gráficos com as medidas de um rastreio normal: ganho, simetria e fase.

Alterações Clínicas

Embora frequentes as alterações do rastreio são de localização difícil. As alterações mais comuns são:

a) *Lesão temporoparietal:* altera a percepção do movimento no campo visual oposto a lesão.
b) *Lesão occipital bilateral:* anulam o rastreio.
c) *Lesão no núcleo vestibular e vestibulocerebelares:* modificam ou extinguem o rastreio.

Quando o rastreio está alterado podemos afirmar que existe lesão entre o cérebro e cerebelo, mas sem definir sua exata localização.

Nistagmo Optocinético (OKN)

O OKN é o resultado de uma resposta oculomotora involuntária, provocada por movimentos contínuos no campo visual. Ele é desencadeado quando o sujeito se move em relação ao ambiente ou vice-versa. O propósito é suprir o olho com imagens claras quando há movimento. A percepção do estímulo optocinético ocorre na fóvea e na retina. A estimulação optocinética é tão estimulante que provoca náuseas e vômitos, mesmo que o indivíduo esteja parado.[6] Ele pode ser obtido por meio do acompanhamento de vários pontos luminosos que percorrem uma barra em um mesmo sentido, ou listras desenhadas em um tambor (tambor de Bárány) que gira a uma velocidade constante. É um nistagmo de origem visual, mas de características semelhantes ao nistagmo vestibular.[7] Como o estímulo ocorre na retina periférica, a melhor forma de pesquisa é feita em uma tela que ocupa todo o campo visual do observador. Os estímulos são pesquisados no sentido horário e anti-horário. Quando o estímulo tem o sentido horário, o nistagmo bate para a direita e, quando no anti-horário, para a esquerda. Ele informa sobre movimento a velocidade constante, enquanto o sistema vestibular informa a respeito de estímulos com velocidade variável, isto é, aceleração e desaceleração. Além disso, estando o indivíduo de olhos abertos, o sistema optocinético não só informa a velocidade constante, mas também a variação dela. Outro aspecto é que, cessado o estímulo visual, a resposta ainda persiste. O OKN é chamado de DIRETO quando obtido com os olhos abertos, e de INDIRETO quando eles estão fechados. Cada um deles possuem características próprias e na rotina clínica são estudados os diretos.

Quanto a geração do OKN, a percepção do movimento e o seu desencadeamento sugerem interação entre os sistemas vestibular e optocinético. Estudos têm demonstrado que realmente isso ocorre não só no órgão periférico, mas nos núcleos vestibulares e no vestibulocerebelo por meio da velocidade de integração estocada.[6] Pesquisas em mamíferos com PET e RM funcional mostram outras vias.[7] Uma delas composta por duas alças aferentes, a cortical e a pré-tectal e outra via eferente. A alça cortical relaciona-se com o rastreio e atinge os núcleos da ponte. No sistema optocinético, a importância maior é da alça pré-tectal. Os principais integrantes desta via estão localizados no complexo nuclear pré-tectal, que fica entre o tálamo posterior e o mesencéfalo. Nesse complexo ficam duas estruturas de realce, sendo elas: o núcleo da via óptica localizado no braço do colículo superior e o sistema óptico acessório. Os neurônios da via óptica recebem informações diretas da retina, do campo visual temporal medial, temporal medial superior, e também do córtex estriado, e passam para os núcleos da ponte. Os neurônios do sistema óptico acessório respondem a estímulos de deslocamentos das imagens na retina e informam os núcleos olivar inferior, prepósito do hipoglosso e vestibular medial. Assim sendo, nos núcleos da ponte chegam os estímulos enviados pelos neurônios da via ótica e também dos campos

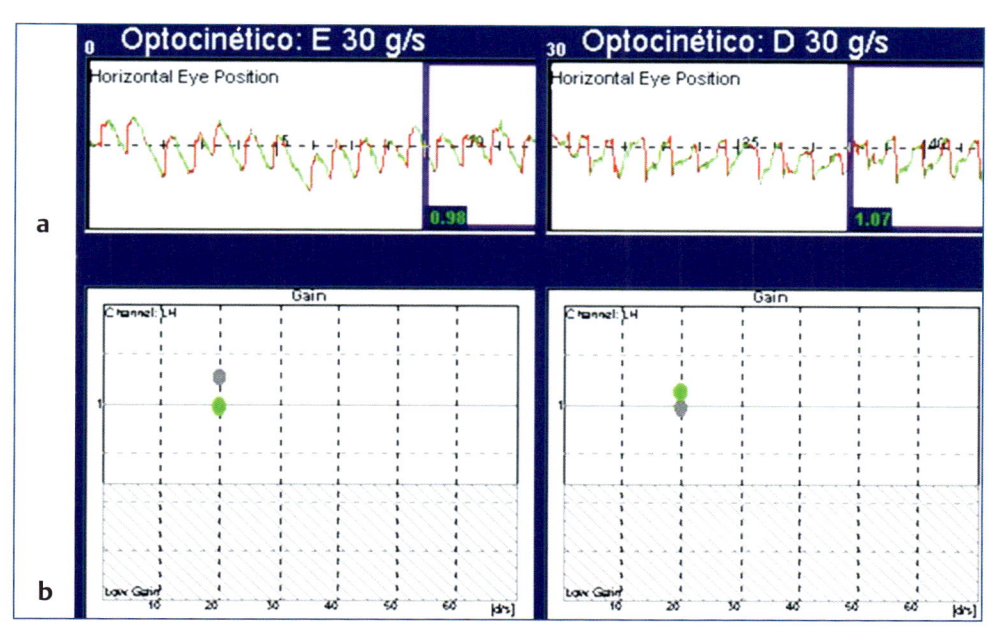

Figura 6-3. (**a**) Registro dos movimentos optocinéticos. (**b**) Gráfico de optocinético normal, em que é registrado o ganho dos movimentos para direita e esquerda.

visuais corticais. A partir da ponte forma-se a via eferente, que parte da oliva inferior e dos núcleos pontinhos e vão para o cerebelo (devérmis dorsal, flóculo e paraflóculo) e seguem para os núcleos: fastigius, vestibular medial e alcançam os núcleos oculomotores.[7]

As informações optocinéticas e vestibulares se dirigem para os núcleos vestibulares. Além dessa, outra integração foi observada em estudos de imagem funcional. Esse estudo constatou que a ativação do sistema vestibular estimula o córtex vestibular parietoinsular e inibe o córtex visual occipital bilateralmente e, quando o córtex visual occipital é ativado, o parietoinsular é inibido.[7]

Nos sistemas computadorizados, a avaliação é feita pelo GANHO. Em sujeitos normais o ganho está entre 0,75 e 1.[9] Nos equipamentos analógicos considera-se como normal a simetria dos nistagmos, isto é, a velocidade, amplitude e a frequência dos movimentos oculares para um lado são semelhantes aos movimentos do outro lado. São consideradas assimétricas quando há variação da velocidade angular da componente lenta de superior a 16% (Fig. 6-3).[9]

As lesões mais frequentes que comprometem o OKN são as corticais occipitais e frontoparietais, nos núcleos da ponte e cerebelo. O Ny congênito inverte a direção do traçado. Os nistagmos espontâneos das lesões periféricas também podem interferir aumentando ou diminuindo o ganho, embora a compensação acabe por iguálá-los. Cabe pontuar que o optocinético, assim como o rastreio, não indica o local da lesão.

Sacadas

As sacadas são movimentos oculares rápidos que buscam pontos sucessivos de fixação. São movimentos rápidos dos olhos que têm por finalidade colocar na fóvea a imagem do objeto de interesse.[10] Um exemplo desse tipo de sacadas é o movimento dos olhos durante a leitura. As pesquisas das sacadas com exames de imagens funcionais permitem estudos de memória e cognição. Esses estudos têm como sustentação o fato de que cada tipo de sacada tem um local específico de origem no SNC. Para que as sacadas sejam deflagradas é preciso que o estímulo visual percorra uma trajetória que vai da fóvea aos núcleos oculomotores.

Vários tipos de sacadas são estudados de acordo com o estímulo e o local em que surgem:[10]

a) *Fase rápida do nistagmo vestibular:* ocorre pela reposição do olho no centro da órbita após o estímulo optocinético, é a fase rápida do reflexo vestíbulo-ocular. A origem delas é na formação reticular paramediana da ponte (FRPP).
b) *Espontâneas:* são obtidas usando-se uma barra luminosa para a pesquisa. Sua origem é na FRPP. Este é o nível mais baixo de geração de sacadas.
c) *Reflexivas ou expressas:* podem surgir por estímulos visuais, auditivos ou táteis. Por meio delas é possível avaliar o colículo superior. O colículo superior se relaciona com os neurônios de pausa que participam da fixação visual. Originam-se na FRPP e cerebelo.
d) *Dirigidas pela memória ou memória guia:* são iniciadas pela posição que o alvo estava anteriormente. Participam de sua gênese; córtex pré-frontal dorsolateral (CPFD), córtex parietal posterior (CPP), e a região rostral do campo visual suplementar (CVS).
e) *Voluntárias:* são aquelas geradas por vontade do sujeito. Relacionam-se com o campo visual frontal (CVF) e cerebelo.
f) *Preditivas ou antecipatórias:* iniciam-se antes de surgir o alvo. São originadas na FRPP e no cerebelo.
g) *Antissacadas:* começam, propositadamente, do lado oposto ao aparecimento do alvo. Participam de sua formação o campo visual frontal (CVF) e o córtex pré-frontal dorsolateral (CPFDL).
h) *Sequenciais:* são memórias de sacadas, originadas em resposta a um alvo sequencial. Tocar um instrumento exige movimentos sequenciais que são monitorados por sacadas. Compõem sua formação: gânglios da base, cerebelo, córtex pré-frontal dorsolateral, e o córtex pré-motor (PMS).

Geração das Sacadas[10]

As sacadas são geradas a partir do sinal recebido pelos neurônios motores dos núcleos do abducente (VI), troclear (IV) e oculomotor (III) a partir dos neurônios de EXPLOSÃO. Esses últimos estão situados na FRPP para os movimentos horizontais e no núcleo rostral intersticial do fascículo longitudinal medial (riFLM) para os verticais. Por meio de sinapses, esses neurônios se conectam com os núcleos oculomotores.

Quatro áreas corticais situadas nos hemisférios cerebrais participam da geração das sacadas: campo visual frontal (CVF), campo visual suplementar (CVS), campo visual posterior (CVP), e córtex pré-frontal dorsolateral. As informações dos campos visuais frontal e parietal vão para o colículo superior, sendo que as informações frontais seguem também para os gânglios da base, núcleos da ponte e cerebelo.[6] O colículo superior concorre para reconhecer o alvo que deve ser mantido ou trazido para a fóvea e há evidências de que ele inibe os neurônios de pausa. Estes, quando desinibidos, modulam as sacadas horizontais e verticais e liberam os neurônios de explosão deflagrando as sacadas. Assim, o colículo superior modula as sacadas horizontais e verticais.[10] O cerebelo também participa da geração das sacadas, principalmente o vérmis dorsal e o núcleo *fastigius*. O vérmis dorsal interfere na trajetória e amplitude das sacadas. O núcleo *fastigius* recebe aferências do vérmis dorsal, do núcleo olivar inferior e do núcleo reticular tegmental da ponte. Essas informações seguem para o pedúnculo cerebelar superior, especialmente e para a FRPP e riFLM, neurônios de pausa e colículo superior.[7]

Os neurônios de *explosão* são de dois tipos: excitatórios e inibitórios. Nas sacadas horizontais os excitatórios dirigem-se para o mesmo lado do motoneurônio do abducente e o inibitório para o núcleo do lado oposto (Lei de Sherington – inibição recíproca).[6] Fazem, ainda, conexão com o núcleo prepósito do hipoglosso e núcleo vestibular medial – onde estão os neurônios de integração, responsáveis pelo pulso sacádico. Para as sacadas verticais e oblíquas, os neurônios de explosão situam-se no núcleo rostral intersticial do FLM e se dirigem por uma única sinapse para o núcleo de Cajal, e núcleos troclear e oculomotor. Evidências clínicas constatam que a rede neural que participa do pulso sacádico é formada pelos núcleos: prepósito do hipoglosso, vestibular medial e intersticial de Cajal e cerebelo.[10]

Os neurônios de explosão para os movimentos horizontais e verticais são mantidos inoperantes pelos neurônios de pausa – localizados na rafe do núcleo interpósito. Quando os neurônios de pausa interrompem suas descargas; os neurônios de explosão geram o pulso sacádico que alcança os neurônios dos núcleos motores e controla a contração da musculatura ocular. Finalizada a sacada, é necessário vencer as forças elásticas de restauração que tracionam o olho para o centro da órbita e, por essa razão, o músculo deve permanecer contraído. Esse comando provém dos motoneurônios que mantêm uma inervação tônica gradual, feita pelo neurônio de integração.

As sacadas horizontais recebem sinais do neurônio de integração localizado no núcleo prepósito do hipoglosso e vestibular medial, nas verticais esses sinais são enviados pelo núcleo de Cajal. As descargas dos neurônios de explosão determinam a direção e velocidade das sacadas. Logo, as lesões na formação reticular da ponte comprometem ou dissipam as sacadas horizontais. Quando o comprometimento é no núcleo de Cajal, o mesmo ocorre com as sacadas verticais.

Quando os neurônios de pausa são afetados há comprometimento na fixação e surgem as oscilações oculares. Se os movimentos oscilatórios são horizontais, recebem o nome de *flutter*. Quando ocorrem em várias direções, dão origem ao *opsoclonus*. As doenças que podem provocar essas lesões são: encefalite viral, paraneoplasias, traumas, meningite, esclerose múltipla etc. As *ondas quadradas* são também provocadas por comprometimento da fixação visual e são comuns no Parkinson.[6]

Características das Sacadas[10]

Por terem propriedades dinâmicas bem definidas, as sacadas podem ser aferidas pelo computador, que avalia três parâmetros: *velocidade*, *latência* e *acurácia*.[10]

- *Velocidade:* existe proporcionalidade entre o tamanho, velocidade e duração das sacadas. Quanto maior a sacada, maiores a velocidade e a duração. As sacadas não são controladas voluntariamente e, uma vez deflagradas, não podem ser interrompidas. Dependem, ainda, da posição do alvo, da luminosidade e da disposição do paciente. A velocidade pode chegar a 700° por segundo. Lesões no tronco, no FLM, cerebelo (vérmis dorsal) e drogas anticonvulsivantes podem alterar sua velocidade.
- *Acurácia:* é a precisão do movimento e seu controle tem origem no vérmis cerebelar e núcleo fastigius. Nas pessoas normais o alvo é atingido corretamente. Quando as sacadas

ficam aquém do alvo são chamadas de hipométricas e, quando vão além dele, hipermétricas. Exemplo é a lesão do núcleo fastigius que gera sacadas hipermétricas.
- **Latência:** é o intervalo de tempo entre o surgimento do alvo e o início da sacada. A latência está alterada em lesões corticais difusas principalmente se há comprometimento do campo visual frontal, vigência de drogas, no Parkinson, na doença de Huntington, Alzheimer.

Interpretação do Gráfico das Sacadas[6]
Os programas nos permitem avaliar três traçados: velocidade, acurácia e latência.
- **Velocidade:** de zero a 700° na ordenada que corresponde à velocidade. E 50° para a direita e 50° para a esquerda na abscissa que corresponde à amplitude.
- **Acurácia:** vai de 0 a 200% e o valor exato é considerado 100%. A faixa de tolerância está entre 77° a 137°. Abaixo de 77° – hipometria e acima de 137° – hipermetria.
- **Latência:** na escala vertical os valores variam entre 0 a 300 ms. O limiar é de 260 ms.

Observação: as áreas hachuradas dos valores correspondem à anormalidade (Fig. 6-4).

Fixação Ocular
É também um movimento oculomotor que manter na fóvea o objeto de interesse. Nas sacadas a fixação visual é dada por populações diferentes de neurônios. Nos movimentos horizontais, os neurônios se localizam na ponte e, nos verticais, no mesencéfalo. Além disso, a fixação visual, depende da integridade das vias oculomotoras. Na fixação horizontal participam os núcleos vestibular medial e prepósito do hipoglosso e nos movimentos verticais intervém os neurônios do núcleo intersticial de Cajal.[11]

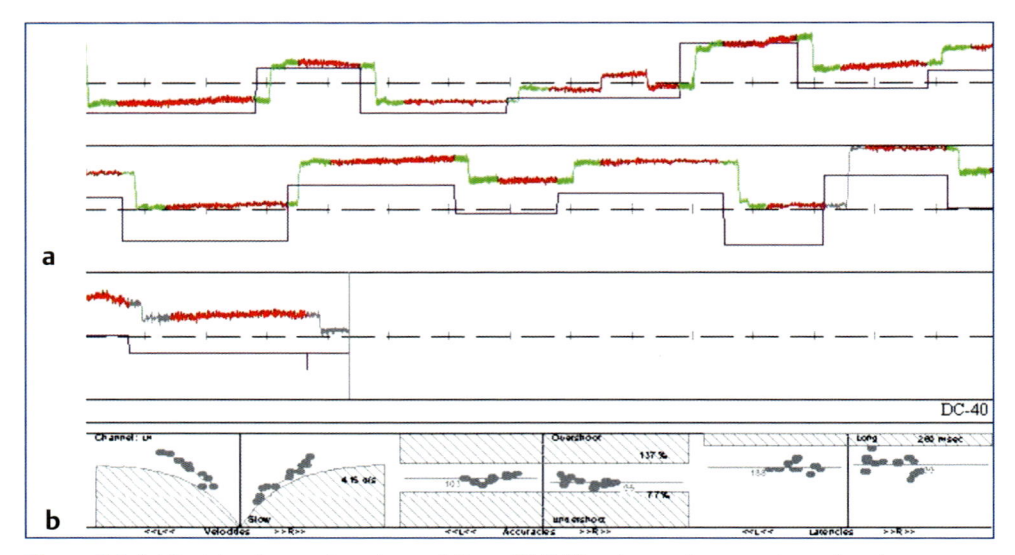

Figura 6-4. (**a**) Registro dos movimentos sacádicos. (**b**) Gráfico de sacadas normais mostrando os parâmetros usados para avaliação das sacadas: velocidade, precisão e latência. As linhas hachuradas representam valores considerados anormais.

Distúrbios da Fixação Visual Horizontal
- *Lesões unilaterais do núcleo do VI par:* provocam paralisia da fixação visual do mesmo lado para todos os tipos de movimentos conjugados; sacadas, rastreio e reflexo vestíbulo-ocular (RVO). Essas lesões são secundárias a infartos, esclerose múltipla, doença de Wernicke. Eventualmente o VII par é acometido pela proximidade do nervo abducente com o joelho do facial.
- *Paralisia bilateral do VI:* acontece quando a lesão ocorre na formação reticular paramediana da ponte (FRPP). As sacadas horizontais ficam afetadas. São vistas nas síndromes de Huntington e Gaucher.
- *Oftalmoplegia internuclear (OIN):* verifica-se quando a lesão está no fascículo longitudinal medial (FLM). Interfere na adução do mesmo lado. Sacadas, rastreio e RVO são comprometidos. Observa-se nistagmo de abdução no olho contralateral, e também o desvio oblíquo (skew-deviation), quando o olho do lado da lesão fica mais alto. A OIN pode ser uni ou bilateral. As isquemias são a principal causa da OIN unilateral, além das afecções desmielinizantes. Arnold-Chiari, lues e traumas são etiologias mais associadas às OIN bilaterais.
- *Síndrome "um e meio" de Fisher:* é uma lesão combinada do abducente ou da FRPP e do FLM adjacente. Essa condição provocará uma paralisia de fixação do mesmo lado mais OIN. Apenas a abdução do olho contralateral está presente. As causas mais frequentes são as hemorragias e os tumores.
- *Síndrome de Wallemberg:* é provocada por infarto dorsolateral do bulbo. O corpo e os olhos são desviados para o lado acometido. As sacadas são hipométricas para o lado da lesão e hipermétricas para o lado são.

Distúrbios da Fixação Visual Vertical[11]
Surgem quando a lesão agride uma das três estruturas do mesencéfalo: comissura posterior, núcleo rostral intersticial do FLM (riFLM) e núcleo de Cajal. A síndrome de Parinaud é um exemplo de lesão na comissura; provoca comprometimento da fixação visual para cima. Quando a lesão é no riFLM a paralisia de fixação é para baixo e quando no núcleo de Cajal, provoca reação de inclinação ocular. Nesta última, o paciente inclina a cabeça para o lado da lesão, em que o olho está mais baixo. Temos aqui um *skew-deviation*. Este desvio pode aparecer do mesmo modo, em lesão periférica do órgão otolítico.
  Lesões no tálamo podem provocar nistagmos verticais e horizontais.

Vergência
Assim como as sacadas, o propósito da vergência é colocar o alvo na fóvea quando um objeto se aproxima ou se distancia dos olhos. Do ponto de vista anatômico, o mecanismo da vergência relaciona-se com as sacadas. As causas mais comuns de comprometimento da vergência é a lesão congênita, como o estrabismo. Não provoca diplopia nas crianças, mas pode provocá-la em adultos. As vergências adquiridas ocorrem com disfunções da fixação visual vertical, como exemplos o Parkinson e a paralisia supranuclear progressiva. Os pacientes queixam-se de diplopia e visão borrada. Uma pista importante é a intensa miose que acompanha a convergência. Examina-se a vergência pedindo-se ao paciente que acompanhe um objeto enquanto se aproxima (converge) do nariz e quando ele se afasta (diverge).

NISTAGMO POSICIONAL (NyP)

A finalidade dos testes posicionais é determinar se diferentes posições da cabeça podem provocar nistagmo.[12] Ele aparece em doenças periféricas ou centrais e dificilmente em normais, que, quando ocorre, apresenta fraca intensidade e os olhos fechados. Os movimentos oculares são registrados nas posições em decúbito laterais direito e esquerdo, cabeça pendente e sentado. Em cada uma dessas posições monitoramos o nistagmo por 20 segundos com os olhos fechados e 20 segundos com os olhos abertos.[6]

Nylen classificou o NyP em três tipos:[6] tipo I – o Ny bate para um lado em uma posição da cabeça e para o lado oposto na outra; tipo II – o Ny tem uma posição fixa, qualquer que seja a posição da cabeça; tipo III – direção irregular, isto é, muda de direção para uma mesma posição da cabeça. Aschan *et al.* (1961)[6] propuseram uma modificação que é a duração do Ny além da direção: Tipo I – o Ny muda de direção com a posição da cabeça e é persistente; Tipo II – o Ny não muda sua direção com a posição da cabeça e é duradouro; Tipo III – o Ny é paroxístico e de ocorrência transitória.

O mecanismo do NyP não está esclarecido, alguns autores admitem que pode haver uma interação entre os órgãos otolíticos e os canais semicirculares. Como os canais não são estimulados pela a gravidade, o NyP pode resultar de uma estimulação do órgão otolítico que apresenta influência na atividade neural dos estímulos que têm origem no canal semicircular horizontal e na velocidade de integração estocada.[13] (Leitura complementar no Capítulo 1 – Anatomofisiologia Vestibular).

As características do NyP nos permitem classificá-lo em:[6]

- *Periféricos:* apresenta latência, direção fixa com a mudança de posição da cabeça, paroxismo, é esgotável e vem acompanhado de vertigem.
- *Centrais:* não há latência. Ao colocarmos o paciente na posição, o Ny aparece, muda de direção quando a cabeça muda de posição, é inesgotável, intensidade regular e sem vertigem.[14,15] Quando surge um NyP que bate sempre para o mesmo lado e sua direção coincide com o espontâneo, será considerado espontâneo desde que não varie 3° para mais ou para menos.

Nistagmo Alternante Periódico Alcoólico (PAN)

É um nistagmo de posição periférica, bifásico, provocado por ingestão de grandes quantidades de álcool. Ele surge aproximadamente meia hora após a ingesta. É observado nos decúbitos laterais, geotrópico e mais bem documentado de olhos fechados (PAN I). Esgota após 3 a 4 horas e reaparece na forma ageotrópica em torno de 5 horas depois (PAN II), durante 24 horas. Para Money *et al.* (1974),[16] o PAN é causado por variação das densidades da cúpula e da endolinfa. Primeiro o álcool se difunde na cúpula, fazendo com que fique menos densa (PAN I). Após esse primeiro estágio, álcool passa para a endolinfa, igualando as densidades e o nistagmo desaparece. Finalmente o álcool deixa a cúpula transitoriamente mais leve que a endolinfa, surgindo então o nistagmo ageotrópico (PAN II).[17]

NISTAGMO DE TORÇÃO CERVICAL (NyTC)

É o nistagmo que aparece com a rotação do pescoço, estando fixa a cabeça. É considerado um nistagmo de origem proprioceptiva. Pode aparecer tanto em indivíduos com afecção cervical tipo osteomuscular, como em indivíduos normais e subclínicos. É pesquisado junto com o nistagmo de posição.[18]

Nota: alguns autores fazem a distinção entre nistagmo posicional e de posicionamento. O nistagmo posicional é aquele desencadeado pela posição que o indivíduo assume. Nistagmo de posicionamento é aquele induzido pelo movimento que o indivíduo faz para chegar à determinada posição. O nistagmo de posicionamento mais conhecido é aquele que aparece à manobra de Dix-Hallpike, com latência, duração de alguns segundos até 1 minuto, com paroxismo e esgotável – desaparece após algumas repetições da manobra.

Nistagmo de Privação Vertebrobasilar (NyPVB)
Para a avaliação desse tipo particular de nistagmo provocado, o paciente é colocado em posição de cabeça pendente, olhos fechados, com a cabeça rodada 45 graus para um dos lados por mais de 3 minutos. São gravados os 30 segundos iniciais e, após 3 minutos, mais 40 segundos.

Interpretação
Consideramos uma prova positiva quando, na ausência de nistagmo espontâneo, o indivíduo apresenta nistagmo depois de 3 minutos, período após o qual qualquer nistagmo de origem periférica já estaria esgotado. Nos casos em que o indivíduo apresenta nistagmo espontâneo, a prova é positiva quando a intensidade varia mais que 3° por segundo. Uma prova positiva indica a existência de sofrimento dos núcleos vestibulares por hipofluxo na artéria vertebral contralateral ao lado da rotação da cabeça.[6]

PROVA CALÓRICA (PC)
A prova calórica possibilita o registro da atividade isolada de cada um dos labirintos. Ela nos permite identificar o lado lesionado e é de valor inestimável nas doenças vestibulares periféricas.[1,2] O labirinto é estimulado pela variação da temperatura do conduto auditivo externo, que é transmitida ao labirinto posterior. A teoria mais aceita para explicar a resposta térmica é a formação de correntes de convecção provocadas pela variação da densidade da endolinfa. Entende-se por convecção o fenômeno físico de transmissão de calor pela variação da densidade do fluido. As correntes de convecção, ascendentes ou descendentes estimulam as cristas dos canais horizontais.[1,2,18]

Princípio
O estímulo calórico pode ser obtido por estimulação a ar ou à água. Para realizar a estimulação calórica, o paciente é posicionado em DDH com a cabeça fletida 30 graus. Nessa posição os canais semicirculares horizontais ficam em posição vertical, com a cúpula para cima. Dessa forma, pela posição anatômica, o aquecimento da endolinfa provoca uma corrente em direção à ampola (ampulípeta) e seu esfriamento uma corrente em direção contrária à ampola (ampulífuga). Nos canais horizontais a corrente ampulípeta provoca nistagmo com componente rápida para o lado do canal estimulado, já a corrente ampulífuga gera o nistagmo, que tem a direção contrária à orelha estimulada. Os estímulos gerados pelo deslocamento da cúpula disparam um potencial de ação que percorre o nervo vestibular, gânglio vestibular, núcleos vestibulares, fascículo longitudinal medial (FLM) e alcançam os núcleos oculomotores. Quando a cabeça está em repouso, os potenciais de repouso são iguais e quando um labirinto é estimulado individualmente a informação que chega ao SNC é assimétrica. A assimetria é interpretada como uma rotação da cabeça e a resposta é o deslocamento lento dos olhos para o lado oposto – o reflexo vestíbulo-ocular (RVO). Em seguida, os olhos voltam rapidamente para o centro da órbita, fazendo uma sacada.

O RVO é de origem vestibular e a sacada forma-se na formação reticular paramediana da ponte (FRPP), e, portanto, uma resposta central.

Método

Durante todo o registro o indivíduo deve estar em estado de alerta. O sujeito é solicitado a elaborar cálculos ou outro tipo de atividade mental, para não inibir o aparecimento dos nistagmos. Para realizar a estimulação calórica podemos utilizar, como vimos anteriormente, a irrigação dos condutos auditivos externos com água ou insuflá-los com ar. O método padronizado internacionalmente é a estimulação com água, segundo o protocolo de Fitzgerald-Hallpike. Nesse protocolo é utilizada a água a 44°C para as provas quentes, e a 30°C para as provas frias, – 7°C acima e abaixo da temperatura corporal, volume de 240 mL, durante 40 segundos.[19] Para as provas com ar os valores são de 24°C para a prova fria e de 50°C para a prova quente, com um volume de 8 litros de ar por minuto e duração de 60 segundos, sendo estes os valores.[2] O intervalo entre as estimulações varia de acordo com cada centro; em nosso serviço aguardamos 5 minutos entre cada estímulo. É importante que as estimulações sejam equidistantes da temperatura corporal de 37°C para serem comparáveis, pois as respostas dependem da temperatura utilizada.

A prova a ar está indicada, especialmente, nas perfurações timpânicas, com o cuidado de não comparar as duas orelhas em virtude das respostas diferentes obtidas pela alteração anatômica e/ou pela inversão da resposta. A resposta pode ser invertida no caso de estimulação quente, quando há perfuração timpânica e, se houver alguma secreção na caixa – ocorre evaporação e o resfriamento local inverte a resposta. Um terceiro tipo de estimulação é a FECHADA. Neste caso, a água circula dentro do tubo de irrigação e um artefato introduzido no conduto auditivo externo faz contato com a membrana timpânica, transferindo o calor para a endolinfa. Nessa prova recomenda-se usar as temperaturas a 46°C e a 28°C, 9 graus para cima e 9 graus para baixo.

Nota: Quando não temos respostas com essas temperaturas, recomenda-se estimular com água gelada. Nessa temperatura aumentamos as respostas em até 20%.[13]

Resultados

Após obtenção dos nistagmos provocados de ambos os labirintos, pode-se medir a VACL das componentes lentas, observar a direção do nistagmo, suas alterações de ritmo, amplitude e frequência. Podemos comparar, ainda, o funcionamento de ambos. A medida da VACL é fornecida pelos sistemas computadorizados, considerados normais entre 7°/s e 52°/s para prova a água e 5°/s e 62°/s para o ar. Quando os valores pós-calóricos obtidos ultrapassam esses valores, a resposta é chamada de hiper-reflexia, e quando ficam abaixo desses limites, denominamos hiporreflexia vestibular. A abertura dos olhos inibe o aparecimento dos nistagmos, diminuindo sua velocidade angular em, ao menos, 50% (Fig. 6-5).

Para avaliar a simetria das respostas dos dois labirintos, são calculados dois valores ponderais: o predomínio labiríntico (PL) e a preponderância direcional (PD). O PL calcula a diferença, em porcentagem, entre as respostas de um labirinto e outro. A preponderância direcional exprime a comparação entre os nistagmos para a direita e esquerda. Para o cálculo desses valores é utilizada a fórmula de Jonkees, que compara a medida das VACL em relação aos lados estimulados (direito e esquerdo) e à direção dos nistagmos desencadeados (para a direita e para a esquerda). Assim, o cálculo de PL e PD obedece às seguintes fórmulas, em que:

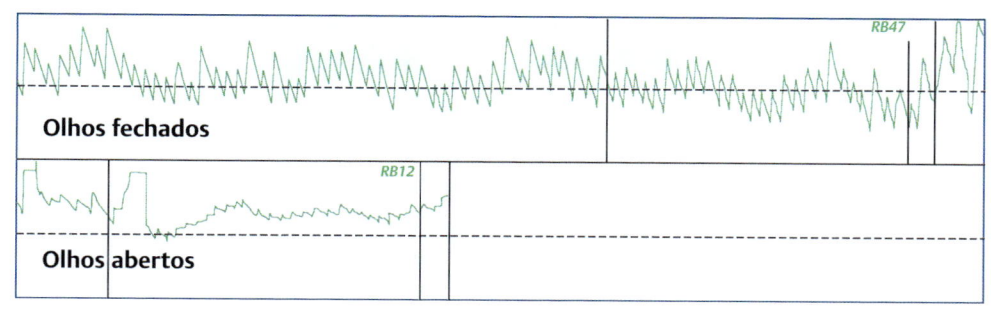

Figura 6-5. Registro dos nistagmos para a direita obtidos por prova calórica com temperatura fria em orelha esquerda. Com a abertura dos olhos verificamos diminuição significativa das velocidades angulares dos batimentos.

- OD44°: estimulação da orelha direita a 44°C.
- OE44°: estimulação da orelha esquerda a 44°C.
- OD30°: estimulação da orelha direita a 30°C.
- OE30°: estimulação da orelha esquerda a 30°C.

$$PL = (OD\ 44°C) + (OD\ 30°C) - (OE\ 44°C + OE\ 30°C)(OD\ 44°C + OD\ 30°C + OE\ 44°C + OE\ 30°C)$$

$$PD = (OD\ 44°C) + (OE\ 30°C) - (OE\ 44°C + OD\ 30°C)(OD\ 44°C + OD\ 30°C + OE\ 44°C + OE\ 30°C)$$

Os valores normais de PL e de PD variam de acordo com o serviço, e também com o tipo de estímulo (água ou ar). Os valores da prova a água estão até 18% para PL e até 20% para PD. Os valores para a prova a ar estão até 19% para PL e até 17% para PD.[2] A presença de PL significa assimetria na informação vestibular de origem periférica ou central e aponta sempre para o labirinto melhor. A PD pode estar relacionada com a presença de nistagmo espontâneo, alteração do tônus vestibular por lesões do órgão periférico, dos núcleos vestibulares e cerebelo. Corvera[6] define PD como o resultado de uma lesão que influi no tônus vestibular de um dos lados. Entende-se por tônus vestibular a soma algébrica dos estímulos facilitadores e inibidores que emergem dos núcleos vestibulares. Os estímulos facilitadores são provenientes do órgão periférico, mais exatamente da mácula utricular e os inibidores têm origem no cerebelo e no cérebro pelo mecanismo da fixação óptica. A diminuição do tônus vestibular de um lado, seja por lesão periférica ou nos núcleos vestibulares, determina o aparecimento de um nistagmo espontâneo para o lado oposto. Se a diminuição do tônus não for suficiente para produzir nistagmo espontâneo, ele permanece latente e aparecerá frente a qualquer estímulo. Logo, se o nistagmo latente for para a direita, ele aparecerá com o estímulo quente na orelha direita e com o frio na esquerda. Quando a lesão compromete os estímulos inibidores, situação rara, ele vai para o mesmo lado.

Além da PL e da PD, medidas quantitativas de avaliação, no ano de 2000 Halmagyi *et al.* descreveram o *ganho assimétrico*.[20] Esse parâmetro é obtido da mesma maneira que calculamos a PD, sem levar em conta os nistagmos espontâneos ou de posição. Ganho assimétrico, segundo os próprios autores, é raro e é encontrado em 1% das pessoas. Segundo

Barin (2016), não há estudos de ganho assimétrico em indivíduos normais e PD e ganho assimétrico têm significados distintos.

Uma característica importante das provas calóricas é a frequência do estímulo extremamente baixa, sendo equivalente a 0,002 a 0,004 Hz. A prova fornece informações apenas do canal horizontal e do nervo vestibular superior, o que significa que provas calóricas anormais (arreflexas) não significam ausência de resposta labiríntica.[2]

Além da análise quantitativa da prova, a análise qualitativa do traçado é de grande importância na avaliação de comprometimento de vias vestibulares centrais. A seguir descrevemos as mais comuns:

- *Disritmia:* o traçado apresenta variações importantes da amplitude e da frequência sem variação da velocidade angular da componente lenta. Como o cerebelo controla a amplitude do nistagmo, essas alterações podem sugerir seu comprometimento.
- *Efeito inibidor da fixação ocular (EIFO):* o nistagmo pós-calórico apresenta sua intensidade máxima com os olhos fechados. Fisiologicamente, a abertura dos olhos diminui progressivamente o nistagmo induzido até o seu desaparecimento, que é provocado pela fixação visual. Em alguns indivíduos, no entanto, os batimentos diminuem pouco, mantêm-se ou se exacerbam. O fenômeno ocorre pela ausência do efeito inibidor da fixação visual e pode estar presente em patologias do sistema nervoso central ou, mais exatamente, em lesões que comprometem as vias visuais de fixação (córtex parietoccipital, ponte e cerebelo). Em alguns casos, o nistagmo pode se inverter ao abrir os olhos. Esta situação é atribuída a lesões no tronco cerebral por comprometimento da formação reticular. A ausência de fixação pode, ainda, ser observada na vigência de drogas como os barbitúricos, lentes de contato e alterações visuais. Quase sempre a ausência de fixação é acompanhada por alteração no nistagmo optocinético e rastreio. A maior influência na integração vestibulovisual é do flóculo cerebelar, responsável frequente da ausência do EIFO pós-calórico.
- *Micrografia ou pequena escritura:* é a ocorrência de grande diminuição na amplitude da componente lenta (menos de 5°) aliada a aumento da frequência dos batimentos (maior que 3 batimentos por segundo) com manutenção da VACL. É um padrão comum dos idosos e pode ser indicativa de sofrimento vascular difuso das vias vestibulares centrais.

No Quadro 6-1 podem ser observadas as principais alterações das provas calóricas. As combinações mais prováveis das provas calóricas são de quatro tipos:[20]

- *Tipo 1:* as quatro respostas apresentam valores próximos. Ocorre em indivíduos normais ou nos que apresentam hiporreflexia ou hiperreflexia bilateral.
- *Tipo 2:* as respostas quente e fria são acentuadamente diferentes. Esse tipo costuma aparecer em pacientes com função do RVO reduzida.
- *Tipo 3:* o total de respostas de uma orelha é aproximadamente igual, mas a "linha base" do traçado é deslocada, com nistagmos mais intensos para a direção do deslocamento. Esse tipo de resposta pode ser encontrado em pacientes que apresentam nistagmos na posição supino sem fixação, de olhos fechados.
- *Tipo 4:* a intensidade dos nistagmos em uma direção é maior do que na outra, sem mudança de linha de base no traçado. É observado em pacientes com ganho assimétrico.

Nota: quando são observadas respostas maiores ou menores, exclusivamente, em uma das temperaturas, é preciso verificar se ela está correta. As estimulações devem ser, necessariamente, equidistantes da temperatura corporal.

Quadro 6-1. Principais Alterações Observadas nas Provas Calóricas e seu Significado[21]

Anormalidade	Definição	Local	Mecanismo
Predomínio labiríntico	> 18% = assimetria	Labirinto e VII par	Diminuição dos estímulos nos núcleos vestibulares
VACL acima de 55°/s	> 20% de assimetria	Periférico ou central	Interação do nistagmo espontâneo com o induzido pela prova calórica
Diminuição bilateral das respostas	VACL menores de 7°/s	Periférico ou vias centrais	Diminuição dos estímulos nos núcleos
Aumento bilateral das respostas	VACL maiores de 55°/s	Cerebelo	Perda da inibição do cerebelo no n. vestibular
Falha da supressão por fixação	Fixação não reduz a VACL 50%	Linha média do cerebelo e oliva inferior	Interrupção dos sinais visuais enviados aos n. vestibulares pelo cerebelo
Ny pervertido	Ny vertical ou oblíquo após estimulação do canal horizontal	Região pontomedular	Fibras comissurais
Ny dissociado	Amplitudes e morfologia diferentes em cada olho	Geralmente FLM	Interrupção das fibras de conexão entre o III e VI pares
Disritmia	Amplitude variável e VACL constante	Cerebelo	Perda do controle cerebelar sobre o centro das sacadas na ponte

CUIDADOS NA REALIZAÇÃO DO EXAME

Fatores como luminosidade da sala, tamanho e cor do alvo, frequência da apresentação do estímulo, nível de atenção e cooperação do paciente, influem nos resultados do exame. Eletrodos mal posicionados podem resultar em inversão do registro dos movimentos oculares e interferências elétricas. Piscadas podem simular nistagmos, motivo pelo qual devemos observar o paciente durante todo o exame. As provas calóricas podem ser afetadas pela presença de cerume, alterações do CAE, que podem diminuir os valores das respostas obtidas.

A calibração é o momento mais importante de todo o exame, pois é a referência que será utilizada para todos os valores, uma calibração inadequada invalida todos os testes. Na pesquisa de nistagmo semiespontâneo, o desvio do olhar em mais de 30° pode provocar fadiga da musculatura extraocular com consequente nistagmo e induzir a erro diagnóstico. Das provas oculomotoras, a mais sujeita a erros é a pesquisa do nistagmo optocinético quando utilizamos a barra luminosa. Por não envolver todo o campo visual, pode resultar em ausência ou diminuição de respostas e períodos de pausa. A movimentação da cabeça em conjunto com os olhos afeta o ganho na prova de rastreio e reduz a velocidade e a precisão das sacadas.

Quando a resposta ao estímulo calórico se encontra diminuída em uma orelha e em apenas uma das temperaturas, recomendamos repetir essa estimulação, pois é provável que se trate de falha na irrigação. A presença de secreções no conduto auditivo externo pode ser a causa de um nistagmo invertido durante a estimulação com ar quente, porque o esfriamento causado pela evaporação do líquido inverte a corrente de convecção e, por consequência, a direção do movimento ocular.

INTERPRETAÇÃO DO EXAME

Os resultados da EOG ou da VNG serão sempre interpretados, considerando-se a história clínica do paciente, o exame físico e os medicamentos em uso por ocasião do exame. Os achados do traçado oculográfico só têm valor quando aplicados às suspeitas diagnósticas e expectativas com base na anamnese. É sempre importante frisar que a EOG e a VNG são exames funcionais que permitem a localização da lesão, porém, não fazem diagnóstico.

Geralmente as alterações da oculomotricidade estão relacionadas com disfunções do SNC, da musculatura ocular ou com o uso de drogas, como benzodiazepínicos ou anticonvulsivantes. Nos casos agudos de vertigem, na presença de nistagmo espontâneo de alta VACL, pode alterar o ganho do nistagmo optocinético e a morfologia do rastreio.

A variação da amplitude e da frequência dos nistagmos é denominada disritmia e pode estar associada à lesão cerebelar. Em idosos podem ser observadas elevação da frequência e diminuição da VACL, traçado chamado de microescritura, que pode estar associado à lesão cerebelar ou de tronco cerebral.

A presença de um nistagmo pós-calórico que apresente direção diferente da esperada é chamada de nistagmo pervertido e sugere alteração no SNC.

Antes de aceitar o resultado de um exame, é importante verificar os traçados, em busca de alterações morfológicas que os sistemas computadorizados não analisam. Outra medida é observar se o computador não considerou artefatos como movimentos oculares no momento da análise pelo programa. Todos os testes com resultados questionáveis devem ser repetidos após reorientar o paciente e termos a certeza de que ele foi capaz de compreender as instruções.

6.2 ▪ PROVAS ROTATÓRIAS

Os testes rotatórios são utilizados em otoneurologia desde o início do século XX e foram também introduzidos por Bárány, assim como a prova calórica.

O aparelho vestibular, por suas características, é considerado como um sensor de (acelerômetro). As rotações da cabeça são percebidas por meio dele e deflagram o RVO. As provas rotatórias se utilizam dessa propriedade para avaliar seu desempenho.

Tais provas são apoiadas no princípio físico da inércia. Quando submetemos um canal semicircular ao estímulo rotatório que lhe seja perpendicular e, bruscamente o interrompemos, a endolinfa se deslocará por inércia no sentido oposto ao estímulo, fletindo a cúpula. Esse estímulo vai aos núcleos vestibulares, provocando nistagmo e vertigem.

Para estimular os canais semicirculares, é preciso submetê-los a velocidades variáveis, aumentando e diminuindo, acelerando e desacelerando. Essas variações provocam deflexões da cúpula que são proporcionais à intensidade do estímulo. A velocidade da componente lenta é proporcional ao desvio da cúpula que, por sua vez, é proporcional ao estímulo.[7]

O objetivo das provas rotatórias é observar a relação quantitativa entre os estímulos de aceleração e desaceleração e a resposta nistágmica. Os estímulos são quantificados pelos equipamentos utilizados e as respostas são avaliadas por meio do reflexo vestíbulo-ocular, pela medida da velocidade da componente lenta (VACL).

O teste faz parte da investigação das disfunções do equilíbrio e é de grande utilidade. Os pacientes toleram melhor os testes rotatórios aos calóricos, embora os testes rotacionais testem várias frequências e a prova calórica apenas uma.[22] Acrescente-se o fato de as provas rotatórias trabalharem com muito maiores frequências em relação à prova calórica.

Quando encontramos pacientes com queixas otoneurológicas e respostas normais na oculografia, ou sem respostas à prova calórica, as provas rotatórias podem auxiliar. As provas rotatórias são muito mais estimulantes do que as calóricas, pois provocam estímulos de 0,01 até 1 Hz em equipamentos de pesquisa, enquanto as calóricas respondem a estímulos equivalentes a 0,002 a 0,004 Hz. Buscar a resposta labiríntica é essencial, pois é com base na função labiríntica que é proposto o tipo de tratamento. Além disso, em alguns casos precisamos saber se um paciente está centralmente compensado e as provas rotatórias podem nos dar essa informação. Essas situações e tantas outras podem ser esclarecidas com as provas rotatórias.

Podemos, no entanto, dizer que existem dois inconvenientes com as provas rotatórias. O primeiro é que os dois labirintos são estimulados simultaneamente e, portanto, elas não nos dão o labirinto afetado. O segundo é o valor dos equipamentos, muito onerosos.

PRINCÍPIOS

O paciente é sentado na cadeira de exame com a cabeça fletida a 30°. Nessa posição o canal semicircular lateral ficará paralelo ao plano de rotação, isto é, perpendicular ao estímulo. Os dois labirintos são simultaneamente provocados. Os movimentos da cadeira são os mesmos que a cúpula recebe. Segundo Steihausen, o sistema cúpula-endolinfa se comporta como um pêndulo de torção.[6] Como já mencionado, a velocidade da componente lenta do nistagmo é proporcional ao desvio da cúpula que, por sua vez, é simétrico à rotação da cabeça. Podemos dizer que existe uma relação biunívoca entre o estímulo e a velocidade da componente lenta do RVO.

Na prática clínica, os protocolos utilizados são: impulsão, velocidade constante e sinusoidal ou pendular.

Impulsão
Foi introduzida por Bárány[7] e a cadeira é manualmente rodada. A cadeira é girada no sentido horário e anti-horário. São realizadas 10 voltas em 20 segundos e a cadeira é parada subitamente. A partir de então, conta-se o número de batimentos nistágmicos ou o tempo que eles levam para desaparecer. Em indivíduos normais o nistagmo se esgota após 22 segundos. As respostas são comparadas e podem ser simétricas, o que significa exame normal ou compensado; ou assimétricas, em sujeitos descompensados.

Teste da Velocidade Constante
O teste estuda o nistagmo per-rotatório com o auxílio da oculografia. O paciente é progressivamente submetido a uma velocidade constante de 90°/s e mantido nela por 3 minutos, em seguida é desacelerado vagarosamente até parar. É feita a média das acelerações e desacelerações, tomando-se como referência o surgimento do nistagmo. Em indivíduos normais, o valor é de $1°/s^2$ e nas afecções vestibulares está entre $6°/s^2$ a $7°/s^2$. Atualmente esse teste foi substituído por outros protocolos que trazem mais informações.

Aceleração Sinusoidal
O estímulo sinusoidal é o mais utilizado atualmente. Os estímulos sinusoidais levam em conta duas variáveis: a amplitude e o período de oscilação. Nessas provas, enquanto um canal é excitado o outro é inibido. No caso de lesão unilateral, ambas as respostas estarão diminuídas, indicando uma redução no ganho do RVO. As provas sinusoidais mais empregadas são: prova rotatória pendular decrescente (PRPD), aceleração harmônica sinusoidal (SAH), trapezoidal (STEP) e a vestibulovisual.

Prova Rotatória Pendular Decrescente (PRPD)
Introduzida na França na segunda metade do século passado, a PRPD popularizou-se no Brasil e é usada até hoje. O teste apoia-se no estímulo pendular amortecido com frequência única. O aparelho é composto por uma mola ou barra de torção. A intensidade do estímulo depende das características da mola e do peso do paciente.[7] Existem dois tipos de cadeiras: uma em que ela é liberada de um ângulo de 180°, e na outra em que o ângulo é de 90°.

Segundo Steinhausen, a cúpula se comporta, diante dos deslocamentos da endolinfa, como um pêndulo de torção. Apoia-se nessa teoria a prova rotatória proposta por vários autores.[6] Para eles o sistema cúpula-endolinfa se comporta como um sistema de oscilações amortecidas. Consideram que os movimentos pendulares aplicados à cadeira são os mesmos que ela impõe ao sistema cúpula-endolinfa. São dois movimentos harmônicos simples (MHS) que podem ser relacionados com suas equações. Após as operações matemáticas efetuadas, chega-se à seguinte equação final:

$$\omega^2 = A/T^2$$

onde:
ω^2 = aceleração angular;
A = amplitude do movimento;
T^2 = período.

Temos, então, que a aceleração máxima variará proporcionalmente com o quadrado do período. Fazendo-se o período constante, temos:

$$\omega^2 = A$$
aceleração ao quadrado é igual à amplitude

Quando a cadeira parte de 180° de amplitude, temos 18°/s² de aceleração, e quando parte de 90°, temos 9°/s². As acelerações vão-se tornando cada vez menores, até que a cadeira para após cerca de 10 oscilações de período constante. Sendo assim, a frequência permanece inalterada.[6]

Técnica de Pesquisa

A) Paciente sentado. São colocados os eletrodos e é feita a calibração. A cabeça é fletida em 30°.
B) A cadeira é acionada e parte de 90° de amplitude, equivalente a 9°/s² de aceleração.
C) O sentido inicial da rotação é anti-horário de 180°, a partir de onde inverte o movimento fazendo a excursão no sentido horário. À medida que a cadeira pendula, a amplitude de cada ciclo decresce e, após cerca de 10 pendulações, ela para. Quando o sentido é anti-horário, os nistagmos são para a esquerda e, no sentido horário, vão para a direita.[6]

Resultados

O teste fornece a frequência dos nistagmos e a velocidade da componente lenta (VACL). Não é possível calcular o ganho, pois a velocidade da cadeira não é conhecida. Não existe normatização para o teste, e a análise é feita pelas características do traçado. Os parâmetros avaliados são: frequência, preponderância direcional e simetria. Em indivíduos normais ou pacientes compensados, a prova é simétrica.

Utilidades da Prova[6]

A prova fornece resultados da estimulação dos labirintos com estímulos maiores que os provocados pela prova calórica. Mesmo em caso de respostas ausentes na PC, pode haver respostas em altas frequências e estar presentes na prova rotatória. Sendo assim, sua utilidade reside nos seguintes pontos:

A) Controle da compensação vestibular central em casos de perdas labirínticas unilaterais.
B) Prognóstico e tratamento.
C) Exames periciais.

Aceleração Sinusoidal Harmônica (SAH)

A aceleração sinusoidal harmônica (SAH) é caracterizada por usar mais de uma frequência em sua realização. O intervalo vai de 0,01 a 1 Hz. Na prática clínica são utilizados três parâmetros: ganho, fase e simetria. A finalidade do teste é avaliar a integridade do sistema vestibular.

O exame é feito na obscuridade, com a cabeça inclinada a 30° para que o eixo de rotação fique perpendicular ao plano dos canais laterais. A cadeira é acionada eletronicamente e acoplada ao computador que contém o programa de cálculo. Os registros são captados por eletro ou vídeo-oculografia e digitalizados. Inicia-se o exame com frequências baixas (0,01 Hz) que vão sendo elevadas e podem ir 1,28 Hz. As frequências mais utilizadas em testes clínicos são 0,02; 0,16 e 0,64 Hz.

Análise[6]

- *Ganho:* é a relação entre a velocidade do olho e a velocidade da cadeira. A velocidade do olho é dada pela velocidade da componente lenta (VACL). Padrões observados em diagnósticos otoneurológicos:
    A) *Perdas vestibulares parciais:* o ganho pode estar reduzido para frequências menores e normal para maiores.
    B) *Perdas unilaterais:* habitualmente não é reduzido.
    C) *Perdas bilaterais:* reduzido em todas as frequências.
    D) *Lesão cerebelar:* ganho elevado.
- *Fase:* é a sincronia entre a rotação da cadeira (estímulo) e presença dos nistagmos para o lado esperado (resposta). A fase é calculada pelo programa do computador. O normal é haver uma pequena defasagem entre a velocidade do olho e a da cadeira. Está aumentada nas lesões periféricas.
- *Simetria:* é a resposta igualitária das pendulações para a direita e esquerda. Quando o número de batimentos nistágmicos é maior para um lado existe preponderância direcional. Ela mostra um desequilíbrio no RVO, mas não dá a localização. As respostas simétricas não significam ausência de lesão, pois podem indicar compensação central.
- *Resultados:* são colocados em gráficos do programa e, nas áreas hachuradas aparecem os valores anormais (Fig. 6-6).

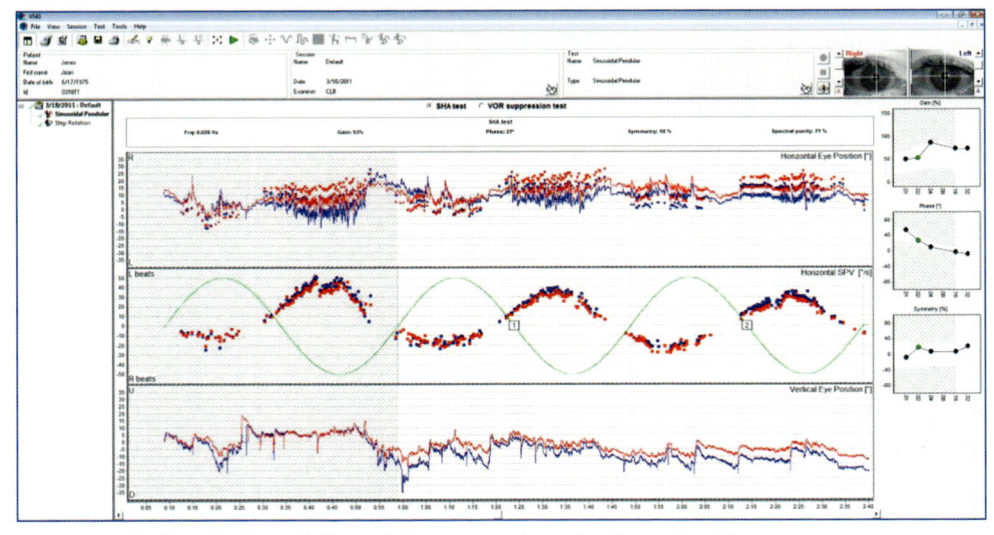

Figura 6-6. Aceleração sinusoidal harmônica mostrando ganho, fase e simetria.

Prova Trapezoidal ou a Velocidade Constante (STEP)

O paciente sentado é rodado até atingir uma velocidade constante entre 60 e 120 graus/s. A seguir é realizada uma parada brusca. O nistagmo pós-rotatório é então avaliado, motivo pelo qual é considerada como a versão moderna da prova de Bárány. A rotação é feita no sentido horário e anti-horário.

- *Objetivo:* avaliar o tempo de decaimento do nistagmo pós-rotatório.

O decaimento do nistagmo significa o tempo em que a cúpula leva para voltar à sua posição de equilíbrio após a parada da cadeira – quando os nistagmos se esgotam. Esse varia entre 8 e 10 segundos em indivíduos normais.

Interação Vestibulovisual

É um teste de grande importância por poder fornecer a localização da lesão, pois a interação vestibulovisual necessita da participação do cérebro e do cerebelo. São utilizados o estímulo optocinético e a cadeira rotatória (Fig. 6-7). Assim, são utilizados dois estímulos: o labiríntico, provocado pelo estímulo rotatório da cadeira, e o visual, provocado pelo estímulo optocinético.

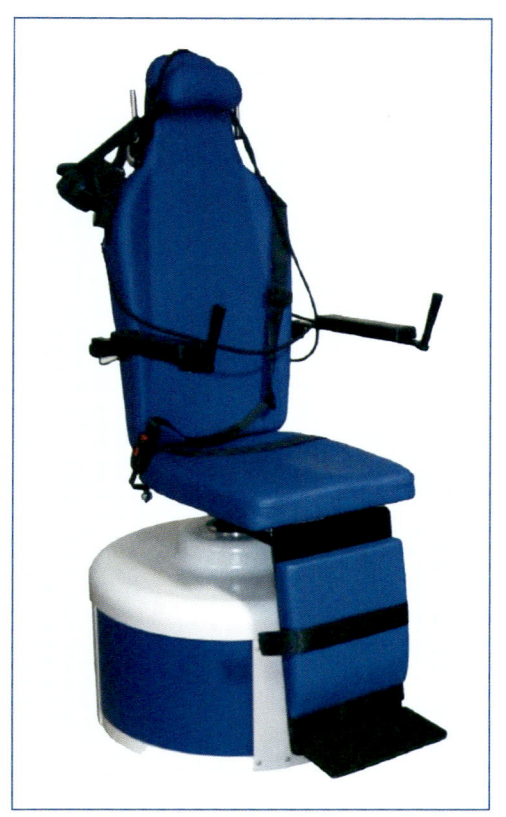

Figura 6-7. Cadeira rotatória computadorizada.

Os testes que participam do protocolo são:

A) O alvo que provoca o estímulo visual roda junto com a cadeira.
B) A cadeira roda em um campo visual de listas claras e escuras que preenche o entorno da cadeira.

No primeiro caso, com o alvo solidário rodando junto com a cadeira, a resposta vestibular diminui. No segundo, com o estímulo optocinético, a resposta aumenta.

Técnica

A cadeira é girada em uma só frequência em três situações: no escuro, com alvo fixo e com as listas.

- *Resultados:* as respostas são analisadas em relação ao ganho e à fase e de acordo com elas, temos a localização periférica ou central.

Lesões Periféricas

A) *Escuro:* respostas assimétricas.
B) *Alvo fixo:* suprime a resposta rotatória.
C) *Listas:* o optocinético se soma ao RVO e à resposta ocular aumenta.

Lesões Centrais

A) *Escuro:* respostas reduzidas bilateralmente.
B) *Alvo fixo:* se houver escape de movimentos oculares, significa que não há interação vestibulovisual. Provável comprometimento cerebelar.
C) *Listas:* não ocorre a somatória entre optocinético e o RVO. A resposta está diminuída.

REFERÊNCIAS BIBLIOGRÁFICAS

1. Bhansali SA, Honrubia V. Current status of electronystagmography testing. *Otolaryngol Head Neck Surg* 1999;120:419-26.
2. Albertino S, Bittar RSM, Bottino MA *et al.* Valores de referência da prova calórica à ar. *Braz J Otorhinolaringol* 2012;78(3):2.
3. Serra A, Leigh RJ. Diagnostic value of nystagmus: spontaneous and induced ocular oscillations. *J Neurol Neurosurg Psychiatry* 2002;73:615-8.
4. Walker MF, Zee DS. Eye-movement recording in the evaluation of ophtalmologic and neurologic disorders. *Curr Opin in Ophtalmology* 1999;10:401-4.
5. Barber HO. Electronistagmografia. In: Paparella MM, Shumrick DA. *Otorrinolaringologia.* Buenos Aires: Médica Panamericana; 1988. p. 1157-70.
6. Bottino MA. Otoneurologia. In: Bento RF, Queiroz GMS, Pinna MH. (Eds.) *Tratado de otologia.* 2. ed. São Paulo: Ateneu; 2013. p. 333-405. vol. 1.
7. Leigh RJ, Zee DS. *The neurology of eye movement.* 3rd ed. New York: Oxford University; 1999.
8. Demer JL. How does the visual system interact with the vestibulo-ocular reflex. In: Baloh RW, Halmagy GM. *Disorders of the vestibular system.* New York: Oxford University; 1996. p. 73-84.
9. Wuyts FL, Furman JM, Van de Heyning P. Instrumentation and principles of vestibular testing. In: Luxon L. *Audiological medicine.* London: Martin Dunitz; 2003. p. 717-34.
10. Leigh RJ, Kennard C. Using saccades a research tool in the clinical neurosciences. *Brain* 2004;127:460-77.
11. Kennard C. Normal and abnormal eye movements. In: Luxon L. *Audiological medicine.* Martin Dunitz; 2003. p. 781-95.
12. Furmann JM, Cass SP. Laboratory evaluation. I Electronystagmography and rotational test. In: Baloh RW, Halmagyi M. *Disorders of the vestibular system.* New York: Oxford University; 1996.

13. Shepard NT, Telian AS. *Balance disorder patient.* San Diego, London: Singular Publishing Group; 1996. p. 55-6.
14. Marie R, Duvoisin B. Localization of static positional nystagmus with the ocular fixation a test. *Laryngoscope* 1999;109:606-12.
15. Rosenhall HS, Rubin W. Degenarative changes in the human vestibular sensory epithelia. *Acta Otolaryngologica* 1988;79:67-81.
16. Money KE, Myles WS, Hoffert BM. The mechanism of positional alcohol nystagmus. *Can J Otolaringol* 1974;3:302.
17. Barber HO, Stockwell. *Manual of electronystagmography.* St. Louis: The C.V. Mosby Company; 1976. p. 133-4.
18. Bottino MA. *Técnicas de pesquisa do nistagmo de torção cervical. Estudo comparativo entre indivíduos normais portadores da síndrome cervical.* Tese defendida em 12 Mar. de 1986.
19. Gonçalves DU, Felipe L, Lima TMA. Interpretação e utilidade da prova calórica. *Rev Bras Otorrinolaringol* 2008;74(3):440-6.
20. Baloh RW, Honrubia V. *Bedside examination of the vestibular system in clinical neurophysiology of the vestibular system.* 2nd ed. New York: Oxford Press; 2001. p. 132-51.
21. Barin K. Interpretation and usefulness of caloric test. In: Jacobson PG, Shepard TN. *Balance assessment and management.* 2nd ed. San Diego: Plural Publishing; 2016. p. 319-46.
22. Baloh RW, Honrubia V. The peripheral vestibular system. In: Balow RV, Honrubia V. *Clinical neurophysiology of vestibular system.* 3rd ed. New York: Oxford University Press. p. 138.
23. Goulson MA, Jamesn GP, McPherson, JH, Shepard NT. Background and introduction to whole-body rotational testing. In: Jacobson PG, Shepard NT. *Balance assessment and management.* 2nd ed. San Diego: Plural Publishing; 2016. p. 348-64.

6.3 ▪ VIDEOTESTE DO IMPULSO CEFÁLICO

Desde sua descrição por Halmagyi e Curthoys, no ano de 1988, o *head impulse test* – teste de impulso cefálico (HIT) – tornou-se um método de avaliação diagnóstica extremamente útil na detecção de comprometimento do reflexo vestíbulo-ocular (RVO).[1]

O teste consiste em rotações passivas e imprevisíveis da cabeça realizadas por um examinador enquanto o paciente mantém os olhos em um alvo fixo à sua frente. Os movimentos passivos devem ter alta velocidade e pequena amplitude, aproximadamente 20 graus. Sua velocidade deve atingir 180 graus/segundo e aceleração entre 3.000 a 4.000°/s.[2] Os indivíduos normais mantêm o olhar fixo no alvo, mas na presença de um RVO deficiente, os canais semicirculares danificados não são capazes de responder adequadamente ao estímulo. Nesse caso o paciente não consegue manter a imagem na fóvea e precisa realizar uma sacada corretiva (Fig. 6-8).[1,2] Quando o ganho do RVO é baixo, o olho do paciente acompanha o movimento cefálico e o examinador observa um movimento sacádico corretivo em direção ao alvo. Os impulsos cefálicos, realizados no eixo *yaw*, informam a respeito dos canais semicirculares laterais. Entretanto, quando realizados no plano diagonal (entre os eixos *roll* e *pitch*), serão testados os canais superiores e inferiores.[3] (Leitura complementar no Capítulo 4 – *Head impulse test*).

As sacadas são movimentos oculares que resultam do recrutamento de mecanismos extravestibulares solicitados ao SNC para auxiliar a estabilidade do olhar. Elas ocorrem com latências reduzidas, entre 50 e 150 milissegundos ao final do movimento cefálico. Sua função é estabilizar o posicionamento inadequado do globo ocular gerado pelo RVO deficiente.[4] As sacadas compensatórias são facilmente identificadas por um observador treinado e constituem um sinal clínico de hipofunção do canal semicircular estimulado.

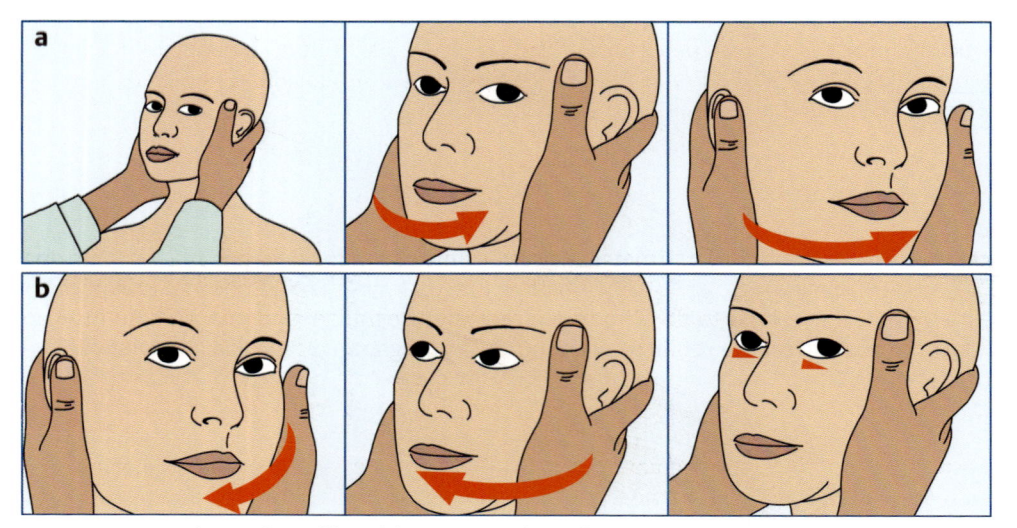

Figura 6-8. Teste do impulso cefálico. (**a**) Teste normal – o olho se mantém no alvo. (**b**) Baixo ganho do RVO do canal semicircular lateral direito – a realização do movimento cefálico origina uma sacada compensatória, para que o olho desviado volte a fixar o alvo.

No entanto, se a sacada compensatória for iniciada durante o movimento cefálico, é invisível ao olho desarmado do examinador e é denominada "sacada coberta" – responsável por um dos principais problemas com o teste clínico, o falso-negativo.[5-7]

QUANTIFICAÇÃO DO HIT

A quantificação do HIT avalia a fase lenta das respostas oculares durante a rotação da cabeça para determinar o ganho do RVO. Durante o teste clínico, as sacadas são visíveis apenas se ocorrem após o movimento cefálico, mas não podem ser identificadas durante o movimento da cabeça. Assim, o teste clínico depende mais do momento de ocorrência e amplitude da sacada do que propriamente do ganho do RVO.

O HIT é considerado o melhor teste clínico para diagnosticar o comprometimento do RVO. Aliado à observação do nistagmo espontâneo, nistagmos de fixação e o *skew deviation* constituem o HINTS, conjunto dessas três provas utilizadas no diagnóstico diferencial das vertigens agudas. O HINTS tem a finalidade de diferenciar as vertigens periféricas das centrais e é considerado mais confiável que uma ressonância magnética nas primeiras 48 horas após um acidente vascular encefálico agudo.[8] No entanto, a avaliação pelo olho desarmado gera algumas dúvidas, como a percepção das sacadas cobertas e os resultados obtidos dos canais verticais. A necessidade de melhorar o diagnóstico culminou no desenvolvimento do vídeo HIT (vHIT), que é capaz de identificar com precisão não apenas a orelha, mas o canal comprometido. O equipamento informa, ainda, a quantificação do ganho do RVO, guarda os arquivos em filme e permite o acompanhamento da vestibulopatia ao longo de seu tratamento.[5]

MECANISMOS QUE CONTRIBUEM PARA O HIT

Tanto as informações vestibulares como visuais contribuem para o HIT. As velocidades abaixo de 100°/s no eixo *yaw* não testam, exclusivamente, o RVO e abaixo de 50°/s estimulam apenas o sistema oculomotor. Entre 50°/s e 100°/s ambos os sistemas, vestibular e oculomotor, contribuem para a correção do globo ocular. Assim, os impulsos devem estar entre 100°/s e 250-300°/s, porque os movimentos com velocidade acima do intervalo proposto podem não ser seguras para o paciente.

Para os canais verticais, as velocidades de estimulação estão entre 50°/s e 200°/s (Fig. 6-9).

Para o mesmo plano de estimulação, os movimentos rotacionais que desencadeiam o RVO atuam nos canais semicirculares dos dois labirintos ao mesmo tempo. A frequência de estímulo das cristas ampolares contidas nos canais está entre 1 e 10 Hz. A rotação cefálica desencadeia uma assimetria de tônus entre os lados que, por sua vez, informa ao cérebro que deve iniciar a correção do globo ocular para que o alvo fique fixo na retina. Assim, o movimento do olho terá a mesma velocidade e angulação com direção contrária ao movimento cefálico, e o ganho será 1. O ganho 1 significa que o movimento da cabeça é igual ao movimento do olho. De acordo com a segunda e terceira leis de Ewald, a resposta excitatória será sempre maior que a inibitória e o canal excitado será o responsável pela resposta do globo ocular. Portanto, se a função estiver normal, a resposta observada do globo ocular será sempre a do lado excitado: nos canais laterais, o lado do movimento cefálico e nos verticais o lado contrário do movimento imprimido à cabeça. Ambos os canais contribuem para gerar o movimento ocular resultante, sendo a contribuição do lado excitado sempre maior. (Leitura complementar no Capítulo 1 – *Reflexo Vestíbulo-Ocular (RVO).*) As descargas neurais dos lados direito e esquerdo são

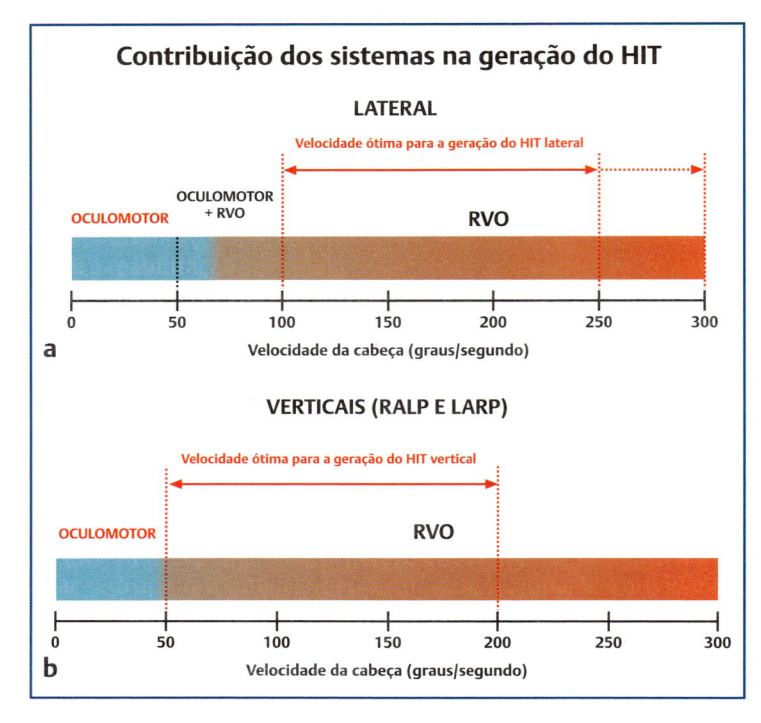

Figura 6-9. Sistema que contribui para a resposta ao *head impulse* e sua velocidade de atuação. (**a**) Observamos as velocidades dos sistemas oculomotor e reflexo vestíbulo-ocular. Até 100°/s, há atuação do sistema oculomotor. A partir de 50°/s, passa a atuar o RVO. Entre essas velocidades de estímulo há atuação dos dois sistemas. (**b**) Observamos as velocidades de atuação nos canais verticais. O RVO passa a atuar quase que exclusivamente um pouco acima dos 50°/s.

recebidas pelo núcleo vestibular, que estima a velocidade da cabeça e promove o movimento corretivo do globo ocular (Fig. 6-10).

No caso de lesão do canal estimulado, as descargas neurais estão reduzidas e o núcleo vestibular produz uma resposta desproporcional à demanda do movimento cefálico realizado. O resultado é uma correção ocular que não corresponde à velocidade da cabeça e o alvo escapa da fóvea. A diferença entre os movimentos da cabeça e do olho induz à sacada corretiva, que apresenta latência de aproximadamente 100 ms. A sacada corresponde a um comando cortical e envolve um arco neural mais longo que o RVO, de latência mais curta (10 ms).

TÉCNICA DO VHIT

O equipamento consta de uma câmera de infravermelho e alta resolução fixada em um óculos, que permite a gravação dos movimentos cefálicos e oculares do paciente durante o teste de impulso cefálico (HIT). As informações obtidas são enviadas ao computador, e o programa analisa o deslocamento angular da cabeça e do olho do indivíduo, medindo o ganho do RVO.[6]

O paciente é colocado sentado em frente a um alvo fixo na parede, distante cerca de 1 metro de seu rosto, e o examinador se posiciona atrás do indivíduo. Os óculos são colocados e o equipamento é calibrado de acordo com as instruções do fabricante.[4] Uma vez calibrado, o equipamento está pronto para uso e é iniciado o teste de impulso cefálico. O examinador coloca as mãos na cabeça do paciente, posicionadas acima dos óculos, para

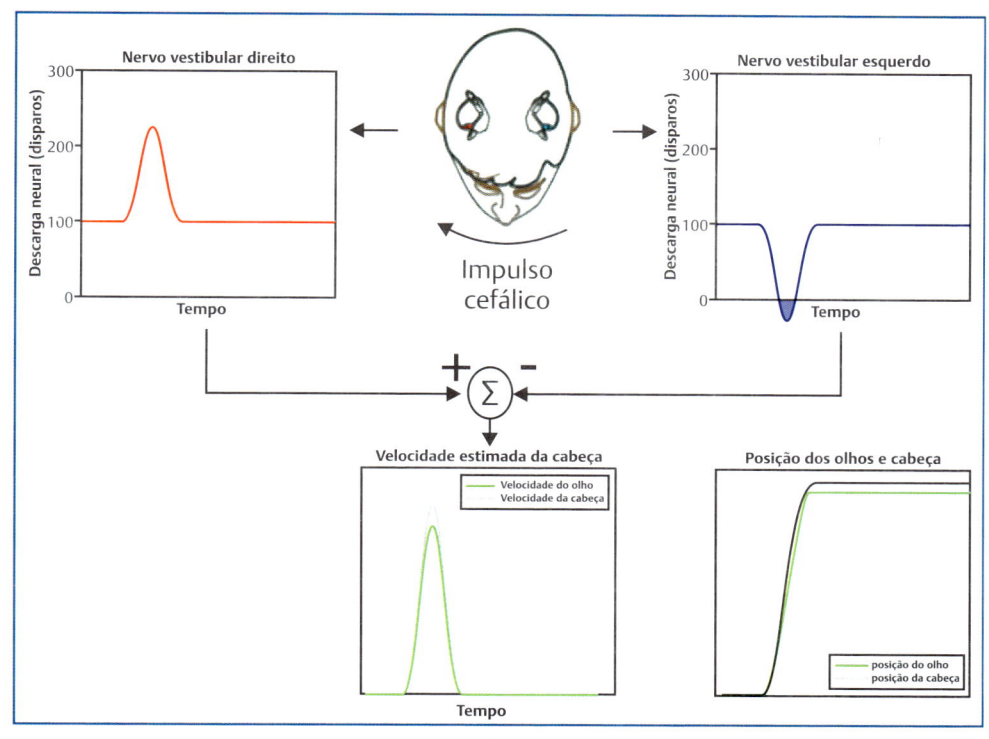

Figura 6-10. A imagem representa o movimento cefálico para o lado direito. Enquanto o nervo vestibular direito (vermelho) é excitado, o nervo vestibular esquerdo (azul) é inibido. O somatório das descargas neurais dos canais direito (excitatório) e esquerdo (inibitório) é recebido pelo núcleo vestibular, que faz uma estimativa da velocidade cefálica que gerou a informação. Ambos os lados contribuem na geração do movimento ocular. Após calcular a velocidade da cabeça, o núcleo vestibular deflagra o movimento do olho na mesma velocidade, mesmo ângulo e direção contrária ao movimento cefálico (ganho = 1). No gráfico inferior observa-se a resposta do núcleo vestibular em relação à velocidade e posição da cabeça (cinza) e do olho (verde).

não deslocar de seu ponto de calibração (Fig. 6-11). Os impulsos manuais e imprevisíveis são realizados no polo cefálico e devem atingir um ângulo entre 15° e 20°, velocidade média de 150°/s e aceleração média de 3.000°/s² no eixo *yaw* para a testagem dos dois canais laterais. O ganho esperado do RVO está entre 0,8 a 1, e o reflexo será considerado comprometido para ganhos inferiores a 0,68.[6] Para que seja atingido um valor de ganho do RVO confiável, são recomendados aproximadamente 20 impulsos para cada um dos canais testados.[9]

O registro dos impulsos cefálicos pode ser obtido, também, para os canais verticais por meio do registro dos movimentos oculares no eixo *pitch*. Os canais verticais estão posicionados a cerca de 45° do eixo sagital do crânio, e cada um deles é antagônico ao canal paralelo do outro lado.[10] O plano de testagem que engloba os canais anterior/superior direito e posterior esquerdo recebe a sigla inglesa RALP (*right anterior* e *left posterior*). O plano

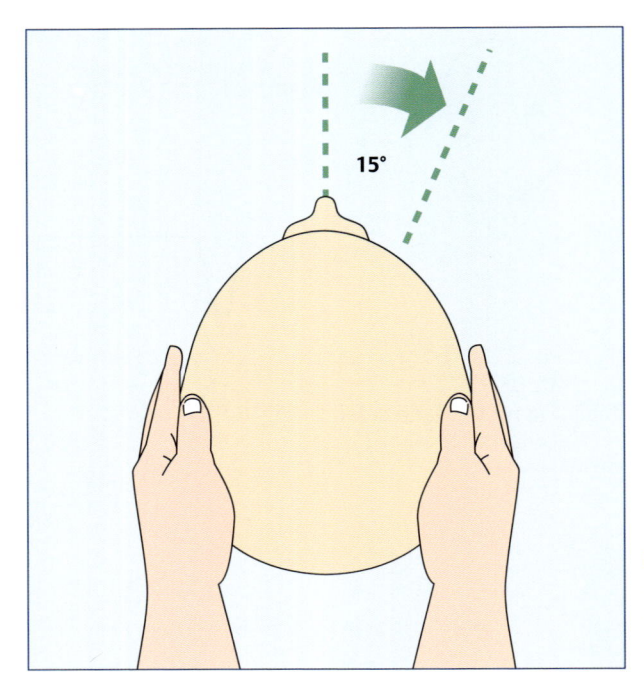

Figura 6-11. O examinador coloca suas mãos na cabeça do paciente, acima dos óculos, e imprime os movimentos cefálicos com angulação entre 15° e 20°.

que testa os canais anterior/superior esquerdo e posterior direito é o plano LARP *(left anterior* e *right posterior)* (Fig. 6-12). Para testar o eixo, o examinador coloca uma das mãos no topo da cabeça, e a outra abaixo do queixo e imprime movimentos verticais para cima e para baixo, nos dois planos do eixo *pitch*. A cabeça será deslocada em pequenos ângulos, de cerca de 10 a 20° e, se houver ganho inadequado do RVO, surgirão sacadas corretivas ao final do movimento. A realização dos impulsos verticais apresenta maior dificuldade

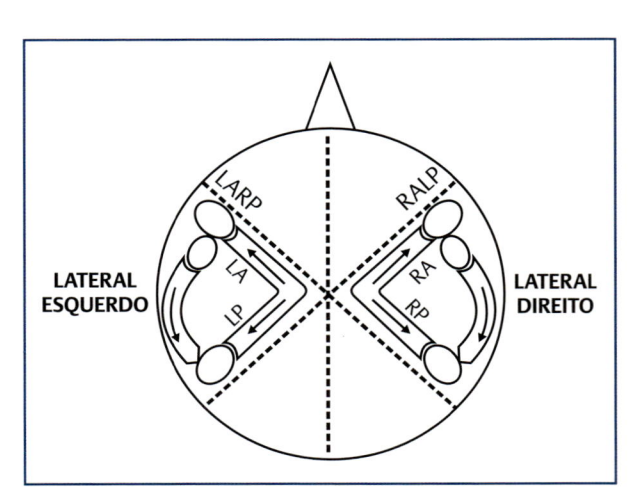

Figura 6-12. Planos de deslocamento do polo cefálico na realização do videoteste de impulso cefálico. A sigla RALP compreende o plano dos canais anterior direito e posterior esquerdo. O plano lateral inclui ambos os canais laterais, direito e esquerdo. A sigla LARP identifica o plano dos canais anterior esquerdo e posterior direito.

ao examinador em decorrência da limitação de movimentos do pescoço e presença das fendas palpebrais, que reduzem o espaço disponível para a excursão do olho.[9] A posição da cabeça em relação ao alvo para o teste dos canais verticais é determinada pelo fabricante do equipamento.

IDENTIFICAÇÃO DAS SACADAS COMPENSATÓRIAS

O traçado normal observado na tela do computador mostra o movimento cefálico registrado em cores diferentes se realizados para a esquerda (azul) ou para a direita (vermelho). O movimento ocular resultante é observado, também, em cor diversa. O ganho das respostas oculares (RVO) é apresentado individualmente nas diversas velocidades de estimulação. De acordo com o equipamento utilizado, o resultado pode ser fornecido como ganho instantâneo da velocidade ou como resultado da diferença da posição entre cabeça e olho. Os movimentos laterais da cabeça geralmente atingem maiores velocidades do que os movimentos verticais por conta da limitação da mobilidade cefálica (Fig. 6-13).

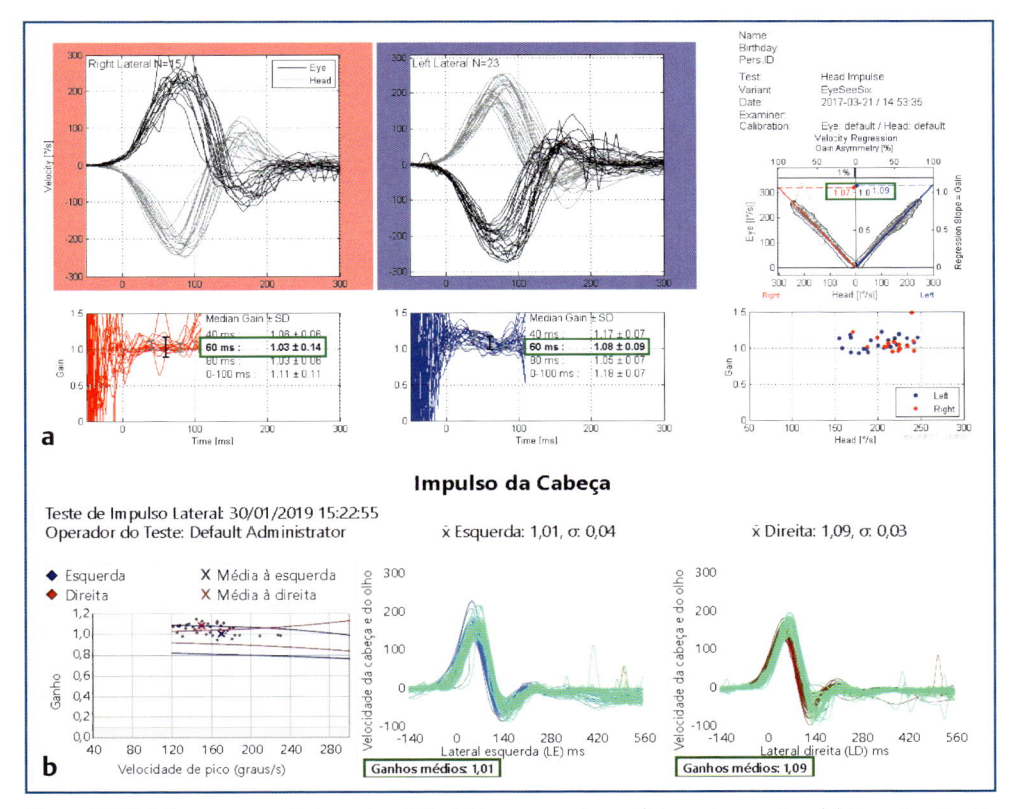

Figura 6-13. A figura apresenta traçados de indivíduos normais em dois equipamentos. (**a**) O equipamento fornece o ganho instantâneo do movimento ocular (grifado em verde). (**b**) O equipamento fornece uma estimativa da posição do olho na órbita e o ganho é calculado pela diferença de posição entre cabeça e olho. No último caso o valor do ganho é fornecido por uma média dos vários impulsos (em verde).

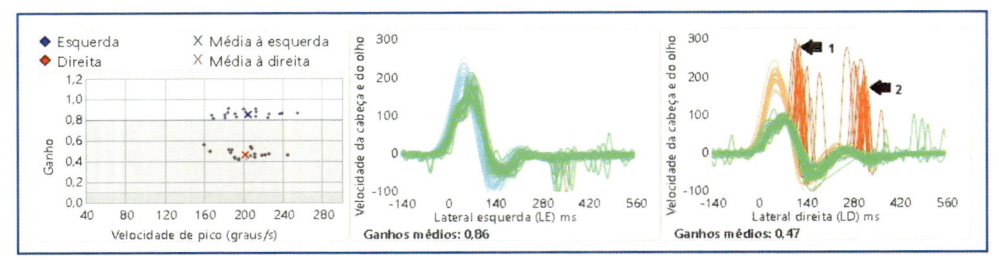

Figura 6-14. Visualização dos resultados do teste de impulso cefálico com comprometimento do RVO do lado direito e sacadas compensatórias (em vermelho). A seta de número 1 indica as sacadas cobertas, que aparecem antes do término do movimento cefálico. A seta de número 2 indica as sacadas descobertas, que surgem após o término do impulso e podem ser observadas durante o teste clínico. No gráfico do lado esquerdo podem ser observados os valores do ganho de cada testagem representados por pontos azuis (lado esquerdo) e vermelhos (lado direito) abaixo da linha de normalidade. As médias são visualizadas por um X.

Quando o RVO está comprometido, o movimento ocular não acompanha o movimento cefálico. São desencadeadas as sacadas compensatórias que aparecem no traçado ao término do movimento cefálico e são registradas pelo programa como um pico que representa a movimentação ocular logo após a estabilização da cabeça. Quando surgem após o movimento cefálico, esses movimentos de correção são chamados de sacadas descobertas. Alguns pacientes não apresentam sacadas compensatórias visíveis ao olho desarmado porque elas têm início durante a movimentação cefálica. São as sacadas cobertas e, mesmo quando pequenas, são registradas pelo vHIT e mais bem visualizadas quando imprimidas altas velocidades de rotação cefálica[5,7] (Fig. 6-14). As sacadas cobertas movem o olho para uma posição aproximada àquela esperada para o RVO intacto. Não é conhecida a origem das sacadas cobertas, mas acredita-se que façam parte de um sistema de compensação central que antecipa a posição final do olho em função do movimento cefálico esperado.[8]

Há controvérsias em relação à presença das sacadas ser considerada sinal de hipofunção do RVO, sejam elas cobertas ou descobertas. Elas ocorrem em 50% dos sujeitos normais e aumentam em frequência nos idosos. Alguns autores sugerem que o RVO seja um sistema hipométrico por natureza e as sacadas são parte de uma correção normal do reflexo. Portanto, a presença de sacadas corretivas não seriam demonstração de disfunção do RVO.[11] Curiosamente, outros autores valorizam a presença das sacadas e não o ganho do reflexo. Nesse caso, acreditam que a variabilidade do ganho, considerado normal entre 0,70 e 1,1, é influenciado por vários fatores de erro como o posicionamento das mãos, a velocidade da cabeça, a inércia dos óculos. Sendo assim, a presença de sacadas corretivas é mais confiável para julgar o comprometimento do RVO, embora possam ser simuladas por artefatos.[12]

ARTEFATOS DO VHIT

O teste pode ser afetado pela presença e artefatos que são comuns e afetam a interpretação do resultado. Os artefatos mais comuns do traçado são o atraso ou antecipação da saída do olho em relação ao movimento cefálico, que ocorre por escorregamento dos óculos e, nos canais verticais, quando os movimentos LARP e RALP estão fora do plano dos canais testados. O alto ganho do movimento ocular sem a presença de sacada corretiva, que traduz uma calibração inadequada. Piscadas durante o teste, que podem ser confundidas com sacadas corretivas. Escorregamento dos óculos ao final do movimento, que promove

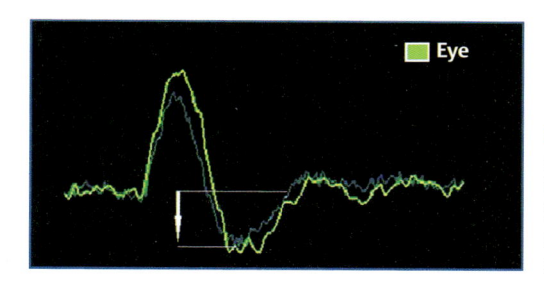

Figura 6-15. A figura representa o *bounce*. A seta demonstra o excessivo retorno da cabeça induzido pelo examinador após a aplicação do impulso. Ao final do impulso, os olhos se movem em direção oposta ao esperado e seguem o movimento da cabeça.

o aparecimento de uma inflexão em direção oposta ao movimento do polo cefálico chamada de *bounce* (Fig. 6-15). Interferências no traçado que ocorrem por perda da pupila pelo sistema e aparecem como interrupção do movimento ocular, ou simulam sacadas.[13]

O acompanhamento da imagem do olho durante a realização dos impulsos cefálicos evita artefatos secundários à perda da imagem pupilar. Recomendado o cuidado na observação e piscadas durante o teste e o cuidado para que as mãos não toquem nos óculos. Os demais artefatos são facilmente corrigidos com a recalibração do equipamento, fixação dos óculos e treinamento.

INDICAÇÕES DO VHIT

O videoteste de impulso cefálico é um procedimento não invasivo, capaz de diagnosticar disfunções nas respostas às altas frequências de todos os canais semicirculares, laterais ou verticais. Também é capaz de identificar sacadas cobertas, que podem passar despercebidas pelo examinador durante o teste clínico, aumentando a sensibilidade de diagnóstico das lesões vestibulares periféricas. A identificação do canal afetado permite a identificação de vestibulopatias periféricas de origem nos ramos superior ou inferior do nervo vestibular.

Sua realização está especialmente indicada nos casos de vertigem aguda, quando é fundamental a diferenciação entre perda vestibular periférica e lesão central. Em casos de lesão central, o teste geralmente é negativo, elevando a suspeita de acidente vascular cerebral.[14] Nesses casos, a avaliação pelo olho desarmado pode ser prejudicada pela eventual presença de sacadas cobertas, que constituem um falso-negativo e conduzem o médico a solicitar exames de imagem.[7,8] A detecção de assimetrias do RVO mesmo em baixas velocidades dos movimentos angulares da cabeça, entre 100° e 150°, são suficientes para demonstrar a disfunção em pacientes na fase aguda da vestibulopatia, quando não toleram as altas velocidades.[6]

A sensibilidade do vHIT está estimada por volta de 34% com especificidade de 100%. O teste não detecta comprometimento vestibular leve ou moderado, mas é altamente sensível à lesão grave.[15]

VHIT *VERSUS* PROVA CALÓRICA

A principal diferença entre o vHIT no plano dos canais laterais e a prova calórica reside na frequência de estimulação. Enquanto o primeiro responde a frequências de 1 a 10 Hz, a prova calórica responde a estimulações de baixa frequência, entre 0,002 e 0,004 Hz (Fig. 6-16).[3] Em função dessas características de cada uma das provas, podem ser observadas discrepâncias, como a presença de resposta pós-calórica na ausência de positividade no vHIT ou vice-versa. Os resultados não devem ser encarados como conflitantes, mas como

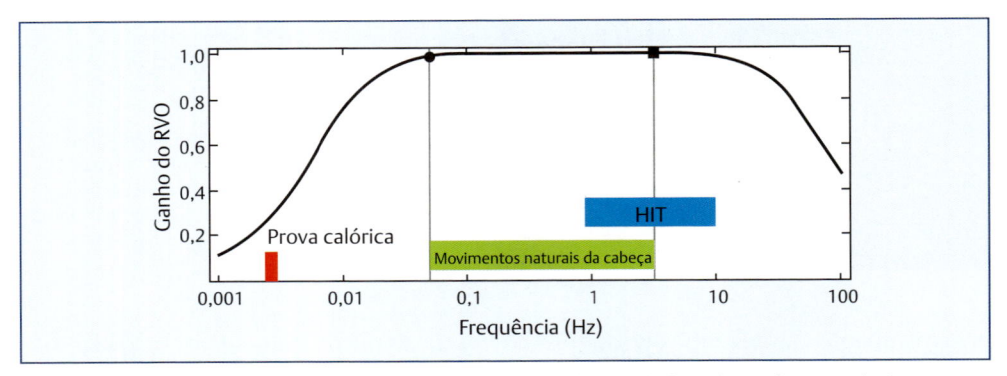

Figura 6-16. Curva demonstra o ganho normal do RVO em função da frequência de estimulação. O retângulo verde demonstra as frequências de movimentação da cabeça nas atividades diárias. O retângulo azul exprime as frequências alcançadas pelo teste de impulso cefálico. A coluna em vermelho corresponde à frequência de estimulação da prova calórica.

uma avaliação da tonotopia do vestíbulo em relação à frequência de estimulação. Assim, o vHIT não substitui a prova calórica, mas constitui-se numa valiosa ferramenta de avaliação quando a ela associado. Estudos recentes demonstram que em vestibulopatas crônicos a proporção entre PC: vHIT é de 3:1, enquanto em pacientes surdos candidatos ao implante coclear é de 1,8:1.[15,16]

Recentemente, o vHIT tem sido utilizado para diagnosticar perda funcional do RVO. Quando comparado à cadeira rotatória, padrão ouro para o RVO, o vHIT possui 100% de sensibilidade para detectar perda vestibular severa quando a média dos ganhos obtidos estiver abaixo de 0,46.[17]

SUPRESSION HEAD IMPULSE PARADIGM (SHIMP)

O teste tem a finalidade de observar a capacidade de supressão do reflexo vestíbulo-ocular após uma ordem para acompanhar um alvo em movimento logo após um giro cefálico brusco. Para tanto, utiliza-se o mesmo sistema que mede o RVO, mas com o alvo acompanhando o movimento cefálico. Para investigação do SHIMP pedimos ao paciente fixar um alvo luminoso à sua frente, que é projetado dos óculos do paciente, que acompanha o movimento da cabeça. O examinador solicita que o paciente acompanhe o sinal luminoso (Fig. 6-17). Nesse caso, os sujeitos normais promovem uma sacada corretiva que acompanha a

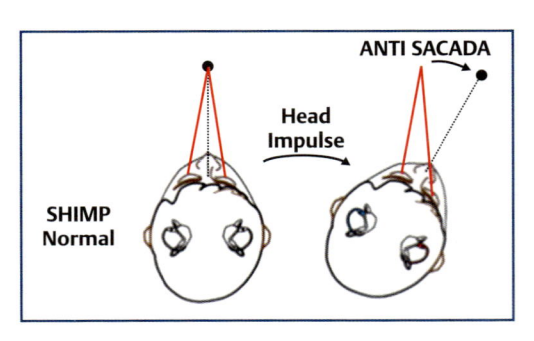

Figura 6-17. No teste de supressão do impulso cefálico o paciente é instruído a fixar um alvo luminoso projetado de sua frente. O alvo se move junto com a cabeça durante o impulso. Para manter os olhos no alvo é necessária uma sacada corretiva contrária à direção do RVO denominada antissacada.

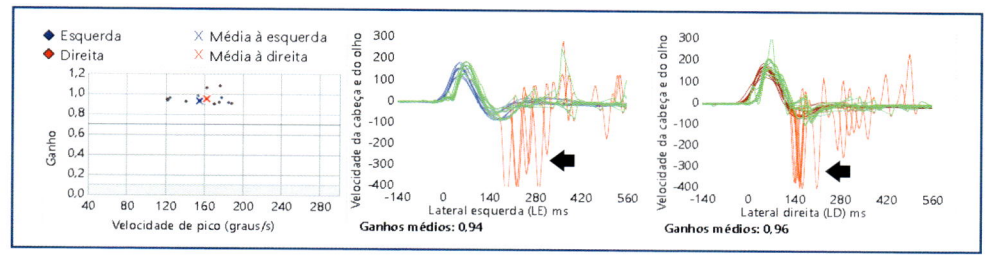

Figura 6-18. A ilustração demonstra o SHIMP de um sujeito normal. A seta indica as antissacadas, movimentos oculares contrários à direção do RVO que têm o objetivo de buscar o alvo luminoso.

direção da cabeça – no sentido contrário ao RVO (Fig. 6-18). Pacientes que não têm função vestibular adequada não geram sacadas, pois, na ausência do RVO, o olho acompanha o movimento da cabeça. A presença de sacadas indica função normal ou residual.[18] Há autores que discordam da interpretação do teste, visto que não encontraram relação entre o ganho do RVO e a latência das sacadas. Sendo assim, acreditam que as sacadas são resultado de um comportamento preditivo, independentemente da função vestibular.[19]

REFERÊNCIAS BIBLIOGRÁFICAS

1. Halmagyi GM, Curthoys IS. A clinical sign of canal paresis. *Arch Neurol* 1988;45:737-9.
2. Wuyts F. Principle of the head impulse (thrust) test or Halmagyi head thrust test (HHTT). *B-ENT* 2008;4(Suppl 8):23-5.
3. Perez N, Rama-Lopez J. Head-impulse and caloric tests in patients with dizziness. *Otol Neurotol* 2003;24(6).
4. Schuberta MC, Migliaccioa AA, Della Santina CC. Modification of compensatory saccades after aVOR gain recovery. *J Vestibular Res* 2006;16:285-91.
5. Weber KP, Aw ST, Todd MJ et al. Head impulse test in unilateral vestibular loss: Vestibulo-ocular reflex and catch-up saccades. *Neurology* 2008;70:454-63.
6. MacDougall HG, Weber KP, McGarvie LA et al. The video head impulse test: diagnostic accuracy in peripheral vestibulopathy. *Neurology* 2009;73(6):1134-41.
7. Weber KP, MacDougall HG, Halmagyi GM et al. Impulsive testing of semicircular-canal: function using video-oculography. *Ann NY Acad Sci* 2009;1164:486-91.
8. Tjernstro F, Nystro A, Magnusson M. How to uncover the covert saccade during the head impulse test. *Otol Neurotol* 2012;33:1583-5.
9. MacDougall HG, McGarvie LA, Halmagyi M et al. Application of the video head impulse test to detect vertical semicircular canal dysfunction. *Otol Neurotol* 2013;34:974-9.
10. Bradshaw AP, Curthoys IS, Todd MJ et al. A mathematical model of human semicircular canal geometry: a new basis for interpreting vestibular physiology. *JARO* 2010;11:145-59.
11. Yang CJ, Lee JY, Kang BC et al. Quantitative analysis of gains and catch-up saccades of video-head impulse testing by age in normal subjects. *Clin Otolaryngol* 2016;41(5):532-8.
12. Leise Korsager LE, Schmidt JH, Faber C, Wanscher JH. Reliability and comparison of gain values with occurrence of saccades in the EyeSeeCam video head impulse test (vHIT). *Eur Arch Otorhinolaryngol* 2016;273(12):4273-9.
13. Mantokoudis G, Tehrani ASS, Kattah JC et al. Quantifying the Vestibulo-Ocular Reflex with Video-Oculography: Nature and Frequency of Artifacts. *Audiol Neurotol* 2015;20:39-50.
14. Newman-Toker DE, Kattah JC, Alvernia JE et al. Normal head impulse test differentiates acute cerebellar strokes from vestibular neuritis. *Neurology* 2008;70:2378-85.
15. Mezzalira R, Bittar RSM, Bilécki-Stipsky MM et al. Sensitivity of caloric test and video head impulse as screening test for chronic vestibular complaints. *Clinics* 2017;72(8):469-73.

16. Bittar RSM, Sato ES, Silva-Ribeiro DJ et al. Caloric test and video head impulse test sensitivity as vestibular impairment predictors before cochlear implant surgery. *Clinics* 2019;4:74:e786.
17. Judge PD, Janky KL, Barin K. Can the video head impulse test define severity of bilateral vestibular hypofunction? *Otol Neurotol* 2017;38(5):730-6.
18. MacDougall HG, McGarvie LA, Halmagyi GM et al. A new saccadic indicator of peripheral vestibular function based on the video head impulse test. *Neurology*. 2016;26;87(4):410-8.
19. Rey-Martinez JR, Yanes J, Esteban J et al. The role of predictability in saccadic eye responses in the suppression head impulse test of horizontal semicircular canal function. *Front Neurol.* 2017;8:536.

6.4 • POSTUROGRAFIA

É um método que avalia a correta integração sensorial das informações visuais, somatossensoriais e vestibulares no tronco cerebral para a manutenção do equilíbrio corporal.[1] Sua importância clínica reside, primeiramente, no fato de diagnosticar a presença de distúrbio do equilíbrio corporal e, depois, se esse distúrbio for consequente a um problema da aferência ou integração sensorial, à resposta motora ineficiente ou, ainda, a uma combinação de ambos. Está indicada em situações específicas, em que são importantes a investigação do reflexo vestibuloespinal (RVE) e a análise sensorial do distúrbio de equilíbrio.[2,3] Difere da eletronistagmografia que avalia o reflexo vestíbulo-ocular (RVO). Portanto, um método não substitui o outro, porque avaliam vias vestibulares diferentes; são métodos que se complementam.

O **controle postural** depende de aferências sensoriais, eferências motoras e da capacidade de integração, ou seja, o sistema nervoso central (SNC) recebe informações dos sistemas visual, somatossensorial e vestibular e as integra, construindo uma representação instantânea da posição e do movimento do corpo. Desse modo, nenhum sistema sensorial isolado fornece todas as informações necessárias para perceber o movimento do corpo todo. Cada um deles fornece informações diversas e igualmente importantes:

- *Sistema vestibular:* atua no controle postural por meio da sensação e percepção da posição e do movimento, orientação vertical do corpo, controle do centro de massa corporal e estabilização da cabeça durante os movimentos posturais. Fornece, portanto, informações sensoriais e atua na elaboração de respostas motoras responsáveis pela estabilização da postura. Essas quatro funções interagem com outros sistemas sensoriais e motores para executar tarefas, como manter o equilíbrio e o alinhamento do corpo sobre uma superfície instável.[4]
- *Sistema visual:* sinaliza a posição e o movimento da cabeça em relação aos objetos do ambiente e fornece informações sobre a direção vertical.[4]
- *Sistema somatossensorial:* informa sobre a posição e o movimento do corpo em relação à superfície de apoio além da posição e do movimento dos segmentos do corpo entre si.

O sistema vestibular tem uma função fundamental no alinhamento entre a cabeça e o tronco, e as informações vestibulares contribuem ainda para outro esquema interno importante, o mapa dos **limites da estabilidade**. Na postura ereta, o ser humano pode inclinar seu corpo cerca de 4 graus para trás e 8 graus para frente sem perder o equilíbrio ou dar um passo. Os limites da área sobre a qual o indivíduo consegue se inclinar de forma segura são chamados de limites da estabilidade. Um limite real da estabilidade é determinado pela firmeza e tamanho da base de apoio e por restrições neuromusculares, como força e rapidez de resposta neuromuscular. A doença vestibular pode gerar uma comparação deficiente entre os limites reais de estabilidade do paciente e seu mapa interno.[4] Como resultado, o paciente procura alinhar seu corpo o mais próximo possível do seu limite real de estabilidade. O alinhamento pode ser normal nos pacientes com perda vestibular bem compensada, porém, é anormal naqueles que apresentam comprometimento de múltiplos sistemas sensoriais.

Em condições normais, superfície de apoio estável e campo visual bem iluminado, as informações dos três sistemas sensoriais estão presentes e são congruentes. No entanto, há situações ambientais em que as informações de orientação sensorial não são coincidentes, como, por exemplo, quando a superfície de apoio é flexível ou desigual. Nessas situações, as informações proprioceptivas dos pés e dos membros inferiores podem guardar pouca relação com a orientação do restante do corpo. Sob essas circunstâncias, é fundamental que o SNC possa extrair a real orientação do corpo em relação à gravidade e à base de apoio a partir das informações sensoriais disponíveis. Isso porque uma falha no alinhamento adequado do corpo sob a ação da gravidade certamente levará à queda.

Diante dessas situações, os sistemas sensoriais emitem respostas eferentes para a manutenção do equilíbrio e controle do centro de massa dentro do limite de estabilidade. Os movimentos utilizados para restaurar o equilíbrio são denominados **estratégias de recuperação postural**. Há reações distintas, com diferentes padrões de ativação muscular, movimentos corporais e força articular, programadas para estabilizar o corpo nas diferentes situações de desafio do ambiente.

Existem duas estratégias para mover o centro de massa sem movimentar os pés:

1. *Estratégia de tornozelo:* utilizada pela maioria dos indivíduos que se recuperam de um distúrbio postural. Em uma inclinação para frente, a angulação do tornozelo corresponde ao deslocamento do centro de massa e à inclinação da cabeça para trás (Fig. 6-19). É ativada pela propriocepção, e, neste caso, a função vestibular apresenta importância fundamental no desencadeamento e execução da estratégia. Geralmente, estratégia de tornozelo é utilizada em translações horizontais de superfície de apoio firme, plana e grande.[4]

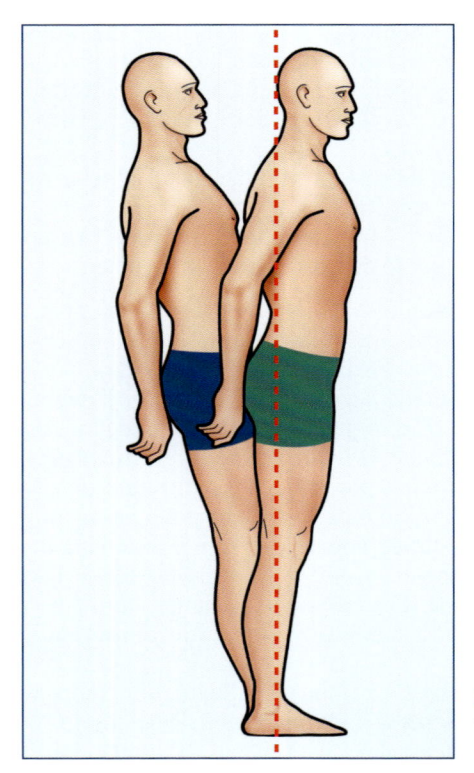

Figura 6-19. Estratégia de tornozelo: a angulação do tornozelo corresponde ao deslocamento do centro de massa e à inclinação da cabeça para trás.

2. *Estratégia de quadril:* consiste em movimentos rápidos do corpo pela ativação das articulações do quadril (Fig. 6-20). É utilizada sobre as superfícies estreitas de apoio, superfícies flexíveis ou inclinadas, situações monopodais, necessidade de correção rápida da posição do centro de massa quando o corpo se desloca em alta velocidade, como em meios de transporte. Indivíduos com disfunção vestibular apresentam dificuldade para utilizar adequadamente a estratégia de quadril, porque ela requer o controle adequado do tronco e estabilização da cabeça. O vestibulopata tende a dar um passo à frente nas situações descritas anteriormente.[4]

Essas estratégias são programadas por sistemas centrais e geralmente são usadas em combinação, portanto, indivíduos normais apresentam estratégias mistas de tornozelo e quadril. As informações vestibulares são utilizadas em conjunto com outras informações sensoriais para construir os mapas internos do limite de estabilidade. O alinhamento do corpo e a recuperação dos distúrbios posturais respeitam esse limite de estabilidade previamente elaborado. Uma percepção errada do limite de estabilidade pode levar à estratégia postural inadequada e consequente risco de queda.

Uma vez que os órgãos dos sentidos sejam localizados em uma cabeça instável, o uso das informações visuais e vestibulares para o controle da postura torna-se complicado. Inclinações exageradas da cabeça podem alcançar amplitudes que não podem ser compensadas pelo reflexo vestíbulo-ocular (RVO), culminando no embaçamento da visão. Para prevenir essa situação, o SNC controla a ativação dos músculos do pescoço diante de

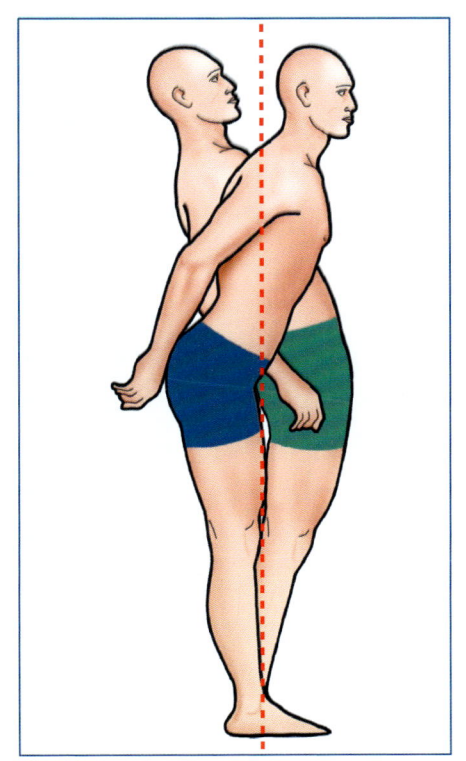

Figura 6-20. Estratégia de quadril: a angulação do tornozelo e o deslocamento do centro de massa para trás correspondem ao movimento da cabeça e do tronco para frente.

translações e rotações rápidas de uma superfície ampla e rígida. Essa ativação também é observada em antecipação ao movimento do quadril durante a estratégia de quadril, prevenindo inclinações exageradas da cabeça (Fig. 6-21).[4]

Uma vez revisado o controle do equilíbrio corporal e as estratégias de recuperação postural, vamos descrever a posturografia. Existem dois tipos de posturografia: a estática e a dinâmica.

POSTUROGRAFIA ESTÁTICA

A posturografia estática é o método que mede a excursão anteroposterior e laterolateral do corpo nos indivíduos que estão em posição ortostática, imóveis sobre uma plataforma de força. Como o SNC utiliza uma combinação de modalidades sensoriais na manutenção da postura e, uma vez que o sistema vestibular responde à aceleração e orientação no espaço, admite-se que a posturografia estática seja um método limitado na análise da função vestibuloespinal.[5,6] A posturografia estática nos oferece a possibilidade de testar o *limite estabilidade* (LE) do paciente; avaliar a movimentação do centro de pressão nas direções anteroposterior e lateral em diferentes ritmos; o controle postural monopodal e a capacidade de manter a sustentação do peso em flexão de um do joelho. O indivíduo é frequentemente exposto a essas situações nas atividades diárias e uma deficiência no controle motor promove dificuldade em atividades que exigem movimentos rápidos, mudanças rápidas de peso ou direção. As causas dessas dificuldades podem ser as lesões musculoesqueléticas, neuromusculares ou deficiências sensoriais.

POSTUROGRAFIA DINÂMICA

A posturografia dinâmica é um sistema composto por uma plataforma móvel, dotada de sensores de pressão, chamada de superfície de referência. Esses sensores são ativados em função do deslocamento do peso do paciente sobre a planta do pé em resposta ao

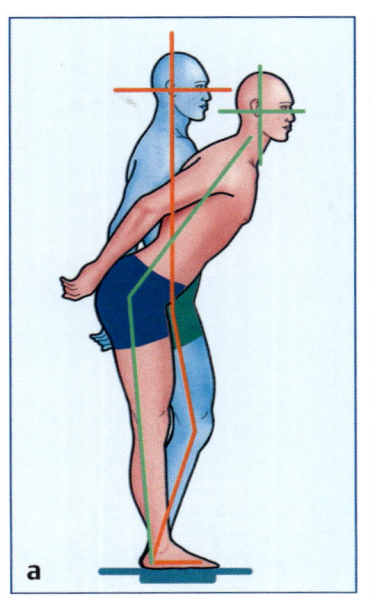

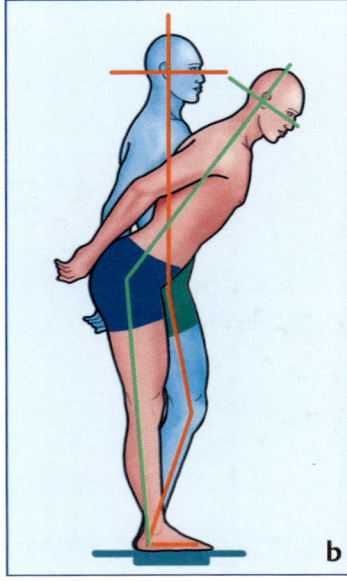

Figura 6-21. Uso da estratégia do quadril para controle do centro de massa. (**a**) Cabeça estabilizada em relação à gravidade. (**b**) Cabeça estabilizada em relação ao corpo.[4]

movimento do corpo. A superfície de referência é circundada por um campo visual móvel que sofre deslocamentos anteroposteriores, variando a informação visual.[6] Permite a realização do *teste de integração sensorial* (TIS) que quantifica a funcionalidade dos três sistemas que compõem o equilíbrio. Além disso, estuda a força muscular e a rapidez das respostas de membros inferiores frente a um estímulo brusco (*teste de controle motor* – TCM) e avalia a capacidade de adaptação de um indivíduo a instabilidades repetidas da superfície de apoio (*teste de adaptação* – TAD).

POSTUROGRAFIA DINÂMICA COMPUTADORIZADA (PDC)

A posturografia dinâmica computadorizada (PDC) é um equipamento capaz de quantificar as informações que participam da composição do equilíbrio corporal, com base em um sistema computadorizado. O aparelho consta de uma plataforma de apoio dotada de sensores de pressão, capazes de captar estímulos provenientes da força exercida pelas plantas dos pés. A plataforma pode realizar movimentos de incursão anteroposterior, chamados *translações,* e movimentos rotacionais ao redor de seu próprio eixo, chamados *rotações*. A plataforma é circundada por um campo visual móvel, semelhante a uma cabine telefônica, que também responde ao deslocamento do corpo, variando, assim, a informação visual (Fig. 6-22).

O equipamento realiza vários protocolos dos quais destacaremos os quatro mais utilizados na prática clínica: limite de estabilidade, teste da integração sensorial, teste do controle motor e teste de adaptação.

Limite de Estabilidade (LE)

O teste avalia o controle voluntário do deslocamento do centro de massa corporal (CMC) em oito direções distintas, a partir da posição vertical primária, sem perder o equilíbrio. O limite de estabilidade nos permite avaliar a capacidade que o indivíduo apresenta para

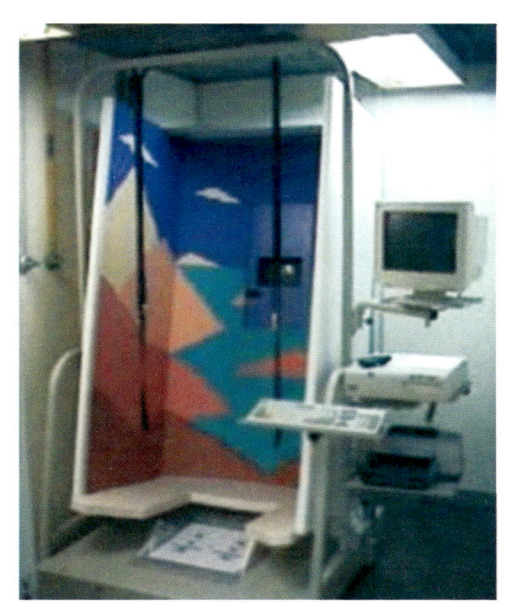

Figura 6-22. Posturografia dinâmica computadorizada.

deslocar voluntariamente o seu centro de massa, com precisão e velocidade. O teste utiliza a capacidade de integração de pensamento e cognição. Para executar o exame o paciente precisa ter observação, memória e rapidez de resposta, além de controle postural.[7,8]

Cinco parâmetros que avaliados no teste geram informações para análise (Fig. 6-23):

- *Latência do movimento ou tempo de reação (RT):* tempo decorrente desde o aparecimento do estímulo visual até o início do movimento, medido em segundos.
- *Velocidade do movimento (MVL):* velocidade média do deslocamento do CMC, medida em graus por segundo.
- *Ponto final da excursão (EPE):* corresponde à maior distância de deslocamento do CMC na primeira movimentação sustentada para cada direção. Será medida em porcentagem de deslocamento, sobre o deslocamento máximo possível considerado 100%.
- *Excursão máxima (MXE):* maior deslocamento obtido ao longo de todo o teste em cada direção. Medida em porcentagem.

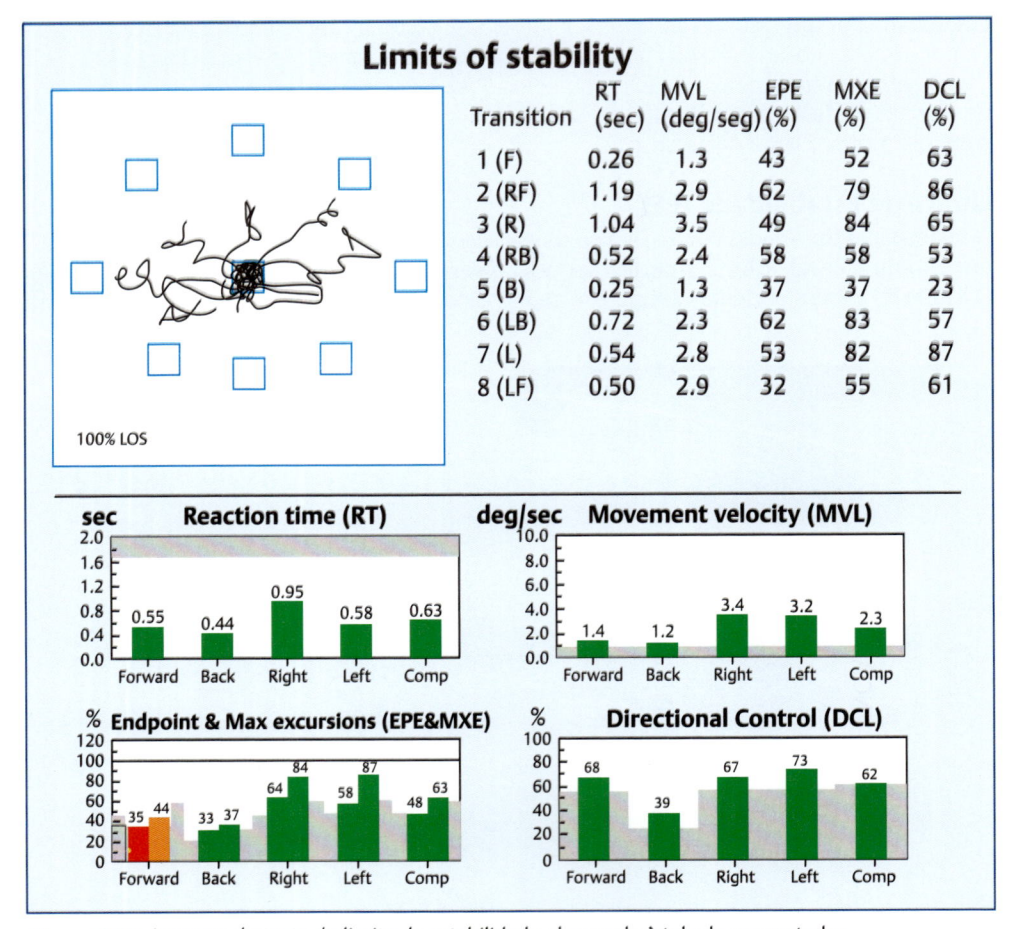

Limits of stability

Transition	RT (sec)	MVL (deg/seg)	EPE (%)	MXE (%)	DCL (%)
1 (F)	0.26	1.3	43	52	63
2 (RF)	1.19	2.9	62	79	86
3 (R)	1.04	3.5	49	84	65
4 (RB)	0.52	2.4	58	58	53
5 (B)	0.25	1.3	37	37	23
6 (LB)	0.72	2.3	62	83	57
7 (L)	0.54	2.8	53	82	87
8 (LF)	0.50	2.9	32	55	61

Reaction time (RT) (sec): Forward 0.55, Back 0.44, Right 0.95, Left 0.58, Comp 0.63

Movement velocity (MVL) (deg/sec): Forward 1.4, Back 1.2, Right 3.4, Left 3.2, Comp 2.3

Endpoint & Max excursions (EPE&MXE) (%): Forward 35/44, Back 33/37, Right 64/84, Left 58/87, Comp 48/63

Directional Control (DCL) (%): Forward 68, Back 39, Right 67, Left 73, Comp 62

Figura 6-23. Imagem do teste do limite de estabilidade observado à tela do computador.

- *Controle direcional do movimento (DCL):* habilidade individual em manter seu centro de massa sem oscilações durante o movimento em direção ao alvo a ser atingido.

O aumento no tempo de reação indica comprometimento cognitivo ou ansiedade. O baixo desempenho nos demais parâmetros pode ser encontrado em deficiências musculo esqueléticas ou neuromusculares secundárias a acidentes encefálicos e Parkinson. O LE pode ser afetado também pelo medo de queda, quando o indivíduo tem medo de se aproximar do seu limite de estabilidade, ou ainda em condições afisiológicas, quando o sujeito não está disposto a fazer o melhor esforço ou demonstra exageros.

Teste da Integração Sensorial (TIS)

Fornece informações quantitativas a respeito do uso dos três sistemas que compõem o equilíbrio: vestibular, visual e proprioceptivo. Essa característica do teste nos permite isolar e quantificar a participação das informações vestibulares, visuais e somatossensoriais, bem como sua integração sensorial na manutenção do equilíbrio corporal.[3,9] O exame possui seis situações diversas de avaliação, denominadas condições, que submetem o indivíduo a diferentes informações sensoriais, obrigando-o a utilizar-se de estratégias diversas para a manutenção de seu equilíbrio corporal (Fig. 6-24).

- *Condição 1:* o paciente é colocado em pé, com os pés afastados sobre os sensores da superfície de referência, com os olhos abertos.
- *Condição 2:* é mantida a mesma posição, com os olhos fechados.

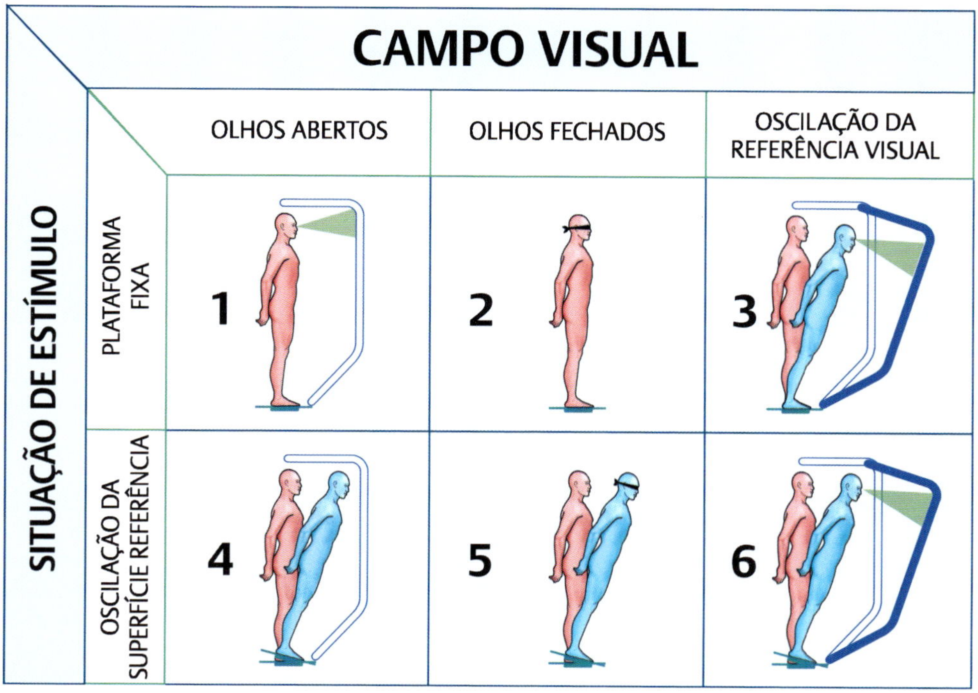

Figura 6-24. Diversas condições de estimulação sensorial possíveis na PDC.

- *Condição 3:* o paciente mantém os olhos abertos, mas o campo visual sofre deslocamentos anteroposteriores, acompanhando a oscilação do corpo.
- *Condições 4, 5 e 6:* são repetidas as tarefas das condições *1, 2* e *3*, respectivamente, mas a superfície de referência fica solta e oscila com movimentos corporais, à semelhança de uma gangorra.

Podemos, dessa maneira, avaliar se há resposta vestibular adequada ao conflito postural provocado, se há problemas de resposta motora do sistema somatossensorial ou comprometimento da informação visual. Podemos ainda observar se o paciente é capaz de aproveitar as informações fornecidas para manter sua postura estabilizada, ou seja, apresenta cognição adequada. Cabe lembrar que em momento algum a PDC nos fornece a etiologia da disfunção apresentada, apenas enumerando os sistemas envolvidos no processo. Trata-se de um diagnóstico funcional.

Nas três primeiras condições, a plataforma está fixa e, portanto, as informações proprioceptivas fornecidas são exatas.

- *Condição 1:* é realizada sem dificuldades pela maioria dos pacientes, a menos que exista lesão cerebelar ou fadiga muscular.
- *Condição 2:* suprime-se a visão, e o paciente se mantém em pé, usando as informações vestibulares e proprioceptivas. Na ausência da visão, prevalece o estímulo somatossensorial e, portanto, se o sistema vestibular estiver comprometido e o proprioceptivo íntegro, poucas oscilações são percebidas.
- *Condição 3:* o cenário está solto e movimenta-se de acordo com a oscilação do paciente, gerando um conflito visual. O cérebro é obrigado a suprimir o estímulo visual e se orientar pelos impulsos vestibulares e proprioceptivos. Nas lesões vestibulares o desequilíbrio é discreto, mas, nas disfunções proprioceptivas, ele é importante. Como o piso está fixo, o indivíduo sente-se em um ambiente em que as paredes oscilam. A informação visual recebida é enganosa e motivo do conflito.
- *Condição 4:* os olhos estão abertos, e o paciente recebe as informações visual e vestibular corretas, mas a plataforma oscila, e, portanto, a pista proprioceptiva é enganosa. O sujeito mantém a postura se possuir boa informação visual e vestibular. Na superfície instável prevalece o estímulo visual portanto, se a informação visual for inadequada, o indivíduo apresenta dificuldades e risco de queda.
- *Condição 5:* os olhos estão fechados e a plataforma móvel. O paciente fica em pé com a informação única do sistema vestibular, portanto, se houver comprometimento vestibular, ele cairá. O teste avalia a função vestibular.
- *Condição 6:* nesta avaliação o cérebro deverá utilizar as informações vestibulares, pois propriocepção e visão estão em conflito. Se o sistema vestibular estiver prejudicado, o indivíduo não conseguirá manter a postura.

Análise Sensorial do TIS

Chamamos de análise sensorial os cálculos feitos pelo equipamento que consideram a relação entre as condições posturográficas. A relação obtida isola a participação funcional dos três sistemas na manutenção do equilíbrio corporal (Quadro 6-2).

A Figura 6-25 mostra o gráfico que é produzido para a análise do TIS. A primeira imagem (**a**) demonstra a pontuação atingida por cada uma das três testagens realizadas para cada condição. O fundo em cinza representa os valores de normalidade para a faixa etária. A última barra do quadro representa o *índice final de equilíbrio (composite escore)*,

CAPÍTULO 6 ▪ TESTES VESTIBULARES FUNCIONAIS

Quadro 6-2. Relação Entre as Condições Analisadas pela PDC, que Analisam a Participação dos Sistemas Envolvidos na Manutenção do Equilíbrio Corporal

Função	Comparação	Relevância funcional
Somatossensorial (SOM)	Condição 2 Condição 1	Habilidade de usar o sistema somatossensorial para manter o equilíbrio Oscilação aumenta quando a pista visual é removida: indica pouco uso da informação propioceptiva
Visual (VIS)	Condição 4 Condição 1	Habilidade de usar a visão para manter o equilíbrio Oscilação aumenta quando a pista somatossensorial é inadequada: indica pouco uso da informação visual
Vestibular (VEST)	Condição 5 Condição 1	Habilidade de usar o sistema vestibular para manter o equilíbrio Oscilação aumenta quando a pista visual é removida e a somatossensorial é inadequada: informação vestibular pouco usada ou indisponível
Preferência visual (PREF)	Condição 3 + 6 Condição 2 + 5	Grau em que o paciente usa, preferencialmente, a informação visual, mesmo que incorreta Oscilação aumenta quando a pista visual é enganosa se comparada com a ausência da informação visual: preferência pela informação visual, mesmo quando ela é incorreta

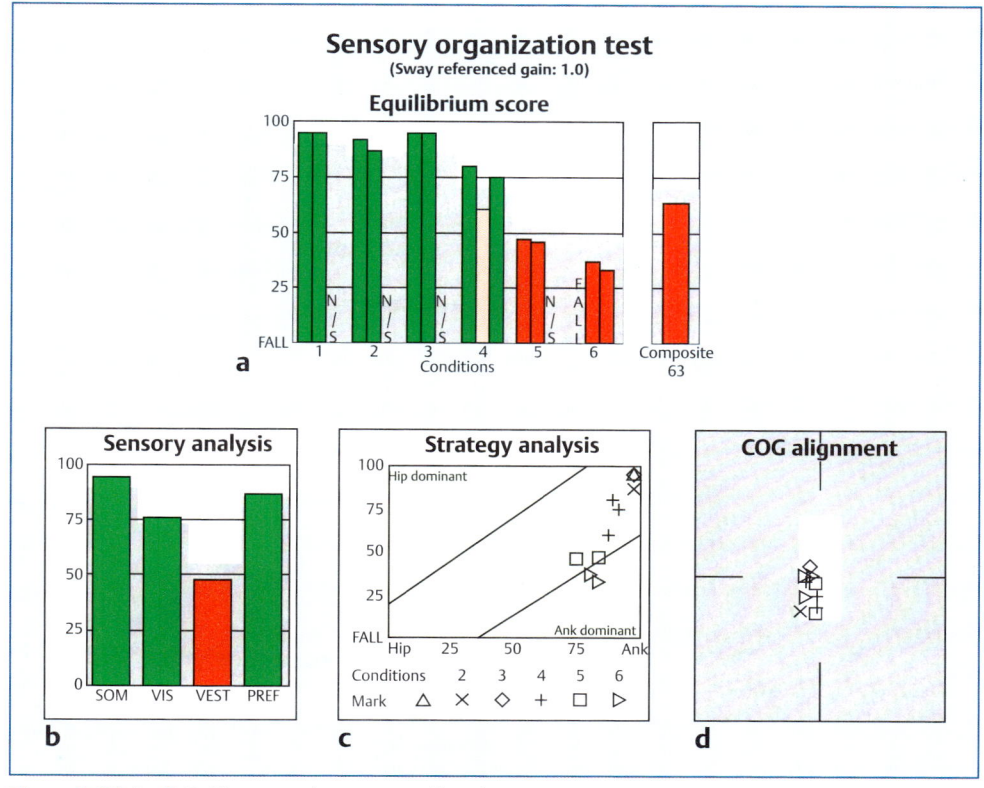

Figura 6-25. (a-d) Gráficos gerados para a análise do TIS.

conhecido pela sigla **IE**. Este corresponde a uma ponderação de todas as medidas obtidas em todas as condições e dá uma ideia do equilíbrio final do indivíduo.

Em (**b**), as testagens de todas as condições de exame. No exemplo as condições 5, 6 e IE abaixo do valor normal, significando comprometimento da função vestibular. Em (**c**) observamos leve preferência pela estratégia de tornozelo e em (**d**), posteriorização do centro de massa à esquerda, mas ainda nos limites da normalidade.[10]

Teste do Controle Motor (TCM)

Mede os movimentos involuntários que o paciente apresenta em resposta a movimentos anteriores ou posteriores súbitos da placa de referência. O teste nos fornece informações objetivas a respeito da rapidez, potência e simetria de resposta dos membros inferiores frente aos deslocamentos recebidos. Avalia as vias responsáveis pela reposição do centro de gravidade que envolvem o estímulo dos receptores de estiramento do tornozelo, chegam ao córtex motor e voltam para os músculos que controlam a postura. É a chamada *via de grande arco* (Fig. 6-26). Estas respostas são consideradas automáticas e pré-programadas com intervenção voluntária mínima. Pacientes com resultados TCM anormais são considerados com alto risco de queda.

O teste nos permite avaliar três parâmetros:

- *Latência:* tempo decorrido entre o início do estímulo e a recuperação da postura.

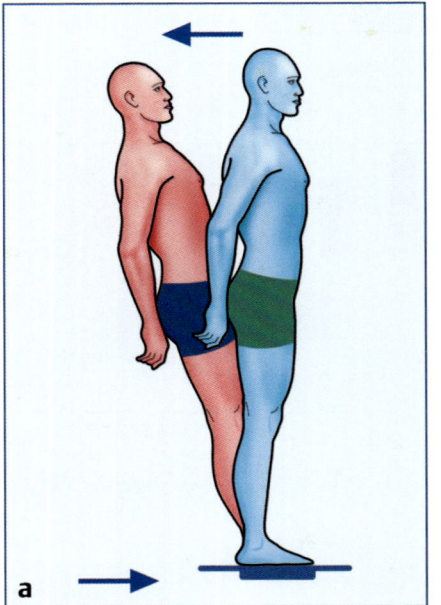

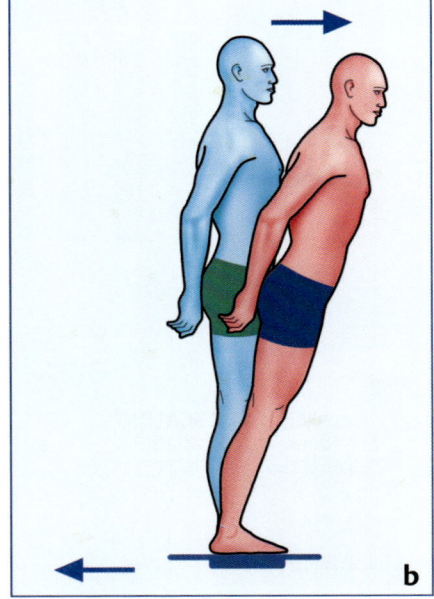

Figura 6-26. (**a**) Translação anterior da placa de referência e aumento do ângulo do tornozelo, com estiramento da musculatura anterior dos membros inferiores. (**b**) Translação posterior da placa de referência e redução do ângulo do tornozelo, com estiramento da musculatura posterior dos membros inferiores.[10]

- *Amplitude:* relaciona a amplitude de oscilação da plataforma com a força que os pés exercem em seus sensores de pressão. O deslocamento provoca a inclinação do paciente para o sentido oposto, sendo necessário fazer a força contrária para voltar para a posição de equilíbrio.
- *Peso:* é avaliado o peso que ambos os pés exercem sobre a plataforma.

A latência alongada indica lesões musculoesqueléticas (comprometimento de nervos periféricos, vias medulares ascendentes ou descendentes e estruturas cerebrais). A amplitude anormal indica um nível de força inadequado ou assimétrico exercido durante a recuperação do distúrbio causado pelo estímulo e sugere comprometimento neuromuscular ou musculoesquelético não específico. Em indivíduos normais, os pesos são simétricos.

A Figura 6-27 nos permite observar os resultados obtidos pelos testes e cálculos descritos. A área em cinza indica os limites em que os resultados estão fora do normal esperado para a idade e altura do sujeito.[10]

A resposta postural automática é a primeira linha de defesa contra a queda. Se houver incoordenação entre as duas pernas, aumento da latência ou diminuição da amplitude, a

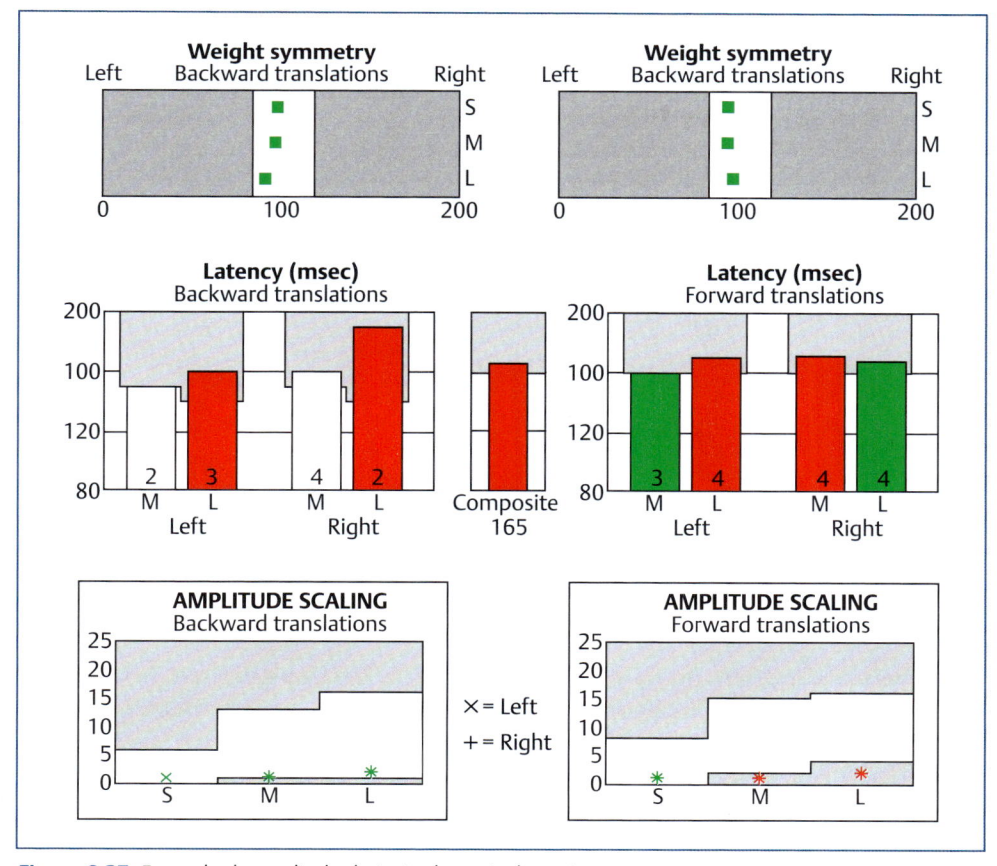

Figura 6-27. Exemplo do resultado do teste de controle motor.

efetividade das respostas é reduzida, e o paciente tende a se desequilibrar diante de um estímulo. Quando ocorre uma resposta anormalmente forte, há uma tendência à supercorreção e oscilação. Quando existe assimetria de respostas entre as duas pernas, há tendência à instabilidade durante a marcha.[10]

Teste de Adaptação (TAD)

Avalia a capacidade de equilíbrio em superfícies irregulares ou em alterações inesperadas na inclinação da superfície de suporte (Fig. 6-28). O teste simula condições diárias e requer uma estratégia de tornozelo adequada, força muscular na perna e adaptação motora eficaz. A plataforma faz três séries de oscilações súbitas e seu objetivo é observar se o indivíduo é capaz de responder cada vez de forma mais efetiva à instabilidade provocada. O mau desempenho neste teste está associado a risco aumentado de queda.

POSTUROGRAFIA DE MARCHA

O equipamento possui as funções de avaliação e de treinamento do equilíbrio corporal. Consiste em um cinto ajustável colocado na cintura do paciente (Fig. 6-29), que possui uma unidade principal com dois giroscópios embutidos quatro unidades vibratórias táteis colocadas na cintura do paciente. Os giroscópios são capazes de perceber a direção da oscilação corporal no sentido laterolateral e anteroposterior. Os vibradores distribuem-se em ângulos de 90º entre eles (frente, atrás, direito e esquerdo) e respondem ao comando da unidade principal e vibram sinalizando a direção do deslocamento corporal.

A **avaliação** consiste em quantificar os deslocamentos corporais do sujeito quando da realização de um protocolo que inclui tarefas estáticas e dinâmicas: paciente em pé com

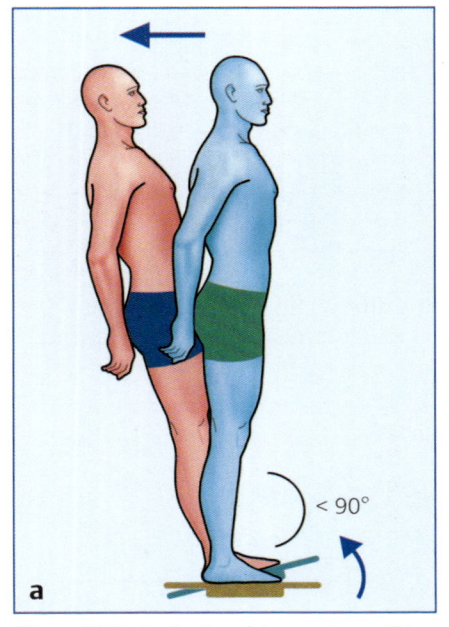

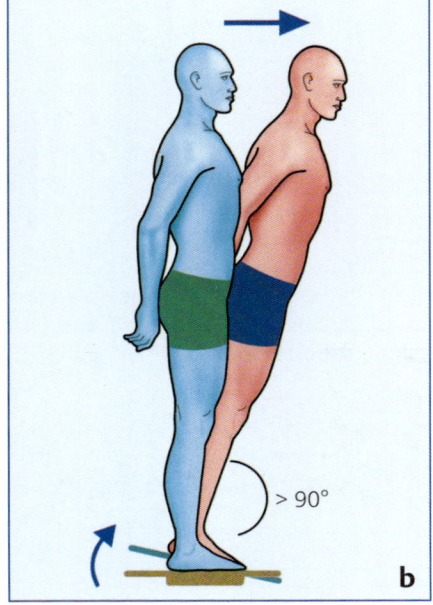

Figura 6-28. Oscilações: (**a**) para cima e (**b**) para baixo.[10]

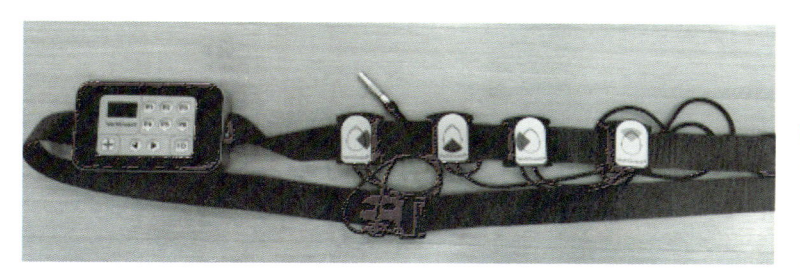

Figura 6-29. Equipamento Vertiguard®: unidade principal e os quatro estimuladores.

os olhos abertos e fechados; apoiado sobre um dos pés com os olhos abertos; apoiado sobre um dos pés com os olhos fechados (apenas para pacientes com menos de 60 anos); marchando oito passos tocando o calcanhar com o hálux (marcha Tandem); em pé com os olhos abertos e fechados sobre uma superfície de espuma; apoiado sobre um dos pés com os olhos abertos e fechados, sobre uma superfície de espuma (apenas para pacientes com menos de 60 anos); marchando oito passos tocando o calcanhar com o hálux (marcha Tandem) sobre uma superfície de espuma; caminhar 3 m; caminhar 3 m executando movimentos circulares com a cabeça; caminhar 3 m com a cabeça para cima e para baixo; caminhar 3 m com os olhos fechados; saltar uma sequência de seis obstáculos; sentar e levantar de uma cadeira (para sujeitos com mais de 60 anos).

O Vertiguard® fornece um gráfico mostrando o deslocamento corporal: quanto maior a oscilação corporal em graus, maior os números fornecidos em porcentagem e menor a estabilidade do indivíduo. O equipamento fornece, ainda, o risco de queda, que expressa a dificuldade real do indivíduo na manutenção postural em função sua idade e gênero. No mesmo quadro em que consta o risco de queda, pode-se observar a importância individual das estratégias sensoriais utilizadas na manutenção do equilíbrio: vestibular, visual e propioceptiva. O valor de 33% é considerado normal e delimita a importância da estratégia sensorial utilizada. Valores menores de 33% indicam baixa utilização do componente sensorial em questão enquanto valores acima sugerem sua utilização preferencial. A visualização gráfica do teste de avaliação pode ser observada na Figura 6-30.

A função **treinamento** pretende utilizar as respostas obtidas para eleger os piores desempenhos e treiná-los. Quando utilizada na função treinamento, a unidade principal seleciona e armazena as seis piores respostas obtidas na avaliação prévia, a serem treinadas durante um período de 10 dias, segundo protocolo previamente estabelecido. Durante a realização dos exercícios de treinamento, se houver desvio corporal, os estimuladores emitem sinais vibratórios que indicam ao sujeito a direção de seu deslocamento. Dessa maneira, o equipamento auxilia na percepção do movimento inadequado, substituindo a informação vestibular perdida.[11]

EQUIPAMENTO NACIONAL DE POSTUROGRAFIA

Uma posturografia nacional disponível é o sistema Horus®, que consiste em uma plataforma que capta a evolução do centro da pressão exercida pelo paciente sobre ela, por meio de seus quatro sensores de força. Utiliza uma almofada sobre a plataforma para simular as condições de conflito proprioceptivo e um monitor de TV para projeção de imagens que simulam as condições de conflito visual. O sistema permite ao profissional definir o protocolo clínico a ser utilizado, variando a posição corporal, posição de cabeça, estímulo visual e supressão parcial do equilíbrio pelo uso de almofada de espuma. O *software* exibe a

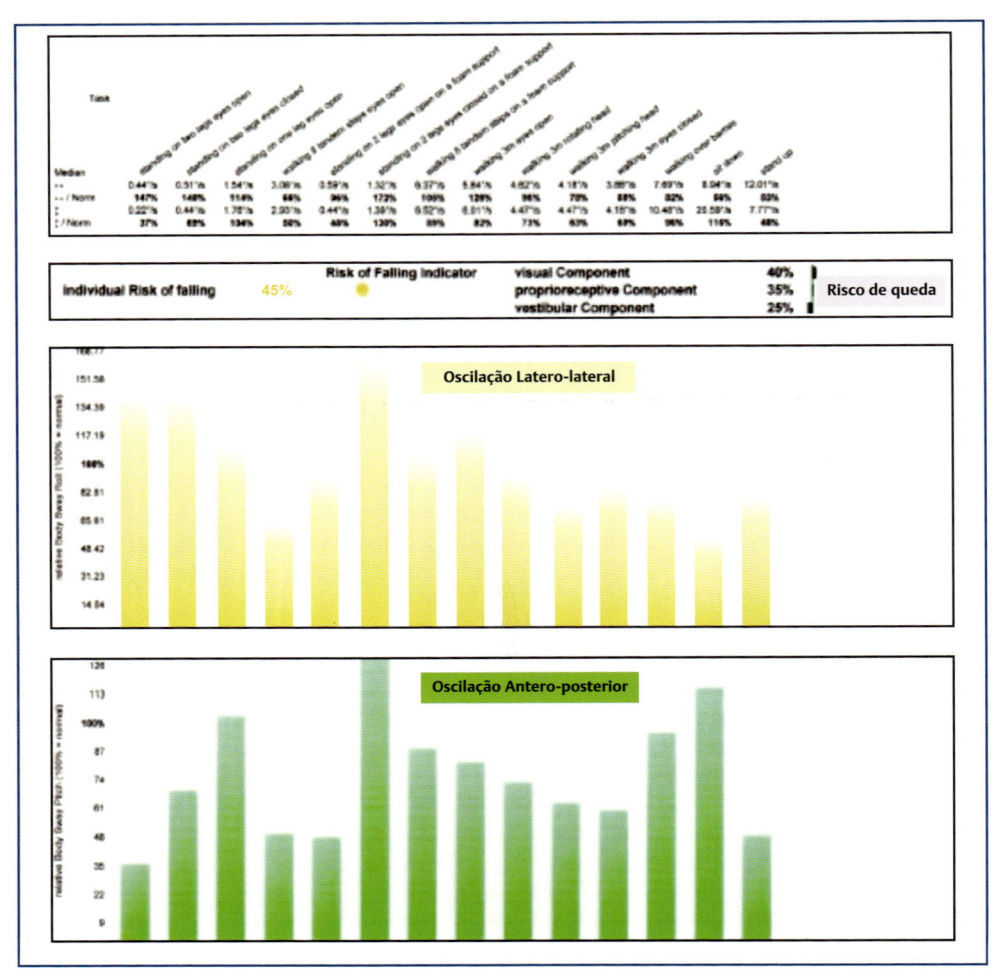

Figura 6-30. A figura demonstra as condições analisadas. Na barra de resultados observamos o risco de queda e o peso de cada estratégia sensorial. O gráfico em amarelo refere-se à oscilação corporal laterolateral e o verde indica a oscilação anteroposterior.

evolução do centro de pressão pelos gráficos de estabilograma, referente ao deslocamento mediolateral e ao descolamento anteroposterior do paciente. É então elaborado o estatocinesigrama, gráfico que mapeia o deslocamento mediolateral contra o deslocamento anteroposterior (Fig. 6-31). A versão mais recente do *software* fornece valores de normalidade e gráficos da análise sensorial, porém, a nomenclatura das condições, assim como as condições analisadas, difere da nomenclatura e das condições padronizadas e apresentadas anteriormente neste texto. O equipamento pode ser utilizado para a comparação do *status* antes e após o tratamento assim como pré e pós-operatório otológico, sendo o paciente controle dele mesmo. Pode ser utilizado também na reabilitação vestibular como será exposto mais adiante neste capítulo.

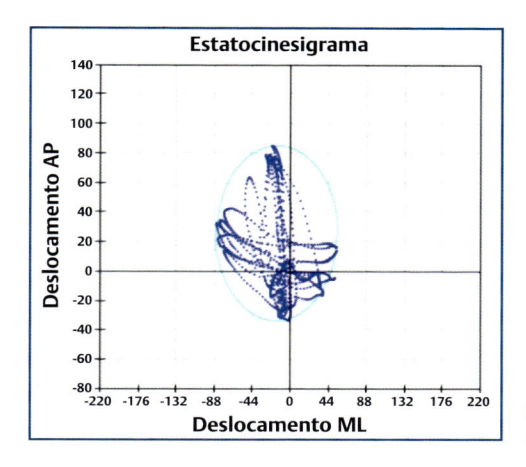

Figura 6-31. Estatocinesigrama evidenciando a trajetória do movimento.

USO DA POSTUROGRAFIA NO TREINAMENTO DO EQUILÍBRIO CORPORAL

Alguns equipamentos de posturografia dispõem de uma ampla variedade de exercícios de treinamento de equilíbrio permitindo seu uso na reabilitação vestibular. As várias opções permitem que as condições de treinamento sejam adaptadas às necessidades do paciente. O indivíduo é submetido a um treinamento do deslocamento corporal nos sentidos vertical (anteroposterior), horizontal (mediolateral) ou a movimentos corporais combinados nos eixos vertical e horizontal. Outros exercícios condicionam o paciente a realizar movimentos nos planos vertical e horizontal propondo tarefas cognitivas diversas ao longo das suas fases. A Figura 6-32 mostra alguns jogos utilizados no treinamento do equilíbrio.

Equipamentos mais elaborados permitem que o indivíduo seja colocado em um ambiente de realidade virtual e proporcionam a imersão total em um campo visual sem pontos de referência. É a condição ideal para fazer o treinamento do deslocamento corporal e do equilíbrio em condições de conflito visual (Fig. 6-33).

A posturografia dinâmica computadorizada tem aplicações clínicas específicas.

- *Teste de complementação dos exames vestibulares convencionais:* é particularmente útil para isolar o sistema sensorial ou motor responsável pelo distúrbio de equilíbrio e na indicação do tratamento adequado.[1]
- *Vestibulopatias periféricas:* por sua especificidade e sensibilidade é capaz de identificar distúrbios vestibulares com precisão e rapidez.
- *Doenças neurológicas:* apresenta utilidade no diagnóstico e investigação de doenças neurológicas, como a doença de Parkinson, esclerose múltipla, polineuropatias e neuropatia periférica, bem como sua reabilitação.[12]
- *Controle de tratamento clínico ou de reabilitação:* exame excelente para monitorar a recuperação funcional e motora durante e após tratamento clínico.[13]
- *Vertigem de origem visual:* estudos recentes têm demonstrado *que* o vestíbulo é utilizado como fonte sensorial preferencial em situações de conflito entre as informações visuais e somatossensoriais.[14] A PDC é capaz de identificar os pacientes que utilizam a informação visual preferencialmente à vestibular, mesmo que ela seja inadequada.

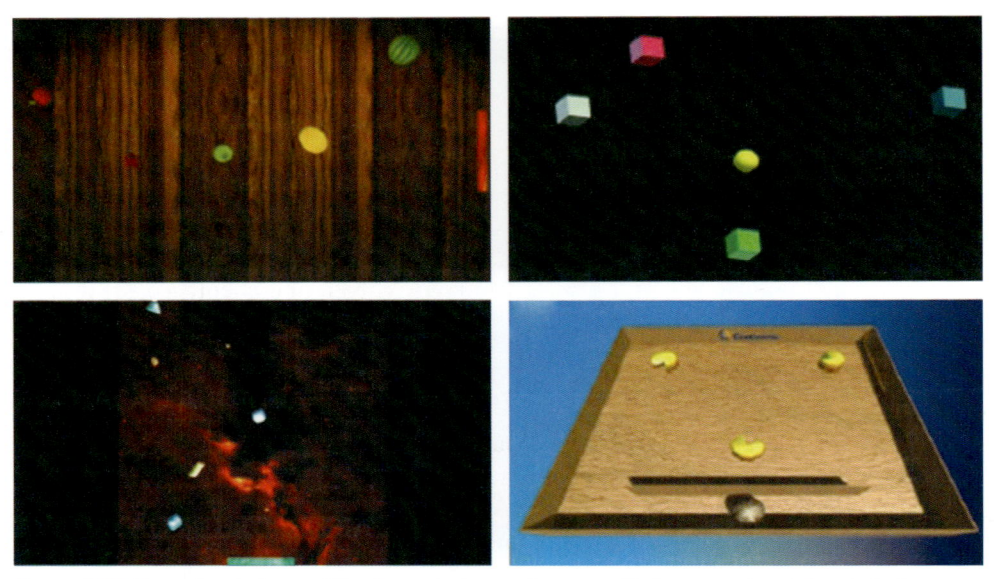

Figura 6-32. Exemplos de jogos utilizados no treinamento do equilíbrio corporal: apanhando frutas, chuva de gemas, coletando cubos e caça ao queijo (Horus®).

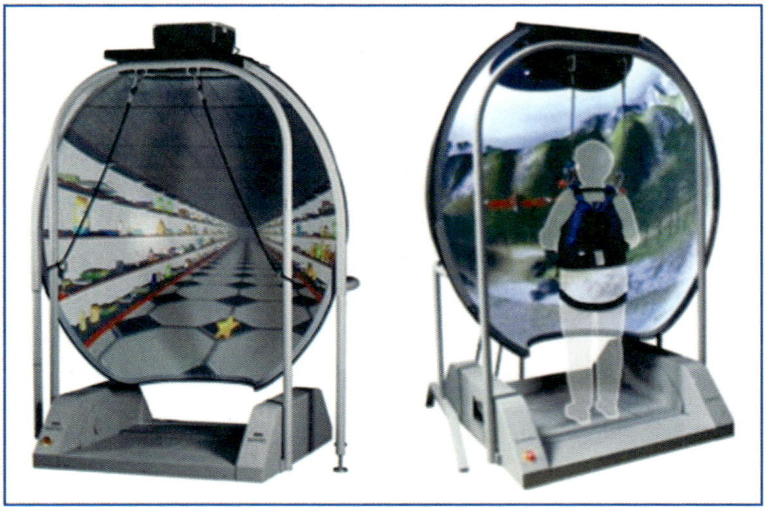

Figura 6-33. Ambiente de realidade virtual (Bertec® Balance Advantage® Dynamic CDP/IVR).

- *Avaliação de tendência a quedas no idoso:* os desequilíbrios e quedas no idoso são, em grande parte, resultantes do efeito cumulativo de doenças ou fenômenos degenerativos peculiares ao envelhecimento. O isolamento desses fatores causais possibilita a abordagem adequada da tontura. Também é uma opção ideal na identificação do idoso que apresenta tendência à queda, e ainda na documentação de sua recuperação após tratamento.[15,16]

- *Compensação e capacitação:* a PDC pode informar com segurança a respeito do estado de compensação final do equilíbrio. Mesmo após lesão de um dos sistemas, o paciente pode buscar outras fontes de informação e manter adequadamente sua postura.
- *Simuladores:* a PDC possui padrões fisiológicos característicos. Padrões não fisiológicos durante a realização do exame falam a favor de simulação e oscilação proposital.

Finalizando, a PDC melhora o índice de diagnóstico dos distúrbios complexos de equilíbrio.[17,18] Seu valor está na sua capacidade de localizar o sistema responsável pelo distúrbio com grande sensibilidade e especificidade. Complementa os testes convencionais de diagnóstico vestibular. Apresenta valor na abordagem clínica, documentação e monitoramento do tratamento dos distúrbios do equilíbrio corporal, e também pode ser utilizada na reabilitação dos mesmos.

REFERÊNCIAS BIBLIOGRÁFICAS

1. Black FO. What can posturography tell us about vestibular function. *Ann N Y Sci* 2001;940:446-64.
2. Black FO. Clinical status of computadorized dynamic posturography in neurotology. *Curr Opin Otolaryngol Head Neck Surg* 2001;9(5):314-8.
3. Bittar RSM. Como a posturografia dinâmica computadorizada pode nos ajudar nos casos de tontura? *Int Arch Otorhinolaryngol* 2007;11(3):330-3.
4. Horak FB, Shupert C. Função do sistema vestibular no controle postural. In: Herdman SJ. *Reabilitação vestibular.* 2. ed. Barueri: Manole; 2002. p. 25-51.
5. Baloh RW, Kerber KA. Laboratory examination of the vestibular system. In: *Clinical neurophysiology of the vestibular system.* 4th ed. New York: Oxford University; 2011. p. 208-9.
6. Hain T. In: Herdman SJ. (Ed.). *Vestibular rehabilitation.* Philadelphia: FA Davis; 1999.
7. Woollacott M, Shumway-Cook A. Attention and the control of posture and gait: a review of an emerging area of research. *Gait Posture* 2002;16:1-14.
8. Maki BE, McIlroy WE. Change-in-support balance reactions in older persons: an emerging research area of clinical importance. *Neurol Clin* 2005;23:751-83.
9. Hain TC. Moving platform posturography testing. Computerized dynamic posturography (CDP). Dizziness-and-balance.com. 2011.
10. http://resourcesonbalance.com/neurocom/products/EquiTest.aspx
11. Brugnera C, Bittar RSM, Greters ME, Basta D. Effects of vibrotactile vestibular substitution on vestibular rehabilitation – preliminar study. *Braz J Otorhinolaryngol.* 2015;81(6):616-21.
12. Rossi-Izquierdo M, Soto-Varela A, Santos-Perez S *et al.* Vestibular rehabilitation with computerised dynamic posturography in patients with Parkinson's disease: improving balance impairment. *Disabil Rehabil* 2009;19:1-10.
13. Hanley K, O'Dowd T, Considine N. A systematic review of vertigo in primary care. *Br J Gen Pract* 2001;51:666-71.
14. Bittar RS, Pedalini ME, Ramalho JR *et al.* Bilateral vestibular loss after caloric irrigation: clinical application of vestibular rehabilitation. *Rev Laryngol Otol Rhinol* (Bord) 2005;126(1):3-6.
15. Kaufman GD, Wood SJ, Gianna CC. Spatial orientation and balance control changes induced by altered gravito-inertial force vectors. *Exp Brain Res* 2001;137(3-4):397-410.
16. Fife TD, Tusa RJ, Furman JM *et al.* Assessment: vestibular testing techniques in adults and children: report of the Therapeutics and Technology Assessment Subcommittee of the American Academy of Neurology. *Neurology* 2000;55(10):1431-41.
17. Pedalini ME, Cruz OL, Bittar RS *et al.* Sensory organization test in elderly patients with and without vestibular dysfunction. *Acta Otolaryngol* 2009;13:1-4.
18. Black FO, Angel SC, Pesznecker SC *et al.* Outcome analisys of individualized vestibular rehabilitation protocols. *Am J Otol* 2000;21:543-51.

6.5 ELETROFISIOLOGIA

Na investigação diagnóstica das síndromes que envolvem o sistema vestibular, o potencial evocado auditivo de tronco encefálico (PEATE), a eletrococleografia (ECOg) e o potencial evocado miogênico vestibular (VEMP) contribuem para a avaliação funcional das vias auditivas e vestibuloespinhais. Essas informações são essenciais a alguns diagnósticos e avaliação prognóstica de determinadas doenças vestibulares.

POTENCIAL EVOCADO AUDITIVO DE TRONCO ENCEFÁLICO (PEATE)

O PEATE é utilizado para os casos com suspeita de comprometimento da via auditiva central. Entre as indicações, ressaltam-se o zumbido unilateral, hipoacusia sensorioneural assimétrica, baixa discriminação vocal. A indicação independe dos resultados da prova calórica. No entanto, em algumas situações em que a prova calórica se encontra alterada, mesmo sem sintomas auditivos, o PEATE está indicado. Exemplos são: hiporreflexia unilateral associada à ausência de reflexo estapediano homolateral ou alterações morfológicas do nistagmo induzido. Seu papel fundamental é avaliar a presença de comprometimento retrococlear ou de tronco cerebral.[1]

ELETROCOCLEOGRAFIA (ECOg)

A ECOg avalia a cóclea e o nervo auditivo. Está indicada nas suspeitas de hidropisia endolinfática. O principal aspecto a ser considerado é a relação entre o potencial de somação (SP), originado pela vibração da membrana basilar e o potencial de ação (AP), originado no nervo coclear.[2] Em indivíduos normais essa relação é de 10 a 25%. Considera-se como indicativo de hidropisia uma relação SP/AP, que varia de 30 a 40%, dependendo do grau de perda auditiva.[1] A principal contribuição da ECOg é para os casos em que a suspeita é de doença de Ménière.[1,2]

POTENCIAL EVOCADO MIOGÊNICO VESTIBULAR (VEMP)

O VEMP contribui para a avaliação funcional dos órgãos otolíticos e dos tratos vestibuloespinhais e apresenta diversas características favoráveis para sua utilização na prática clínica: exame objetivo, não invasivo, baixo custo, execução fácil e rápida. O princípio básico do VEMP é avaliar o potencial evocado de músculos envolvidos no controle postural, seja através do reflexo vestíbulo-ocular, ou vestibulocólico ou vestibuloespinal.[3] Um VEMP normal depende da integridade funcional das máculas do sáculo e utrículo, dos nervos vestibulares inferior e superior, dos núcleos vestibulares, das vias vestibulares centrais e das placas neuromusculares envolvidas nesses reflexos.[4]

O VEMP apresenta diferentes modalidades que variam em relação ao tipo de estímulo e ao músculo de captação da resposta.[5] A escolha do tipo de estímulo depende do tipo de doença que se quer avaliar, se periférica ou central. A indicação do músculo no qual será captada a resposta define a via vestibular central que será avaliada (trato vestibuloespinal medial ou vestibuloespinal lateral). Portanto, tanto o estímulo utilizado quanto o músculo no qual será captada a resposta fazem diferença na decisão sobre o uso do VEMP para diagnóstico. A resposta evocada pode ser captada na musculatura oculomotora, cervical, no músculo masseter, intercostal, braquial e sóleo/gastrocnêmio. A resposta muscular decorre do potencial eletrofisiológico que é graficamente registrado como ondas que variam na forma, amplitude e latência conforme o músculo testado.[5,6] O registro é feito utilizando-se eletrodos de superfície. A promediação do VEMP acontece por estimulação auditiva por via área (estímulo *click* ou *tone burst*) ou por via óssea (estímulo vibratório), podendo ser unilateral ou bilateral.[3,7] Outra modalidade de estímulo é o galvânico (elétrico), sendo sempre um estímulo bilateral.[3,8]

VEMP com Estímulo Auditivo

A função otolítica é avaliada pela VEMP com estímulo auditivo, pois as máculas do sáculo e utrículo são ativadas pelo som, representando a função respectivamente dos nervos vestibulares inferior e superior.[3] O VEMP com estímulo auditivo e captação da resposta no músculo esternoclidomastóideo é útil para a detecção de alterações no sistema vestibular localizadas no sáculo, nervo vestibular inferior e trato vestibuloespinal medial. O VEMP com estímulo auditivo e captação de resposta na musculatura ocular (VEMP ocular) é útil na detecção de alterações localizadas no utrículo e nervo vestibular superior.[4]

O sáculo responde melhor ao estímulo auditivo em comparação com o utrículo.[4] A localização do sáculo, imediatamente abaixo da platina, é posição ideal para receber o estímulo acústico. Além disso, a maioria dos neurônios do nervo vestibular é sensível aos sons breves, têm a sua origem na mácula sacular e projetam-se para os núcleos vestibulares inferior e lateral.[6] Na estimulação por via aérea, a resposta é registrada na musculatura contralateral à orelha estimulada e as duas orelhas são estimuladas simultaneamente.[6,9]

O estímulo auditivo mais utilizado é o *tone burst* com frequência de estímulo de 500 Hz, que é uma frequência que gera respostas mais homogêneas e constantes.[5] O uso do *tone burst* se justifica pelo fato de o limiar de excitabilidade sacular ser menor para esse tipo de estímulo, quando comparado ao *click*, além de ser um estímulo mais confortável para o paciente.[5,7]

O limiar de excitabilidade da mácula sacular por estímulo auditivo é elevado tanto em cobaias quanto em seres humanos, sendo em torno de 80 dBNPS.[6,10] Assim, quando se usa o estímulo auditivo, alterações na orelha média provocam alterações no registro do VEMP com aumento da latência.[10] Na estimulação auditiva por via óssea, a condição da orelha média não tem efeito significativo no registro do VEMP. Assim, a vantagem do VEMP gerado por estímulo auditivo de condução óssea é a possibilidade de testar pacientes com perda auditiva condutiva.[3] Contudo, na prática clínica, a estimulação por via óssea não é utilizada, já que a estimulação galvânica também independe da orelha média e oferece uma resposta eletrofisiológica mais robusta.[3,8]

VEMP com Estímulo Galvânico

O VEMP gerado por estímulo galvânico não é afetado por doenças do sistema vestibular periférico, visto que o estímulo elétrico atinge diretamente o núcleo vestibular.[8] O estímulo galvânico consiste no posicionamento de eletrodos nos processos mastoideos, ligados a uma bateria de cerca de 6 volts produzindo estímulo por meio de corrente galvânica controlada em torno de um miliampere (mA). O estímulo é bipolar, ou seja, um eletrodo anodo é colocado atrás de uma orelha e um eletrodo catodo é posicionado atrás da orelha contralateral. A corrente é mantida durante cerca de um segundo, causando no indivíduo a percepção de movimento ilusório. O sistema nervoso central interpreta o estímulo como um movimento real do corpo, ativando mecanismos reflexos posturais compensatórios.[11] Desta forma, a estimulação galvânica pode ser utilizada para deflagrar a resposta compensatória postural, o que se mostrou útil em terapias de compensação vestibular e como auxiliar no tratamento da doença de Parkinson com instabilidade postural.[12,13] O objetivo de se usar o estímulo galvânico para gerar o VEMP é deflagrar um potencial evocado muscular melhor e mais robusto para fins de diagnóstico.[8,11]

O estímulo galvânico no osso mastoide atua diretamente nas descargas aferentes primárias da parte distal do nervo vestibular e dos núcleos vestibulares.[8] Em uma configuração binaural e bipolar, ao aplicar o estímulo elétrico em ambos os processos mastóideos, as aferências vestibulares do lado negativo (catodo) são excitadas e as do lado positivo (anodo) são inibidas, alterando o potencial de repouso. Durante o estímulo, o indivíduo apresenta uma rápida inclinação do corpo em direção ao anodo, seguido de um movimento antagônico e compensatório de correção postural. O estímulo alcança os tratos medulares descendentes vestibuloespinal e reticuloespinal, gerando uma resposta eletromiográfica relacionada com a postura que é captada por meio de eletrodos de superfície.[3,8]

Assim como acontece com a estimulação auditiva, o estímulo galvânico gera respostas eletromiográficas nos músculos engajados na manutenção do equilíbrio corporal. Desse modo, podem ser encontrados registros de respostas eletromiográficas captadas a partir dos músculos esternoclidomastóideo, paraespinhais, tríceps, tibial anterior e sóleo.[14,15] A principal contribuição do VEMP com estímulo galvânico é a avaliação topográfica da via vestibuloespinal de acordo com o músculo de captação da resposta.[15]

Estímulo Auditivo *versus* Estímulo Galvânico

O VEMP gerado por estímulo auditivo é útil para a detecção de alterações no sistema vestibular localizadas nos órgãos otolíticos, no nervo vestibular e no trato vestibuloespinal medial. Contudo, a utilização do estímulo auditivo não diferencia as alterações vestibulares periféricas das centrais.[16]

O VEMP obtido por estimulação galvânica tem a vantagem de atuar na membrana pós-sináptica junto aos núcleos vestibulares. Quando associado a outros exames da bateria de testes vestibulares, permite identificar se a alteração vestibular é periférica ou central.[14,16]

As respostas do VEMP geradas por estímulo galvânico são registradas de modo semelhante as respostas geradas por estímulo auditivo, ou seja, por meio de eletrodos de superfície.[16] Esses eletrodos, fixados ao músculo durante a realização do VEMP, detectam os potenciais elétricos das fibras musculares esqueléticas, o que determina a integridade funcional do sistema neuromuscular em resposta à ativação por estímulo auditivo ou galvânico. Assim, teoricamente, os músculos engajados com a postura podem ter registro de resposta após estímulo auditivo ou estímulo galvânico.[3,16] Contudo, na prática, a promediação do VEMP em membros inferiores deflagrado por estímulo auditivo apresenta um registro difícil de ser captado em razão de menor energia acumulada em comparação com o estímulo galvânico, que é bem mais robusto. Dessa forma, para membros inferiores, o melhor estímulo para a captação do VEMP é o galvânico.[8,14]

VEMP Classificado de Acordo com o Músculo de Registro

Quando os eletrodos de superfície são fixados nos músculos extraoculares, principalmente o oblíquo inferior e o reto inferior, registra-se o VEMP ocular (oVEMP).[5,7,9] O VEMP masseter (mVEMP) é registrado quando os eletrodos são fixados no músculo masseter.[17] Para o registro do VEMP cervical (cVEMP), os eletrodos de superfície são fixados no músculo esternoclidomastóideo.[5-7] A resposta do VEMP também pode ser captada no músculo braquial, caracterizando o VEMP braquial (bVEMP)[8] ou no músculo sóleo, denominando-se VEMP do músculo sóleo (sVEMP), sendo os eletrodos posicionados sobre os respectivos músculos.[5,8]

VEMP Ocular (oVEMP)

Avalia a via vestibular superior e a via contralateral ascendente, por meio do reflexo vestíbulo-ocular. O oVEMP é mediado pela via dissináptica cruzada que liga o núcleo vestibular ao terceiro núcleo do nervo craniano através do fascículo longitudinal medial. A origem do oVEMP é controversa. Alguns autores consideram que o utrículo é o responsável pelas respostas do oVEMP, outros acreditam que é o sáculo e um terceiro grupo de estudiosos sugere que ambos, sáculo e utrículo, são responsáveis pela geração do oVEMP. Ressalta-se que a hipótese de origem utricular é a mais aceita entre os pesquisadores.[5,7,9]

O oVEMP é constituído por dois complexos de ondas bifásicas. O primeiro potencial bifásico apresenta pico negativo (N) com latência média de 10 ms, seguido de pico positivo (P) com latência média de 15 ms, sendo denominado N1-P1 (2). Para o registro do oVEMP, o eletrodo terra é posicionado na fronte, o eletrodo ativo é posicionado na região infraorbital contralateral ao lado testado e o eletrodo de referência é fixado logo abaixo do eletrodo ativo. O indivíduo avaliado deve permanecer com a cabeça reta, em posição anatômica, e olhar para cima atingindo um ângulo de no mínimo 30° (Fig. 6-34).[18]

O oVEMP pode ser registrado utilizando-se estímulo auditivo ou galvânico.[3] O estímulo auditivo, por via aérea ou por via óssea, é o mais utilizado. O oVEMP fornece informações da função do utrículo e da divisão superior do nervo vestibular e tem sido utilizado no estudo de diversas doenças otoneurológicas, destacando-se a neurite vestibular, a doença de Ménière e a deiscência do canal semicircular superior.[18,19]

VEMP do Músculo Masseter (mVEMP)

Avalia o reflexo vestibulomassetérico e é mediado pelo cruzamento dissináptico e pela conexão bilateral entre o complexo vestibular e os núcleos do nervo trigêmeo. O mVEMP é constituído por dois reflexos de ondas parcialmente sobrepostos. O primeiro reflexo com pico positivo (P) com latência média de 11 ms, seguido de pico negativo (N) com latência média de 15 ms. O segundo reflexo com pico positivo (P) com latência média de 16 ms, seguido de

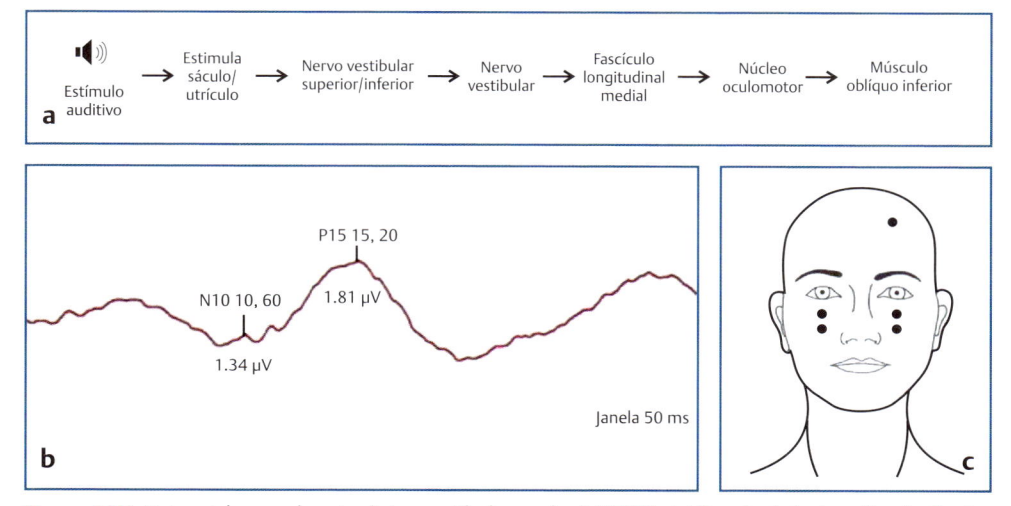

Figura 6-34. Potencial evocado miogênico vestibular ocular (oVEMP). (**a**) Provável via de estimulação do oVEMP. (**b**) Exemplo de registro do oVEMP. (**c**) Posicionamento dos eletrodos para captação da resposta.[5]

pico negativo (N) com latência média de 21 ms. As ondas P11-N15 tem origem vestibular (reflexo massetérico) e as ondas P16-N21 tem origem coclear (reflexo acústico da mandíbula).[17]

Para o registro do mVEMP, o eletrodo terra é posicionado na fronte, o eletrodo de referência é posicionado na borda inferior da mandíbula e o eletrodo ativo é posicionado cerca de 2 cm acima do eletrodo de referência. O mVEMP pode ser registrado utilizando-se estímulo auditivo ou galvânico. O mVEMP tem sido utilizado em conjunto com o oVEMP e o cVEMP para avaliar a função do tronco cerebral em indivíduos com doença de Parkinson.[20]

VEMP Cervical (cVEMP)

Avalia a via neural do nervo vestibular inferior e atinge os núcleos vestibulares. O núcleo vestibular lateral recebe estímulos provenientes da estimulação via ipsolateral, enquanto as informações provenientes do lado oposto (via contralateral) atingem os núcleos vestibulares superior e medial. As fibras eferentes desses núcleos percorrem o trato vestibuloespinal lateral e medial, através da medula, e seguem para os núcleos motores cervicais com a finalidade de atingir o nervo acessório, que é o acesso para o músculo esternoclidomastóideo. O cVEMP, então, é um potencial muscular que tem sua origem nas células sensoriais da mácula sacular e que avalia a via vestibular ipsolateral descendente.[3,5-7]

O cVEMP é constituído por dois complexos de ondas bifásicas. O primeiro potencial bifásico apresenta pico positivo (P) com latência média de 13 milissegundos (ms), seguido de pico negativo (N) com latência média de 23 ms, sendo denominado P13-N23. Para o registro do cVEMP, o eletrodo terra é posicionado na fronte, o eletrodo ativo é posicionado na borda anterior do músculo esternoclidomastóideo em seu terço superior e o eletrodo de referência na região da fúrcula esternal. O indivíduo avaliado deve realizar a rotação lateral máxima da cabeça para o lado oposto ao da orelha estimulada, com a finalidade de captar a resposta inibitória da contração muscular.[6,7]

O cVEMP pode ser registrado utilizando-se estímulo auditivo ou galvânico.[3,16] Ressalta-se que o estímulo auditivo, por via aérea é o mais utilizado. O cVEMP fornece informações da função do sáculo e da divisão inferior do nervo vestibular e tem sido utilizado no estudo de diversas doenças otoneurológicas, destacando-se neurite vestibular, doença de Ménière, descência do canal semicircular superior, schwannoma vestibular, otosclerose e vertigem posicional paroxística benigna (Fig. 6-35).[5-7,21-23]

VEMP do Músculo Tríceps Braquial (bVEMP)

O bVEMP sugere que a resposta gerada é de origem vestibular e ativa o sáculo, o nervo vestibular inferior, o núcleo vestibular via vestibuloespinal e os neurônios motores do músculo e estimula o reflexo postural, tanto por meio das vias cruzadas quanto das não cruzadas na medula espinal.[24]

O bVEMP é constituído por duas formas de ondas, P1 (positivo) e N1 (negativo) a partir da contração do músculo tríceps braquial ipsolateral e contralateral à estimulação auditiva. Para o registro do b (VEMP), os eletrodos de superfície devem ser posicionados bilateralmente. Os eletrodos positivos devem ser posicionados no terço médio de cada músculo tríceps, os eletrodos negativos devem ser posicionados distalmente ao olécrano, que é uma saliência óssea arredondada que se situa na parte superior da ulna, formando a ponta do cotovelo. O eletrodo terra deve ser posicionado na região frontal.[24] O bVEMP pode ser registrado utilizando-se estímulo auditivo ou galvânico.[3,8,16] Os estudos com o bVEMP são reduzidos; acredita-se que seja um exame útil para avaliar lesões da medula cervical associadas a sintomas vestibulares.[24]

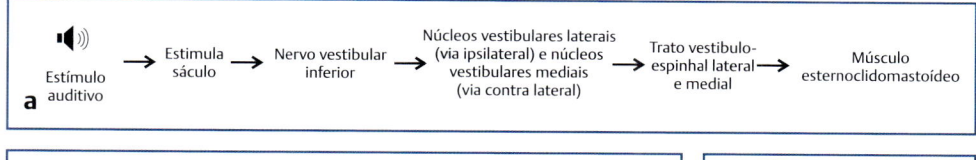

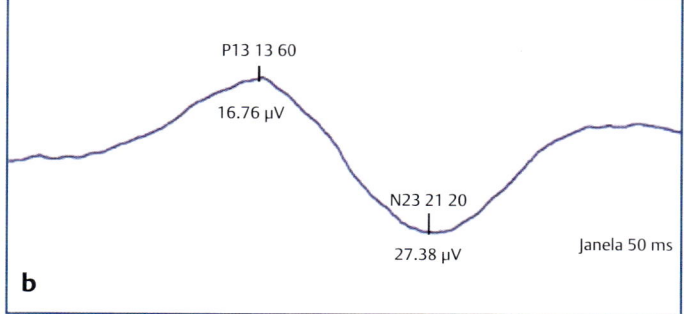

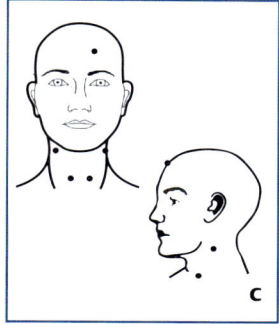

Figura 6-35. Potencial evocado miogênico vestibular cervical (cVEMP). (**a**) Via de estimulação do cVEMP. (**b**) Exemplo de registro do cVEMP. (**c**) Posicionamento dos eletrodos para captação da resposta.[5]

VEMP do Músculo Sóleo (sVEMP)

O sVEMP origina-se nos núcleos vestibulares. Segue pelos neurônios motores atravessando todo o neuroeixo até os segmentos espinhais lombares. Por meio dos tratos reticuloespinal e vestibuloespinal atinge o trato corticoespinal e integra informações motoras e de sensibilidade postural.[8,11,12,14,16] O registro do sVEMP produz resposta bifásica, caracterizada por um componente de curta latência (CL), iniciando aproximadamente 60 ms após o início do estímulo, seguida por um componente de média latência (ML), de polaridade oposta à do primeiro, surgindo em torno de 100 ms. A resposta de CL parece ser desencadeada por aferências otolíticas e conduzida pelo trato reticuloespinal, enquanto a resposta ML é gerada pelos canais semicirculares e conexões centrais associadas à propriocepção, sendo transportada via trato vestibuloespinal lateral até os motoneurônios alvo (Fig. 6-36).[8,14,25]

Para o registro do sVEMP, cada par de eletrodos é posicionado verticalmente 2 cm abaixo da fossa poplítea, com distância aproximada de 1 cm entre eles. O eletrodo de referência é posicionado na parte posterior da coxa, aproximadamente 3 cm acima do eletrodo de registro. O indivíduo avaliado deve permanecer de pé, mantendo os olhos fechados, os pés descalços e juntos e o corpo levemente inclinado para frente, promovendo a contração do músculo sóleo. O indivíduo deve ainda rodar a cabeça aproximadamente 90° no plano sagital, contralateral ao membro inferior no qual a resposta será captada (Fig. 6-36).[5,8,14]

O sVEMP pode ser registrado utilizando-se estímulo auditivo ou galvânico, sendo este último o mais utilizado.[3,16] O sVEMP vem sendo utilizado para a avaliação eletrofisiológica dos tratos medulares relacionadas com a postura da região toracolombar e contribui para o diagnóstico precoce das mielopatias motoras.[12,20,26]

Fatores que Influenciam o VEMP

O VEMP sofre influência de fatores como idade, gênero, contração muscular e estatura.[1-5] Com o processo natural de envelhecimento, podem ocorrer mudanças morfológicas na

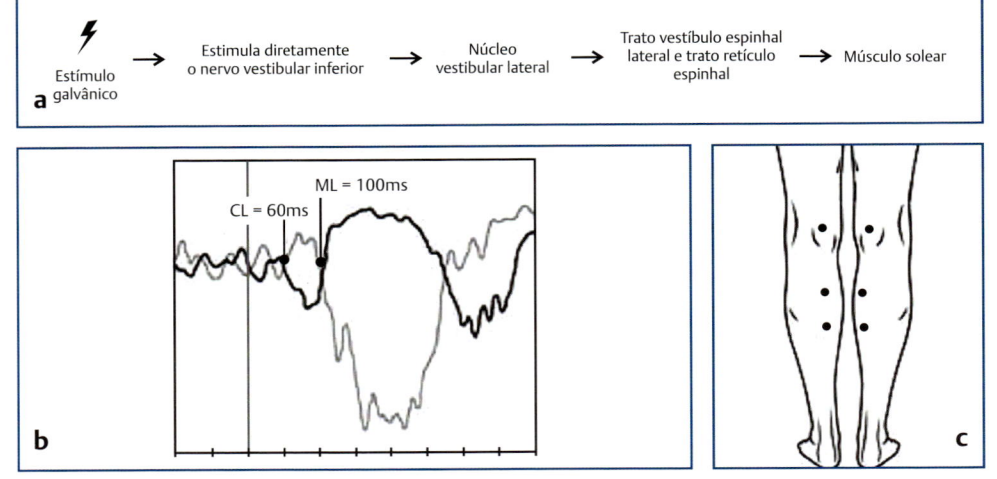

Figura 6-36. Potencial evocado miogênico vestibular do músculo sóleo (sVEMP). (**a**) Provável via de estimulação do sVEMP. (**b**) Exemplo de registro do sVEMP. (**c**) Posicionamento dos eletrodos para captação da resposta.[5]

função vestibular, como perda de células ciliadas, decréscimo no número de células do gânglio de Scarpa, diminuição do número de células do nervo vestibular e perda de neurônios no núcleo vestibular. Dessa forma, com o aumento da idade, pode ocorrer diminuição na amplitude e aumento na latência de resposta evocada, porém, diferença na resposta entre os lados direito e esquerdo não é observado.[27,28]

A amplitude do VEMP reflete a magnitude do reflexo muscular. Há uma variação interpessoal dessa resposta que depende da diferença de massa e tônus da musculatura. Pode haver variação relacionada, também, com a mudança de posicionamento dos eletrodos. Em geral, essa resposta é maior no gênero masculino quando comparada ao feminino. Já a latência, essa não varia entre os gêneros.[27,28]

A estatura do indivíduo influencia o VEMP pois existe relação entre estatura, tamanho do músculo e força muscular. Essas variáveis interferem na amplitude do VEMP. Assim, a contração muscular deve ser monitorada durante a realização do VEMP com o objetivo de se manter uma tensão muscular constante e similar entre os lados.[6,27,28]

VEMP Usado para Diagnóstico

O VEMP pode contribuir, juntamente com outras provas otoneurológicas, para o diagnóstico das mais diversas doenças vestibulares, sejam periféricas ou centrais. Dentre as doenças periféricas, destacam-se doença de Ménière,[29] neurite vestibular,[30] deiscência do canal semicircular superior,[31] síndrome do aqueduto alargado,[32] schwannoma vestibular,[33] hipofunção vestibular bilateral[34] e outras. Dentre as doenças vestibulares centrais, destacam-se migrânea vestibular[35] doença de Parkinson,[20] lesões centrais isquêmicas[36] e mielopatias motoras.[26] As vestibulopatias periféricas em que o VEMP contribui, efetivamente, para melhor esclarecimento diagnóstico são: doença de Ménière, deiscência do canal semicircular superior, síndrome de alargamento do aqueduto vestibular e hipofunção vestibular bilateral.

1. *Doença de Ménière:* a presença da hidropisia endolinfática, acometendo inicialmente o sáculo, altera a resposta do cVEMP.[22] O utrículo é uma das últimas estruturas da orelha interna a sofrer alterações na doença de Ménière.[37] Desta forma o oVEMP pode estar normal nas fases iniciais da doença, indicando uma população intacta de células utriculares aferentes. Nos estágios mais avançados da doença, quando ocorre um comprometimento significativo das aferências utriculares, espera-se oVEMP com respostas alteradas ou ausentes.[37]
2. *Deiscência do canal semicircular superior:* indivíduos com síndrome da deiscência do canal semicircular superior apresentam parâmetros de respostas diferentes do que, habitualmente, é observado em outras doenças vestibulares. Na síndrome da deiscência do canal semicircular superior são encontradas respostas com limiares diminuídos, em torno de 70 dB nHL, e amplitudes aumentadas no lado afetado, apesar de morfologia normal. Esse achado é decorrente de um defeito na densidade da camada óssea que cobre o canal semicircular superior, em que a mesma está bastante fina, o que causa diminuição da impedância, aumento da transmissão sonora no labirinto e elevação do nível de estimulação do sáculo e, com isso, maior sensibilidade vestibular.[31] Enquanto as amplitudes e limiares do VEMP, tanto para o cVEMP quanto para o oVEMP, são afetados, significativamente, em pacientes com síndrome da deiscência do canal semicircular superior, a latência e a morfologia não são, o que indica que o sistema vestibular central não é afetado nessa desordem.[28,38]
3. *Síndrome de alargamento do aqueduto vestibular:* a síndrome de alargamento do aqueduto vestibular interno caracteriza-se pelo alargamento do aqueduto vestibular, anomalia comum da orelha interna, associada à perda auditiva principalmente neurossensorial. O quadro clínico é geralmente muito variável. Sintomas vestibulares podem estar presentes. As amplitudes e limiares do cVEMP e do oVEMP são afetadas. Espera-se encontrar respostas com limiares reduzidos, em torno de 70 dB nHL e amplitudes aumentadas.[32]
4. *Hipofunção vestibular bilateral:* altera-se tanto o cVEMP, indicando dano sacular, quanto o oVEMP, indicando dano utricular. No entanto, número significativo de pacientes com hipofunção vestibular bilateral com base na prova calórica e provas rotatórias permanecem com oVEMP e cVEMP normais. Isso indica que a disfunção parece ser menor nos órgãos otolíticos do que nos canais semicirculares. Portanto, o VEMP fornece informações de apoio para o diagnóstico e são importantes para a definição da extensão da doença. Pode também ser usado para monitorar a progressão ou a resposta a qualquer tratamento.[34,39]
5. *Doenças centrais:* o VEMP com estímulo galvânico tem sido apontado como uma ferramenta suplementar ao exame neurológico para diagnóstico da localização e grau da lesão medular secundária a trauma, isquemia, tumor ou infecção.[26,36,40,41] Na doença de Parkinson, oVEMP e cVEMP têm sido utilizados para avaliar o controle postural. As respostas evocadas têm uma amplitude reduzida e estes achados podem significar uma redução na atividade vestibular reflexa.[20]

Em suma, revisamos as modalidades de estímulo usadas para gerar o VEMP, os músculos mais usados para o registro da resposta evocada e os aspectos clínicos do uso do VEMP como ferramenta para diagnóstico. O estímulo auditivo *tone burst* é o mais utilizado para gerar o VEMP cervical e VEMP ocular, enquanto o estímulo galvânico é o mais utilizado para gerar o VEMP do músculo sóleo. O VEMP ocular e o VEMP cervical são os mais utilizados na prática clínica, auxiliando no diagnóstico de vestibulopatias periféricas, enquanto o VEMP do músculo sóleo tem valor para o diagnóstico de vestibulopatias centrais e mielopatias motoras. Assim, o VEMP nas suas diversas modalidades é um teste eletrofisiológico muito importante para a avaliação dos órgãos otolíticos e do trato vestibuloespinal.

REFERÊNCIAS BIBLIOGRÁFICAS

1. Pratt H. Human auditory electrophysiology. In: Luxon L. *Audiological medicine*. London: Martin Dunitz; 2003. p. 271-87.
2. Fukuda T. The stepping test: two phases of the labyrinthine reflex. *Acta Otolaryngol* 1959;50(2):95-108.
3. Curthoys IS. A critical review of the neurophysiological evidence underlying clinical vestibular testing using sound, vibration and galvanic stimuli. *Clin Neurophysiol* 2010;121:132-44.
4. Park HJ, Lee IS, Shin JE *et al*. Frequency-tuning characteristics of cervical and ocular vestibular evoked myogenic potentials induced by air-conducted tone bursts. *Clin Neurophysiol* 2010;121(1):85-9.
5. Silva TR, Santos MAR, Resende LM *et al*. Applications of vestibular-evoked myogenic potential: a systematic literature review. *Audiol Commun Res* 2019;24:e2037.
6. Martínez JR, López JR, Fernández NP, Guzmán RBD. Cómo analizar un potencial evocado miogénico vestibular? Aplicación de un método no lineal. *Acta Otorrinolaringol Esp* 2011;62(2):126-31.
7. Park HJ, Lee IS, Shin JE *et al*. Frequency-tuning characteristics of cervical and ocular vestibular evoked myogenic potentials induced by air-conducted tone bursts. *Clin Neurophysiol* 2010;121(1):85-9.
8. Britton TC, Day BL, Brown P *et al*. Postural electromyographic responses in the arm and leg following galvanic vestibular stimulation in man. *Exp Brain Res* 1993;94(1):143-51.
9. Iwasaki S, Egami N, Inoue A *et al*. Ocular vestibular evoked myogenic potential elicited from binaural air-conducted stimulations: clinical feasibility in patients with peripheral vestibular dysfunction. *Acta Otolaryngol* 2013;133(7):708-13.
10. Murofushi T, Curthoys IS, Topple AN *et al*. Responses of guinea pig primary vestibular neurons to clicks. *Exp Brain Res* 1995;103:174-8.
11. Cunha LCM, Labanca L, Tavares MC, Gonçalves DU. Vestibular evoked myogenic potential (VEMP) with galvanic stimulation in normal subjects. *Braz J Otorhinolaryngol* 2014;80(1):48-53.
12. Carmona S, Ferrero A, Pianetti G *et al*. Galvanic vestibular stimulation improves the results of vestibular rehabilitation. *Ann N Y Acad Sci*. 2011;1233(1):1-7.
13. Samoudi G, Jivegard M, Mulavara AP, Bergquist F. Effects of stochastic vestibular galvanic stimulation and LDOPA on balance and motor symptoms in patients with Parkinson's disease. *Brain Stimul* 2015;8(3):474-80.
14. Fitzpatrick RC, DAY BL. Probing the human vestibular system with galvanic stimulation. *J Appl Physiol* 2004;96(6):2301-16.
15. Squair JW, Bjerkefors A, Inglis JT *et al*. Cortical and vestibular stimulation reveal preserved descending motor pathways in individuals with motor-complete spinal cord injury. *J Rehabil Med* 2016;48(7):589-96.
16. Watson SRD, Colebatch JG. Vestibular-evoked electromyographic responses in soleus: a comparison between click and galvanic stimulation. *Exp Brain Res* 1998;119(4):504-10.
17. De Natale ER, Ginatempo F, Mercante B *et al*. Vestibulo masseteric reflex and acoustic masseteric Reflex. Normative data and effects of age and gender. *Clin Neurophysiol* 2019;130(9):1511-9.
18. Kantner C, Gürkov R. Characteristics and clinical applications of ocular vestibular evoked myogenic potentials. *Hear Res* 2012;294(1-2):55-63.
19. Todd NPM. The origin of the ocular vestibular evoked myogenic potential (OVEMP). *Clin Neurophysiol* 2010;121(6):978-80.
20. De Natale ER, Ginatempo F, Paulus KS *et al*. Abnormalities of vestibular-evoked myogenic potentials in idiopathic Parkinson's disease are associated with clinical evidence of brainstem involvement. *Neurol Sci* 2015;36(6):995-1001.

21. Saka N, Seo T, Fujimori K et al. Vestibular-evoked myogenic potential in response to bone-conducted sound in patients with otosclerosis. Acta Otolaryngol 2012;132(11):1155-9.
22. Akkuzu G, Akkuzu B, Ozluoglu LN. Vestibular evoked myogenic potentials in benign paroxysmal positional vertigo and Meniere's disease. Eur Arch Otorhinolaryngol 2006;263(6):510-7.
23. Young YH. Vestibular evoked myogenic potentials: optimal stimulation and clinical application. J Biomed Sci 2006;13(6):745-51.
24. Cherchi M, Bellinaso NP, Card K et al. Sound evoked triceps myogenic potentials. Otol Neurotol 2009;30(4):545-50.
25. Muise SB, Lam CK. Reduced input foot sole skin through cooling differentially modulates the short latency and medium latency vestibular reflex responses to galvanic vestibular stimulation. Exp Brain Res 2012;218(1):63-71.
26. Labanca L, de Morais Caporali JF, da Silva Carvalho SA et al. Vestibular-evoked myogenic potential triggered by galvanic vestibular stimulation may reveal subclinical alterations in human T-cell lymphotropic virus type 1-associated myelopathy. PLoS One. 2018;13(7):e0200536.
27. Su HC, Huang TW, Young YH, Cheng PW. Aging effect on vestibular evoked myogenic potential. Otol Neurotol 2004;25(6):977-80.
28. Murofushi T, Shimizu K, Takegoshi H, Cheng PW. Diagnostic value of prolonged latencies in the vestibular evoked myogenic potential. Arch Otolaryngol Head Neck Surg 2001;127(9):1069-72.
29. Lin CY, Wang SJ, Young YH. Correlations between foam posturography and vestibular-evoked myogenic potential tests in Ménière's disease. Ear Hear 2013;34(5):673-9.
30. Walther LE, Blodow A. Ocular vestibular evoked myogenic potential to air conducted sound stimulation and video head impulse test in acute vestibular neuritis. Otol Neurotol 2013;34(6):1084-9.
31. Manzari L, Burgess AM, McGarvie LA et al. An indicator of probable semicircular canal dehiscence: ocular vestibular evoked myogenic potentials to high frequencies. Otolaryngol Head Neck Surg 2013;149(1):142-5.
32. Taylor RL, Bradshaw AP, Magnussen JS et al. Augmented ocular vestibular evoked myogenic potentials to air-conducted sound in large vestibular aqueduct syndrome. Ear Hear 2012;33(6):768-71.
33. Chiarovano E, Darlington C, Vidal P et al. The role of cervical and ocular vestibular evoked myogenic potentials in the assessment of patients with vestibular schwannomas. PLoS One 2014;9(8):1-10.
34. Rosengren SM, Welgampola MS, Taylor RL. Vestibular-Evoked Myogenic Potentials in bilateral vestibulopathy. Front Neurol 2018;9:252.
35. Kim CH, Jang MU, Choi HC, Sohn JH. Subclinical vestibular dysfunction in migraine patients: a preliminary study of ocular and rectified cervical vestibular evoked myogenic potentials. J Headache Pain 2015;16(93):1-9.
36. Miller DM, Klein CS, Suresh NL, Rymer WZ. Asymmetries in vestibular evoked myogenic potentials in chronic stroke survivors with spastic hypertonia: evidence for a vestibulospinal role. Clin Neurophysiol 2014;125(10):2070-8.
37. Wen MH, Cheng PW, Young YH. Augmentation of ocular vestibular evoked myogenic potentials via bone-conducted vibration stimuli in Meniere's disease. Otolaryngol Head Neck Surg 2012;146:797-803.
38. Minor LB, Cremer PD, Carey JP et al. Symptoms and signs in superior canal dehiscence syndrome. Ann N Y Acad Sci 2001;942:259-73.
39. Strupp M, Kim JS, Murofushi T, et al. Bilateral vestibulopathy: diagnostic criteria consensus document of the classification committee of the Bárány Society. J Vest Res 2017;27:177-89.
40. Iles JF, Ali AS, Savic G. Vestibular-evoked muscle responses in patients with spinal cord injury. Brain 2004;127(7):1584-92.
41. Felipe L, Kingma H, Lambertucci JR et al. Testing the vestibular evoked myogenic potential (VEMP) to identify subclinical neurological alterations in different phases of human T-lymphotropic virus type 1 infection. Spine J 2013 Apr;13(4):397-401.

EXAMES DE IMAGEM EM OTONEUROLOGIA

Os exames de imagem fornecem informações muito importantes na avaliação de doenças vestibulares relacionadas com o conduto auditivo interno (CAI), com o ângulo pontocerebelar, malformações da orelha interna, lesões do SNC, alterações de coluna cervical e transição craniovertebral com comprometimento do território vertebrobasilar. A opção de imagem, se radiografia simples, ultrassonografia, tomografia computadorizada ou ressonância magnética, dependerá da suspeita clínica.

A **radiografia simples** de coluna cervical, realizada nas posições frente, perfil e oblíquas direita e esquerda, permite avaliar os corpos vertebrais, espaços intervertebrais, forames de conjugação, presença de escoliose e retificação de coluna cervical. Em geriatria, esse exame não deve, a princípio, ser valorizado para justificar a queixa de tontura, visto que a grande maioria da população acima de 60 anos apresenta alterações degenerativas da coluna com a presença de osteófitos, desvios ou redução dos espaços interdiscais na imagem.[1]

A **ultrassonografia Doppler** de artérias carótidas e vertebrais está indicada na investigação de doenças vasculares no pescoço e no território vertebrobasilar, avaliando estenose, agenesia e dissecções. É um exame a ser considerado no idoso com tontura associada ao esforço, sintomas cardiovasculares e dislipidemia.[2]

A **tomografia computadorizada** (TC) e a **ressonância magnética** (RM) são exames de imagem que, muitas vezes, se complementam. A opção pela TC envolve, principalmente, a avaliação de comprometimento de espaços aéreos e a cortical óssea.[3] A RM é o método de escolha para avaliar o espaço liquórico, os feixes nervosos, partes moles da orelha interna e o parênquima cerebral. Assim, a TC é indicada para avaliação do labirinto ósseo, para diagnóstico de fístulas do canal lateral, colesteatoma, deiscência do canal semicircular superior, malformações labirínticas e otosclerose. A RM tem sua aplicação no diagnóstico dos tumores de ângulo pontocerebelar, malformações do labirinto membranoso, avaliação do trajeto do VIII par craniano, lesões tumorais, vasculares ou desmielinizantes do parênquima cerebral e comprometimento dos ventrículos cerebrais. A **angiorressonância** (angio-RM) cerebral é utilizada para o estudo de estruturas vasculares intra e extracranianas. A forma de reconstrução tridimensional espacial da angio-RM subtrai a imagem do tecido estacionário, possibilitando a visibilização do território vascular, sendo o exame de escolha para a avaliação de aneurismas, alças ou espasmos vasculares de pequenas artérias relacionadas com a orelha interna.[3,4]

A **tomografia por emissão de pósitrons** (PET-TC) e a **ressonância magnética funcional** permitem avaliar as conexões e interações dos diferentes sistemas sensoriais no encéfalo. São bastante úteis para detectar os modelos de ativação de áreas corticais e subcorticais assim como do cerebelo. Dessa forma é possível avaliar as interconexões das estruturas vestibulares e sua interação com outras modalidades sensoriais, a relação entre as funções sensoriais e motoras e as alterações decorrentes das doenças vestibulares periféricas ou centrais.[5]

O **Doppler transcraniano** possibilita a avaliação do fluxo sanguíneo dos vasos intracranianos. Os parâmetros mais importantes, para a medida do fluxo, são o índice de pulsatilidade (IP) e o índice de resistência (IR). Em um trabalho utilizando esse método, o autor conclui que o mesmo apresenta 91% de sensibilidade e de especificidade para estenoses de circulação vertebrobasilar, quando considerados os valores do IP.[6]

REFERÊNCIAS BIBLIOGRÁFICAS

1. Schwertner DS, Ries LG, Santos GM et al. Avaliação postural das curvaturas da coluna na região cervical e torácica de idosos. *Ter Man* 2011 Out/Dez;9(46):733-8.
2. Ferrari AU, Radaelli A, Centola M. Invited review: aging and the cardiovascular system. *J Appl Physiol* 2003;95:2591-7.
3. Fatterpekar GM, Doshi AH, Dugar M et al. Role of 3D CT in the evaluation of the temporal bone. *Radiographics* 2006 Oct;26(1):117-32.
4. Lane JI, Witte RJ, Bolster B et al. AJNR. State of the art: 3T imaging of the membranous labyrinth. *Am J Neuroradiol* 2008 Sept;29(8):1436-4.
5. Dieterich M, Brandt T. Functional brain imaging of peripheral and central vestibular disorders. *Brain* 2008;131:2538-52.
6. Lima Neto AC. Sensibilidade e especificidade do nistagmo de privação vertebrobasilar, da angiorressonância e do Doppler transcraniano no diagnóstico da insuficiência vertebrobasilar relacionada à tontura. (Tese). São Paulo: Faculdade de Medicina da Universidade de São Paulo, 2017.

Parte III Manifestações Clínicas

SÍNDROMES VESTIBULARES PERIFÉRICAS

As síndromes vestibulares podem ser causadas por alterações vasculares, metabólicas, hormonais, imunomediadas, neoplásicas, inflamatórias/infecciosas, genéticas, degenerativas, ter origem traumática ou alérgica. Elas podem ser didaticamente categorizadas em periféricas, centrais e mistas, de acordo com a topografia da lesão vestibular.

- Entende-se por síndrome vestibular periférica os quadros clínicos vestibulares que cursam com acometimento do labirinto e/ou nervos vestibulares.
- As síndromes vestibulares centrais correspondem às lesões que comprometem os núcleos vestibulares e/ou as conexões vestibulares no encéfalo.
- As síndromes vestibulares mistas compreendem os distúrbios cuja localização se encontra tanto no sistema vestibular periférico, quanto no central.

As síndromes vestibulares periféricas mais comuns estão descritas neste capítulo.

VERTIGEM POSICIONAL PAROXÍSTICA BENIGNA

A vertigem posicional paroxística benigna (VPPB) é caracterizada por episódios recorrentes e curtos de vertigem, acompanhados de nistagmo posicional e desencadeados por determinados posicionamentos da cabeça, como ao deitar-se, levantar-se, debruçar-se, virar-se quando deitado ou à hiperextensão cervical. Os pacientes também podem apresentar manifestações neurovegetativas, como náuseas, vômito, taquicardia, palidez, sudorese e mal-estar, de intensidades variadas.[1]

As duas formas de fisiopatologia da VPPB mais frequentes são a **cupolitíase**, em que a vertigem ocorre pela presença inadequada de fragmentos de otólitos aderidos às cristas ampolares dos canais semicirculares, e a **ductolitíase**, em que essas partículas estão livremente flutuantes nos ductos dos canais semicirculares. A alteração da densidade da cúpula e/ou da endolinfa provocada pela presença desses fragmentos seria a responsável pela informação sensorial errônea que implicaria no aparecimento das manifestações clínicas da VPPB. A ductolitíase corresponde ao mecanismo fisiopatológico que poderia explicar a maioria dos casos de VPPB atendidos na prática clínica diária.

A VPPB pode ser originada por traumatismos cranioencefálicos, processos inflamatórios/infecciosos da orelha média, cirurgias otológicas (p. ex., estapedectomia), alterações vasculares labirínticas, inflamação do nervo vestibular, hidropisia endolinfática, vestibulotoxicidade, doenças neurológicas, migrânea, sedentarismo e distúrbios metabólicos. Em cerca de 50% dos casos, não há identificação da causa.[2,3]

O diagnóstico é suspeitado à anamnese, a partir do relato de uma história clínica característica de vertigem desencadeada por movimentos cefálicos e confirmado ao exame físico, com o aparecimento de nistagmo posicional à realização de manobras diagnósticas para a VPPB. As manobras diagnósticas visam a reproduzir as manifestações clínicas com a movimentação da cabeça no plano dos canais semicirculares comprometidos, e os movimentos oculares resultantes permitem ao examinador diagnosticar a VPPB e topografar o canal acometido.

As manobras diagnósticas mais empregadas são as de Dix-Hallpike, a de deitar-se para o lado e a rotação lateral da cabeça a partir da posição de decúbito dorsal horizontal (DDH).

A manobra de Dix-Hallpike é indicada para a pesquisa de VPPB de canais semicirculares verticais (Fig. 8-1). O nistagmo torcional horário (para esquerda) ou anti-horário (para direita), associado a uma componente vertical para cima, sugere VPPB de canal posterior esquerdo ou direito, respectivamente, quando ocorrer no teste de Dix-Hallpike para o mesmo lado. Os nistagmos associados a uma componente vertical para baixo são característicos de VPPB de canal semicircular superior.

A torção lateral da cabeça, também conhecida como **Head Roll Test**, é utilizada para o diagnóstico de VPPB de canal semicircular lateral. O paciente é colocado em DDH, e sua cabeça é girada para o lado direito e em seguida esquerdo, observando-se o surgimento de nistagmos horizontais. A ocorrência de um nistagmo direcionado para o chão (**geotrópico, ou seja, nistagmo pra direita com a cabeça para direita, e para esquerda com a cabeça para esquerda**) sugere a ductolitíase. Se, ao contrário, o nistagmo for direcionado para cima (**ageotrópico**), a suspeita é de cupulolitíase. O mecanismo fisiopatológico da geração do nistagmo e o lado do canal envolvido podem ser observados no Quadro 8-1.

O registro do nistagmo torcional por meio de eletronistagmografia e vectonistagmografia acrescenta poucos dados à investigação, uma vez que a rotação do globo ocular sobre seu próprio eixo não pode ser registrada por essas técnicas. A realização do exame associada à

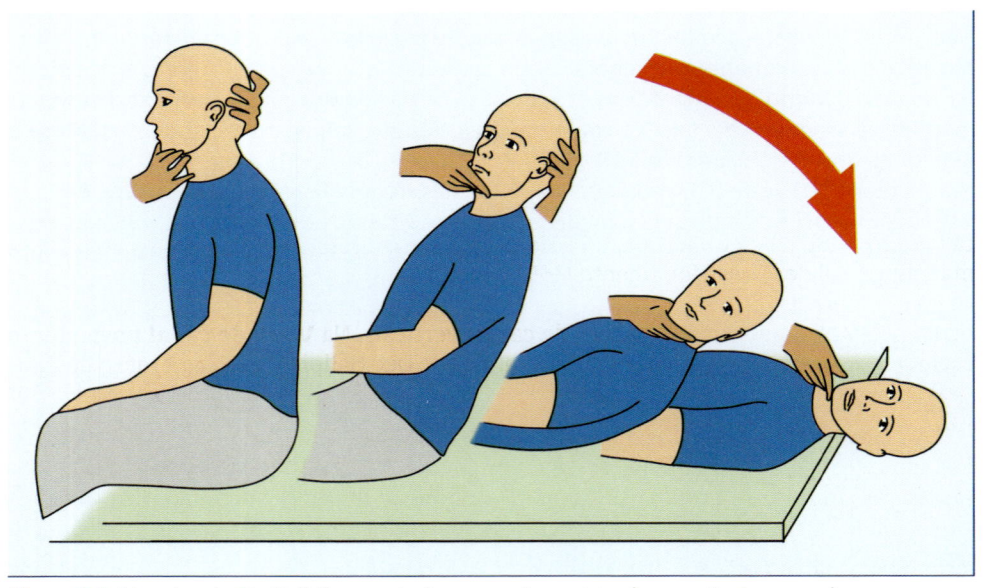

Figura 8-1. Manobra de Dix-Hallpike para testar os canais semicirculares verticais esquerdos.

Quadro 8-1. VPPB de Canal Lateral: Mecanismos Fisiopatológicos Envolvidos e Lado do Canal Envolvido

Direção do nistagmo	Mais intenso com a cabeça para a esquerda	Mais intenso com a cabeça para a direita
Geotrópico	Canalitíase E	Canalitíase D
Ageotrópico	Cupulolitíase D	Cupulolitíase E

prova calórica, no entanto, apresenta utilidade na investigação de outras disfunções labirínticas associadas. A **vídeo-oculografia**, por sua vez, é útil na visibilização dos nistagmos posicionais, pois proporciona o aumento da imagem da movimentação ocular, ao mostrá-la em um monitor e possibilita a gravação dos movimentos oculares e a sua reprodução quantas vezes forem necessárias para o diagnóstico. Além disso, realizada com supressão da visão, elimina a fixação ocular, aumentando a sensibilidade do teste posicional.

O canal semicircular mais acometido pela VPPB é o posterior, em 85 a 95% dos casos. O menos acometido é o superior. O comprometimento bilateral dos canais, de vários canais ao mesmo tempo, também pode ocorrer, mas é raro.[2,3]

O nistagmo posicional ocasionado pela VPPB deve ser acompanhado de vertigem e tende a ser fatigável à repetição das manobras diagnósticas. No acometimento dos canais verticais, o nistagmo apresenta **latência** de 3 a 15 segundos após o início do movimento, e sua **duração** costuma ser menor que 30 a 60 segundos, após cessar a movimentação da cabeça. O nistagmo decorrente do acometimento de canal lateral pode não apresentar latência e durar mais de 60 segundos.

As crises podem ocorrer várias vezes ao dia, e a vertigem consequente à cupulolitíase pode ser mais intensa e duradoura que a causada pela ductolitíase. A VPPB não cursa com manifestações clínicas auditivas e neurológicas, e sua prevalência na população é diretamente proporcional ao avançar da idade.[2-6]

Os medicamentos supressores vestibulares são ineficazes quando utilizados com a finalidade de resolução da doença. São capazes de aliviar os sintomas em algumas circunstâncias, particularmente nos pacientes que serão submetidos à reposição canalicular. O tratamento clínico eficaz para correção da VPPB é feito por meio de procedimentos de **manobras de reposição de otólitos**, que visam à recolocação das partículas de volta às estruturas do labirinto membranoso presentes no vestíbulo (utrículo). As manobras de **Epley**, **Semont**, **Lempert**, **Gufoni**, **Yakovino e Zuma** e os exercícios de habituação de **Brandt-Darroff** são as técnicas mais utilizadas na abordagem da VPPB. A identificação do canal envolvido e o seu mecanismo fisiopatológico são fundamentais para a escolha da manobra ideal de reposicionamento.[1,2,4,7]

A manobra de Epley é a mais conhecida e utilizada para o reposicionamento das partículas de otólitos no acometimento de canais verticais. Na **VPPB de canal posterior**, o paciente é inicialmente colocado na posição final de Dix-Hallpike (posição 1) até o desaparecimento da vertigem e do nistagmo torcional. A seguir, a cabeça é lentamente girada 90° para o lado contralateral (posição 2). Após 2 a 3 minutos nessa posição, o paciente assume o decúbito lateral para o lado contralateral ao labirinto envolvido, e a cabeça é girada em torno de mais 90° em conjunto ao corpo, permanecendo em uma inclinação angular de 45° com o plano vertical (posição 3). A partir de então, o paciente se senta com a cabeça fletida em cerca de 20° (posição 4). Finalmente, a cabeça é colocada em sua posição anatômica habitual (posição 5). Deve existir sempre um pequeno intervalo de alguns minutos entre as posições. A manobra pode ser repetida 2 ou 3 vezes em uma mesma sessão, e o paciente retorna em 5 a 7 dias para reavaliação. Caso persistam as queixas e a positividade do teste, a manobra pode ser repetida. A **manobra de Epley invertida** é uma opção para o **canal semicircular superior**. A eficiência da manobra de Epley é estimada entre 70 e 80%. A manobra pode ser observada na Figura 8-2.

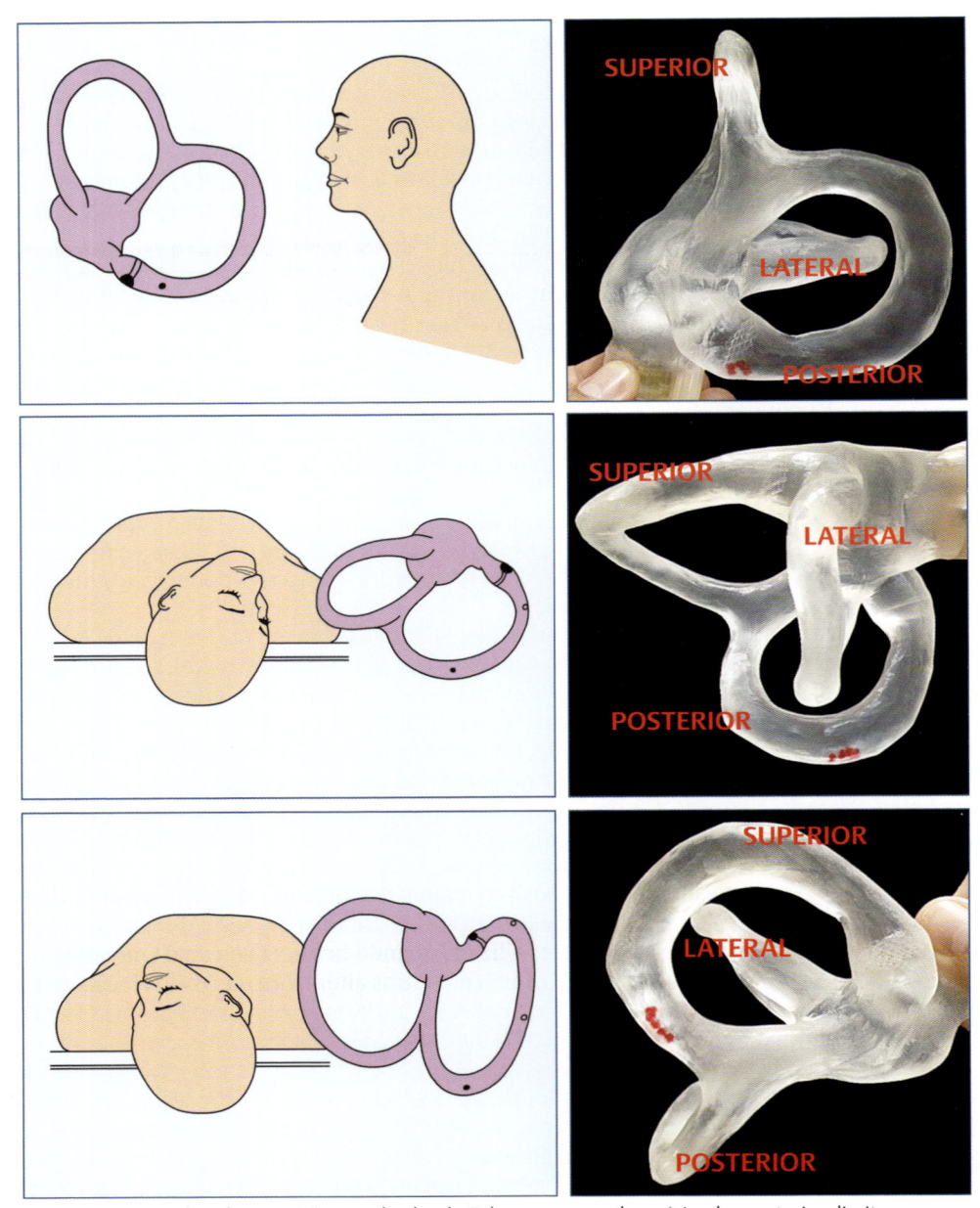

Figura 8-2. Manobra de reposição canalicular de *Epley* para o canal semicircular posterior direito.

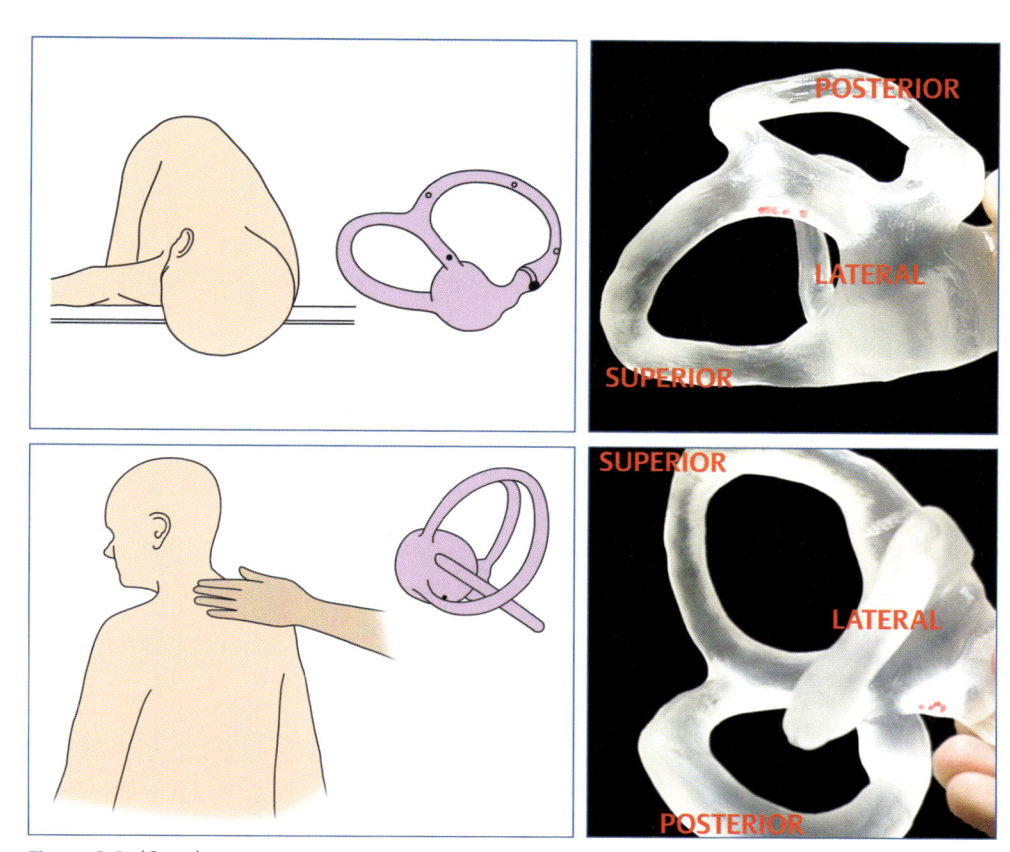

Figura 8-2. (Cont.)

    A manobra liberatória de *Semont* é uma opção para o reposicionamento de estatocônios dos **canais verticais**. O paciente se posiciona sentado em uma maca com os pés pendentes, e sua cabeça é girada 45° para o lado são (posição 1). Deita-se, a seguir, em decúbito lateral do lado lesado, mantendo o ângulo da cabeça com a ajuda do examinador (posição 2). Finalmente, o indivíduo é rapidamente levado para o outro lado da maca, com a cabeça e o pescoço na mesma posição e apoiados pelo examinador, assumindo o decúbito lateral para o lado são (posição 3). A manobra é de difícil execução em pacientes obesos e idosos. Esta manobra pode ser utilizada quando houver falência da manobra de Epley, em pacientes com problemas de coluna ou outras alterações que contraindiquem a manobra de Epley ou, ainda, nos casos de cupulolitíase, de onde vem o termo "liberatória". A sequência da manobra liberatória de Semont está ilustrada na Figura 8-3.
    A **manobra de Yacovino**[8] é realizada para a VPPB de canal anterior. A mesma manobra resolve os casos de VPPB de canal anterior direito ou esquerdo, indistintamente, o que facilita o tratamento dos casos em que o nistagmo torcional é menos evidente e, portanto, gera dúvida sobre o lado acometido. É realizado deitando o paciente e posicionando sua cabeça em posição de Rose (cabeça fletida cerca de 30° para baixo). Em seguida, flexiona-se a cabeça 90° para que o queixo do paciente encoste em seu tórax. Por fim, o paciente

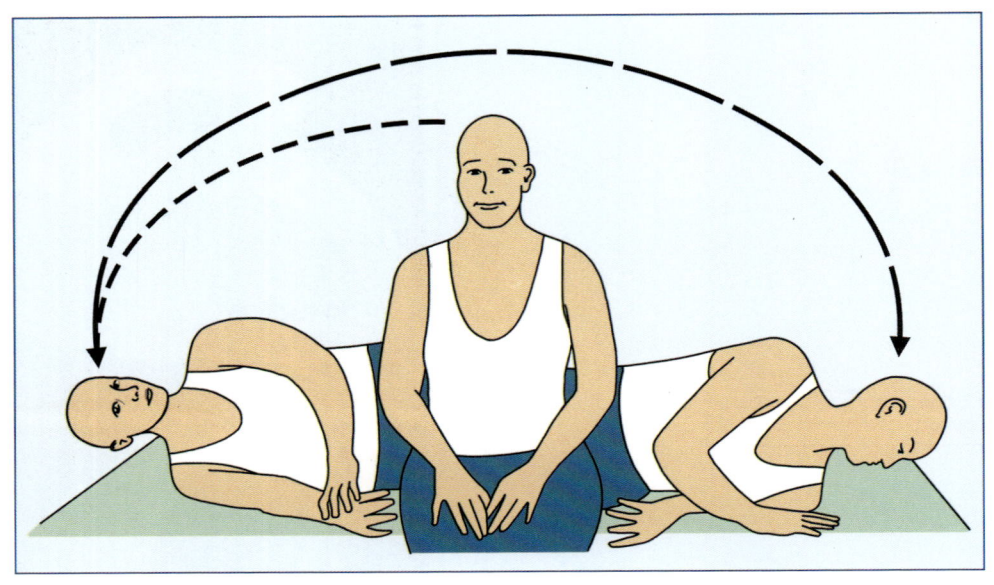

Figura 8-3. Manobra liberatória de Semont.

senta-se mantendo o queixo encostado no tórax. Entre cada uma das posições deve-se permanecer ao menos 60 segundos (Fig. 8-4).

A **manobra de Lempert**, também conhecida como ***Barbecue* ou *Roll manouver***, é a técnica mais utilizada para o reposicionamento das partículas de canais laterais. O paciente, inicialmente em decúbito dorso-horizontal, é girado no sentido contralateral à lesão, em posições sequenciais, completando a volta ao redor de si mesmo (360 graus). Inicialmente, a cabeça é girada 90° para o lado são, e, após 15 segundos, o corpo assume o decúbito lateral para esse lado. Repete-se o mesmo movimento: uma nova rotação é feita com a cabeça, sempre em direção ao lado oposto à lesão e, depois, movimenta-se o restante do corpo. O processo continua até se completar toda a rotação. A manobra de Lempert é ilustrada na Figura 8-5.

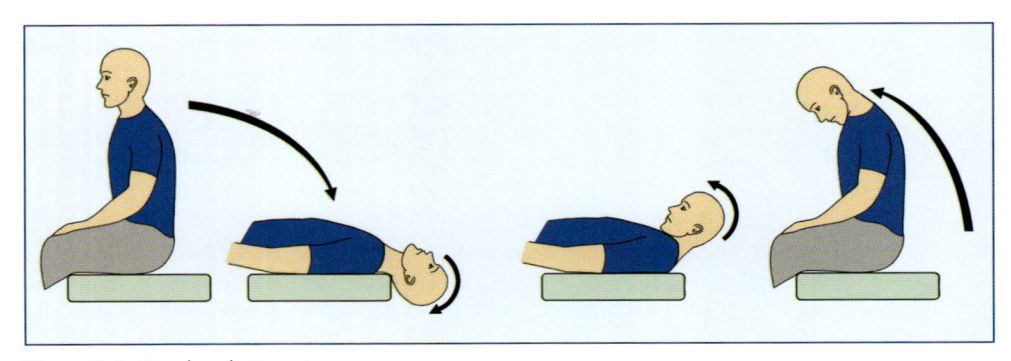

Figura 8-4. Manobra de Yacovino.

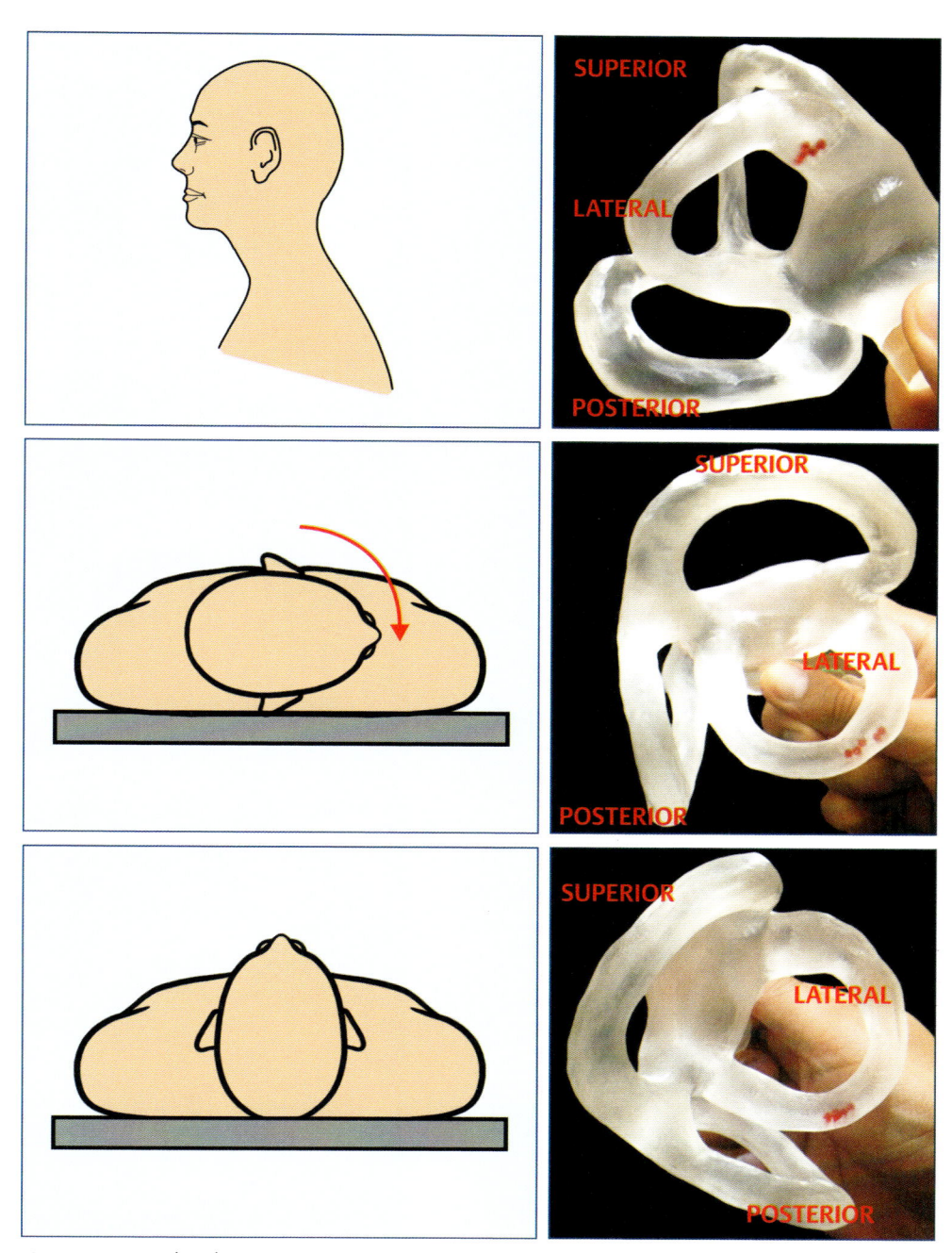

Figura 8-5. Manobra de Lempert para o tratamento da VPPB do canal lateral direito.

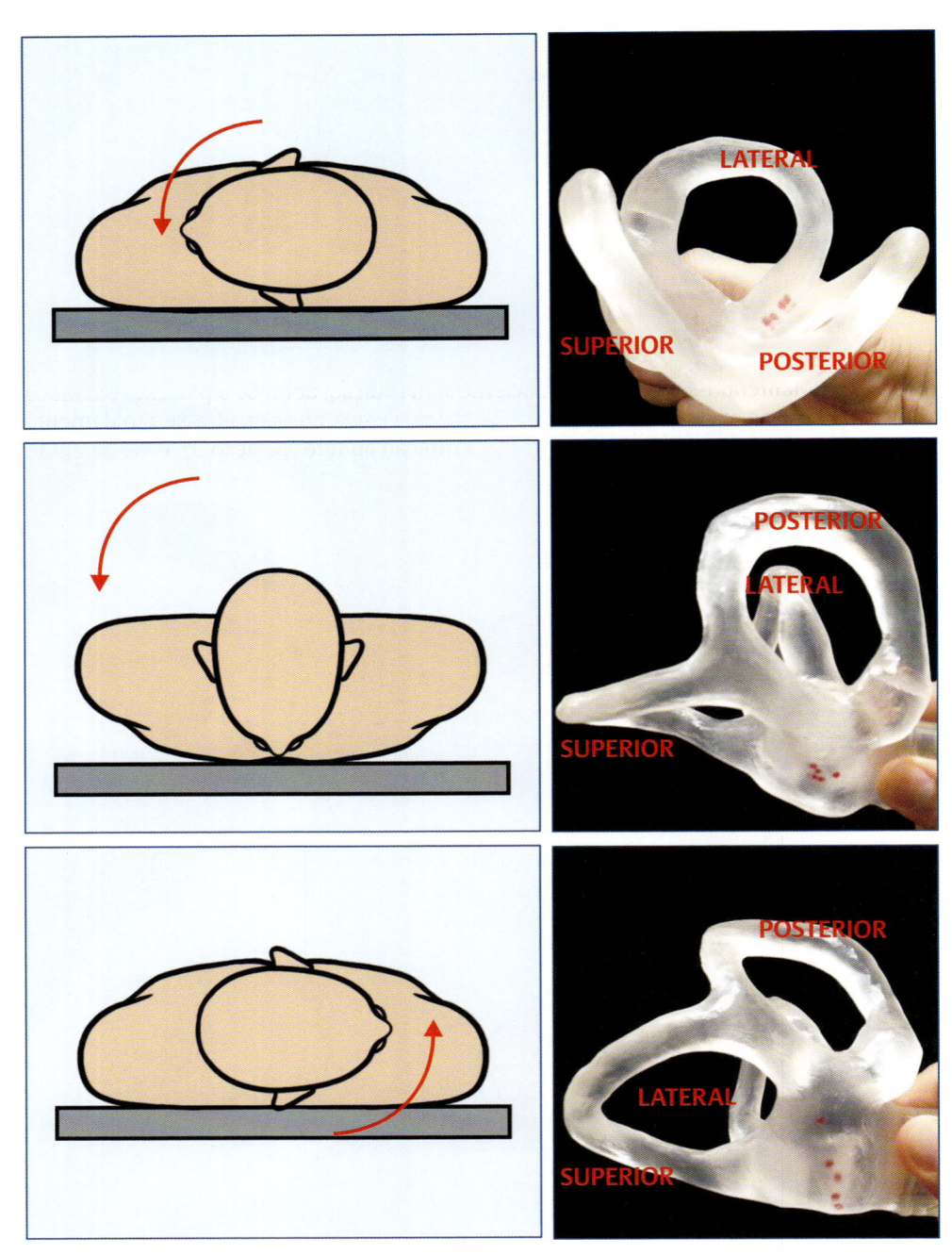

Figura 8-5. *Cont.*

A **manobra de Gufoni**[9] tem sido bastante utilizada para o tratamento da canalitíase de canal lateral, e tem, frequentemente, substituído a manobra de Lempert em virtude de maior facilidade de realização. Não há, no entanto, consenso entre qual das duas é mais eficaz. A manobra de Gufoni é realizada com o paciente sentado com os pés para fora da maca (posição 1). Mantendo-se a cabeça do paciente sem rotação, deita-se o paciente em bloco para o lado são de forma rápida (posição 2). Nesta mesma posição, gira-se rapidamente a cabeça do paciente mais 90°, em direção à maca (posição 3). Mantendo a cabeça rodada para o mesmo ombro, levanta-se o paciente lentamente (posição 4). Entre cada posição, recomenda-se aguardar cerca de 1-2 minutos (Fig. 8-6).

A **manobra de Zuma**,[10] descrita pelo brasileiro Francisco Carlos Zuma e Maia em 2016, é realizada para o tratamento da cupulolitíase de canal lateral. De forma semelhante à manobra de Gufoni, é realizada com o paciente sentado com os pés para fora da maca (posição 1). Mantendo-se a cabeça do paciente sem rotação, deita-se o paciente em bloco para o lado são de forma rápida (posição 2). Nesta mesma posição, gira-se rapidamente a cabeça do paciente mais 90°, para cima, em direção ao teto (posição 3). Pede-se então que o paciente assuma o decúbito dorsal horizontal, mantendo a cabeça na mesma direção, olhando para o teto. Gira-se, então, a cabeça mais 90° (posição 4). Mantendo a cabeça rodada para o mesmo ombro, levanta-se o paciente lentamente (posição 5). Entre cada posição, recomenda-se aguardar cerca de 1-2 minutos (Fig. 8-7).

Os **exercícios de Brandt-Daroff** não são considerados manobras de reposicionamento, mas exercícios clássicos que podem induzir tontura e provocar a habituação da função vestibular. Podem ser realizados pelo próprio paciente em sua casa. O exercício é similar

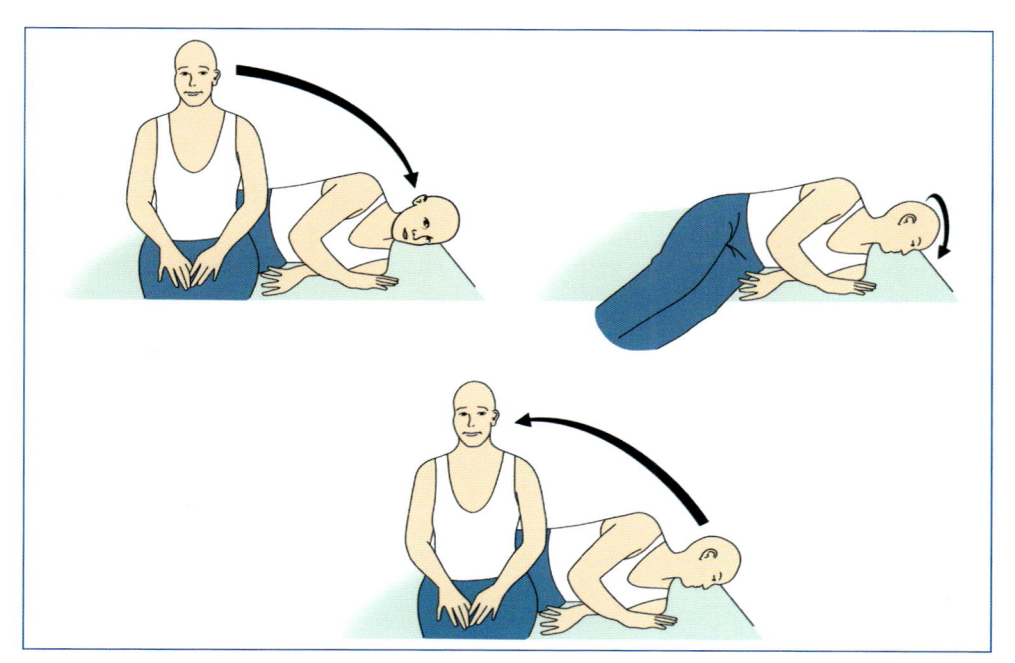

Figura 8-6. Manobra de Gufoni.

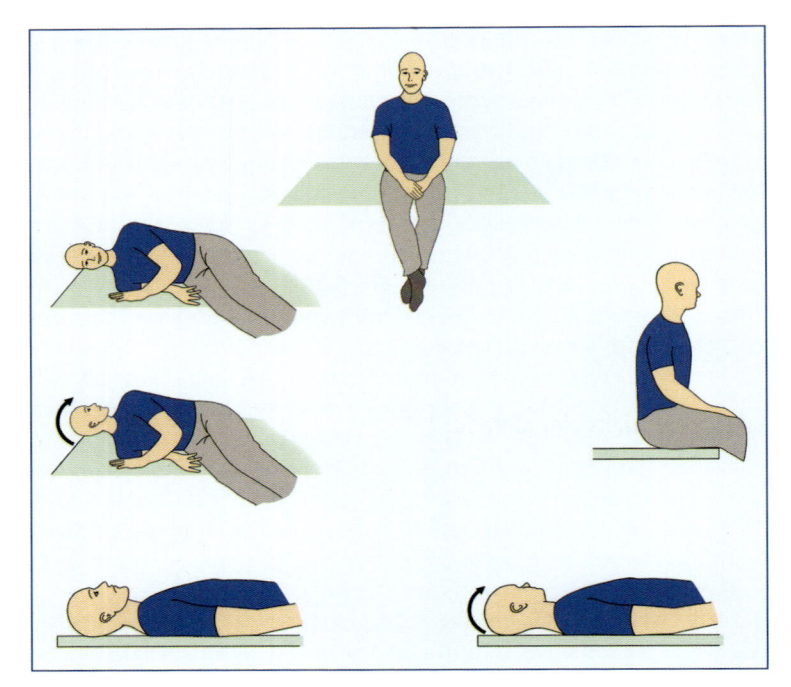

Figura 8-7. Manobra de Zuma.

à manobra de *Semont*, mas difere na realização mais lenta e no posicionamento da cabeça, sempre inclinada 45° para cima nos dois decúbitos laterais.

Em alguns casos rebeldes ao tratamento conservador, a oclusão de canal semicircular posterior ou a neurectomia singular estão entre as cirurgias mais sugeridas.

Cerca de 90% dos casos de VPPB apresentam resolução do quadro clínico com as manobras de reposicionamento. A melhora espontânea, sem manobra, pode ocorrer em 15 a 23% dos casos. A recidiva ocorre em até 32% dos casos após um ano das manobras de reposicionamento, particularmente em idosos e quando há comorbidades associadas. A forma persiste de VPPB, sem melhora com as manobras, ocorre em torno de 1 a 3% dos casos.

A investigação de uma doença vestibular deve ser sempre realizada, especialmente nos pacientes que não apresentam melhora com as manobras convencionais ou com recorrências frequentes. Pacientes que apresentam dissociação nistagmo-vertiginosa, nistagmo atípico, persistência do quadro clínico apesar da realização das manobras e/ou queixas neurológicas concomitantes devem ser investigados do ponto de vista neurológico, pois algumas lesões cerebelares e de tronco encefálico podem provocar o aparecimento de vertigem e/ou nistagmo posicionais, simulando a VPPB.[4]

CASOS CLÍNICOS ATÍPICOS DE VPPB

A vertigem posicional paroxística benigna (VPPB) apresenta, além das configurações diagnósticas e terapêuticas bastante conhecidas, manifestações atípicas mais frequentes do que se poderia pensar,[11] com sintomas similares ao da VPPV típica.

Levando em conta atributos não costumeiros em prevalência ou particularidades, várias atipias podem ser identificadas nesta vestibulopatia, algumas comumente encontradas no dia a dia do otorrinolaringologista e outras menos comuns. O diagnóstico diferencial com a vertigem posicional de origem central deve sempre ser considerado nos casos clínicos com atipicidade da VPPB.

Quanto ao tipo de nistagmo posicional às provas de Dix-Hallpike e Pagnini-McClure, a VPPB atípica pode ser ocasionada por: 1. ductolitíase causada pela presença de otólitos no braço longo ou curto de canal semicircular labiríntico; 2. cupulolitíase em que os otólitos aderem à cúpula da crista ampular; ou, 3. por alteração da densidade relativa endolinfática/cupular, originando cúpula leve ou pesada.[12,13]

Direção (geotrópica ou apogeotrópica; horizontal, vertical, vertical-torcional ou torcional), duração (transitória e com latência ou persistente e sem latência) do nistagmo posicional são os parâmetros mais relevantes para avaliação e interpretação topográfica e do substrato fisiopatológico envolvido.

Admite-se que casos clínicos atípicos de VPPB, mais comuns em migranosos do que em pacientes sem enxaqueca, podem ser caracterizados pelos possíveis perfis do nistagmo posicional em cada canal semicircular afetado:[11-26]

Canal Posterior

Nistagmo torcional-vertical para cima, geotrópico persistente (*cupulolitíase*), menos intenso do que na canalitíase.

Nistagmo torcional-vertical para cima, geotrópico persistente (*cúpula leve*).

Nistagmo torcional-vertical para baixo, apogeotrópico transitório (*canalitíase*).

Nistagmo vertical para cima-torcional, geotrópico transitório (*canalitíase bilateral*) tanto no Dix-Hallpike direito como no esquerdo.

Sem nistagmo posicional, mas com vertigem posicional ao sentar no Dix-Hallpike direito e esquerdo (*canalitíase de braço curto*). Os otólitos cairiam no utrículo, movendo a cúpula e causando a vertigem no Dix-Hallpike do lado atingido e também no retorno em direção à cúpula ao sentar; intensas reações neurovegetativas (náusea, sudorese), desproporcionais diante da ausência do nistagmo, podem ser observadas depois de repetidos posicionamentos.[11]

Canal Lateral

Nistagmo horizontal apogeotrópico persistente (*cupulolitíase*), mais intenso do lado contralateral e mais prolongado do que na canalitíase.

Nistagmo horizontal geotrópico persistente (*cúpula leve*), mais intenso no labirinto comprometido.

Ponto neutro, no qual o nistagmo cessa se a cabeça é girada para o lado afetado cerca de 20° (15-25°) na posição supina, em decorrência do posicionamento vertical ao vetor gravitacional, mas nem sempre é claramente identificado.[20]

N*istagmo posicional horizontal com a cabeça inclinada para trás* na posição sentada bate na direção do lado afetado.

N*istagmo posicional horizontal com a cabeça inclinada para baixo* na posição sentada e *nistagmo pseudoespontâneo horizontal na posição supina* batem para o lado são.

Nistagmo horizontal apogeotrópico transitório (*canalitíase de braço curto*) unilateral, sem nistagmo na manobra diagnóstica contralateral.

Nistagmo horizontal apogeotrópico persistente (*cúpula pesada*), menos intenso do canal afetado.

Nistagmo espontâneo persistente, atribuído a uma congestão das partículas em um segmento estreito do canal, causando uma obstrução funcional; geralmente surge após procedimentos terapêuticos, afetando mais frequentemente o canal lateral.[21]

Canal Anterior
Nistagmo apogeotrópico vertical para baixo com ou sem componente torcional, transitório ou persistente.

Canal Posterior ou Anterior
Nistagmo apenas vertical ou somente torcional, transitório ou persistente.

Múltiplos Canais
Nistagmo em mais de uma direção às provas diagnósticas, uni ou bilateralmente.[21,27]

VPPB Provável (Subjetiva)
Apenas vertigem posicional nas provas diagnósticas, sem nistagmo posicional.[14,24]

Cada tipo de nistagmo posicional atípico corresponde a uma localização e a um substrato fisiopatológico no ducto semicircular acometido. A manobra de reposição de otólitos indicada para o canal posterior, lateral ou anterior comprometido também pode ser executada nos casos atípicos em que o substrato é a litíase (canalitíase ou cupulolitíase). Agitação cefálica e/ou vibração da mastoide podem potencializar os efeitos das manobras.

As manobras terapêuticas de reposicionamento de otólitos específicas para o canal semicircular acometido (Epley, Semont, Gufoni, Zuma, Vanucchi *modificado*, Yacovino, Epley *reverso*) ou exercícios físicos de habituação (Brandt-Daroff) habitualmente eficazes na VPPB típica,[28-32] também podem ser úteis nas modalidades atípicas, provocadas por litíase no ducto ou sobre a cúpula, inclusive quando dois ou mais canais estão envolvidos concomitantemente. A VPPB por canalitíase de braço curto de canal posterior pode ser resolvida com manobra diagnóstica de Dix-Hallpike repetida várias vezes na mesma sessão para o lado acometido.

A alteração relativa da densidade endolinfática/cupular não costuma ser responsiva às manobras terapêuticas, em razão da inexistência de otólitos para serem removidos, contrastando com a responsividade expressiva da canalitíase e da cupulolitíase. A fisiopatologia ainda não está clara e o tratamento pertinente necessita de mais investigações.[20]

Cúpula leve e cúpula pesada são frequentes em migranosos ou em pacientes com história familiar de enxaqueca. A resolução espontânea eventualmente ocorre, mas também pode ser necessário tratar, concomitantemente, a migrânea ou a migrânea vestibular.

Medidas conservadoras englobam várias opções, que podem ser combinadas: recomendações de mudança de hábitos e estilo de vida, reabilitação vestibular, fisioterapia de equilíbrio corporal, controle de comorbidades e medicamentos (como betaistina, cinarizina, clonazepam, dimenidrinato, flunarizina, meclizina, ondansetrona, venlafaxina ou vortioxetina), respeitando eventuais restrições e contraindicações.

As múltiplas facetas clínicas da VPPB atípica e a sua enigmática correlação com migrânea, migrânea vestibular e outras síndromes otoneurológicas, descortinam um panorama otoneurológico desafiador e um campo aberto à investigação científica.

DOENÇA DE MÉNIÈRE
A doença de Ménière (DM) é uma síndrome clínica que consiste em episódios de vertigem episódica usualmente associadas à perda auditiva neurossensorial flutuante unilateral, zumbido e plenitude aural.[33] Está associada a aumento do volume de endolinfa no ducto coclear e órgãos vestibulares em estudos patológicos, apesar de que a hidropisia *per se*

não explica todas as características clínicas, incluindo a perda auditiva progressiva ou a frequência de crises vertiginosas.[33]

O diagnóstico é feito pela história clínica. O paciente com DM caracteristicamente se manifesta por meio de episódios vertiginosos recorrentes, acompanhados de manifestações neurovegetativas (náusea, vômito, sudorese, palidez, taquicardia, mal-estar) e sintomas auditivos (perda auditiva neurossensorial, zumbido, plenitude aural, distorção sonora, intolerância a sons). A DM, entretanto, pode-se apresentar clinicamente de forma incompleta, por exemplo, com somente alguns dos sintomas auditivos ou vestibulares, o que torna mais desafiador o diagnóstico.

A crise vertiginosa da DM costuma durar minutos a horas. Alguns pacientes apresentam os sintomas auditivos imediatamente antes das crises vertiginosas, como se fosse uma aura. Para alguns, as crises vertiginosas podem ser mais incapacitantes, e, para outros, o maior incômodo pode ser em virtude de zumbido, da plenitude aural e/ou da perda auditiva.

Nos estágios iniciais da doença, os sintomas auditivos podem ser flutuantes e desaparecer nos períodos entre os episódios. Com a evolução da doença, a perda auditiva tende a ser progressiva e irreversível. Alguns pacientes também podem apresentar-se clinicamente com surdez súbita. A DM pode evoluir ao longo do tempo para o acometimento bilateral, em cerca de 50% dos casos.

São raros os casos diagnosticados antes dos 18 anos de idade e pouco comum após a sexta década.

Existem várias possíveis causas, como insuficiência hipofisária suprarrenal, sífilis congênita ou adquirida, hipotireoidismo, alterações vasculares, insuficiência estrogênica, alergias, traumas, estenose de canal auditivo interno, viral, doenças imunomediadas sistêmicas ou localizadas unicamente nas orelhas, tumores e displasias do osso temporal, disfunções do metabolismo dos carboidratos ou glicoproteínas e condições genéticas familiares.[34-37] Não raramente, no entanto, não se identifica uma etiologia para a DM.

Nas fases iniciais da DM, a **audiometria tonal liminar** demonstra perda neurossensorial nas frequências graves e, em alguns casos, também nos agudos, configurando o padrão de curva em "U" invertido.[38] Em fases mais avançadas, a perda auditiva pode atingir as principais frequências que correspondem à fala humana, e o audiograma tende a apresentar-se com um traçado plano. Em geral, a discriminação vocal está diminuída proporcionalmente à perda auditiva, e o paciente apresenta recrutamento coclear à avaliação do reflexo estapédico do(s) lado(s) comprometido(s). Ainda é o exame complementar mais relevante para o diagnóstico e o acompanhamento da evolução clínica do paciente com esta enfermidade.

A **eletrococleografia** (ECochG) é útil na documentação de alterações eletrofisiológicas nos casos de hidropisia. Um dos achados mais importantes é a **relação SP/AP**, isto é, a relação entre a amplitude do potencial de somação (SP) e do potencial de ação (AP). Essa relação sugere hidropisia quando seu valor numérico é superior a 30%, quando ocorre às custas do aumento da amplitude do SP. Esse exame pode apresentar falsos positivos e falsos negativos.

Durante a avaliação da função vestibular, o examinador pode observar **nistagmo espontâneo** durante a crise, frequentemente característico de hipofunção vestibular do lado doente. O **Teste de Romberg** e as **provas de marcha** se apresentam assimétricas, com tendência à queda para o lado afetado, mas podem estar normais no período entre as crises. A eletronistagmografia deverá ser realizada fora da crise com o intuito de avaliação da função vestibular, já que não existem resultados patognomônicos dessa enfermidade. A prova calórica pode apresentar resultado normal, diminuído, aumentado ou ainda com preponderância direcional. O exame é útil para o diagnóstico diferencial topográfico, determinando se a lesão é periférica ou central, uni ou bilateral e, em algumas circunstâncias, pode ajudar na determinação etiológica do quadro.

Os potenciais evocados vestibulares (VEMPs) cervical e ocular podem mostrar alteração nos pacientes com Ménière, particularmente mostrando uma hipofunção do lado acometido. A acurácia parece aumentar quando se usam múltiplas frequências de estímulo (500 e 1.000 Hz). Seu uso como ferramenta auxiliar no diagnóstico desta doença, no entanto, ainda se encontra sob debate.[39]

O *video-head impulse test*, ou teste do impulse cefálico (vHIT), costuma apresentar função vestibular preservada nos pacientes com doença Ménière avaliados fora dos episódios de vertigem. A associação de uma prova calórica diminuída do lado da queixa a um ganho normal do canal lateral avaliado pelo vHIT, no entanto, parece ser indício diagnóstico de hidropisia endolinfática.[40-42]

São recomendados ainda os exames de sangue para a pesquisa de possíveis fatores etiológicos, como distúrbios do metabolismo da glicose, dos lipídeos e da tireoide. Os exames de imagem permitem a visualização do aqueduto vestibular na tomografia computadorizada de ossos temporais e a redução do espaço retrolabiríntico na ressonância magnética de orelhas internas.[43,44]

Mais recentemente tem sido estudado o uso de um protocolo especial de ressonância magnética (RM) para o diagnóstico da hidropisia endolinfática. Inicialmente descrito por Nakashima *et al.*,[45] a visualização da hidropisia *in vivo* tem se aperfeiçoado e, atualmente, pode ser evidenciada por meio de um protocolo de RM de orelha interna com FLAIR pós gadolínio EV com imagem adquirida após algumas horas de aplicação. Ainda não se encontra com utilização clínica totalmente estabelecida, mas parece ser um método promissor para auxílio no diagnóstico, podendo fornecer claras imagens da orelha interna hidrópica (Fig. 8-8).

Para o diagnóstico da doença de Ménière, utilizam-se, prioritariamente, os critérios clínicos. A *Barany Society* publicou, em 2015, os critérios diagnósticos mais recentes, atualizando os critérios anteriores da Academia Americana de Otorrinolaringologia e Cirurgia de Cabeça e Pescoço. Por esta nova classificação, determina-se o diagnóstico de Ménière da seguinte maneira:[33]

Doença de Ménière definida	Doença de Ménière provável
• Dois ou mais episódios de vertigem, cada um durando de 20 min a 12 horas • Perda auditiva neurossensorial de alta e média frequência audiometricamente documentada em uma orelha em pelo menos uma ocasião durante ou após um episódio • Sintomas aurais flutuantes (hipoacusia, zumbido ou plenitude aural) na orelha afetada • Não mais bem explicado por outro diagnóstico vestibular	• Dois ou mais episódios de vertigem, cada um durando de 20 min a 24 horas • Sintomas aurais flutuantes (hipoacusia, zumbido ou plenitude aural) na orelha afetada • Não mais bem explicado por outro diagnóstico vestibular

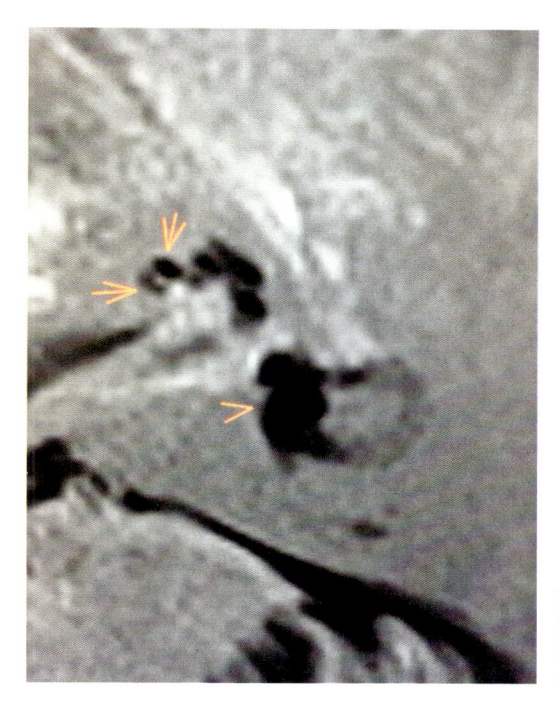

Figura 8-8. Ressonância magnética de orelhas internas com protocolo para doença de Ménière, evidenciando hidropisia coclear e macular em orelha interna direita.

Uma vez que a doença tenha diagnóstico etiológico difícil e fisiopatologia não esclarecida, o tratamento é sintomático e pode ser clínico ou cirúrgico.[34,46,47]

Durante um episódio de vertigem, a maior parte dos depressores labirínticos é efetiva. **Nos períodos** intercrises, recomenda-se o uso da **betaistina**. Outra opção de medicamentos para controle das crises são os diuréticos tiazídicos.

O uso de **corticosteroides** orais ou parenterais na Doença de Ménière ficou reservado àqueles pacientes que apresentam quadro clínico mais intenso ou sinais que possam sugerir doença imunomediada.

Recentemente, com a descoberta das aquaporinas, a **hidratação** com água (35 mL/kg/dia) vem ganhando força em detrimento à teoria clássica de restrição de sal e água utilizada por anos.[48]

A restrição a estimulantes labirínticos (xantinas) é habitualmente sugerida.

A **injeção intratimpânica de gentamicina**, que resulta em ablação química do labirinto posterior, é uma opção naqueles pacientes não responsivos ao tratamento clínico. Essa também é uma rota alternativa de administração de esteroides nos pacientes que não podem usá-los oralmente.[49]

Procedimentos cirúrgicos podem ser empregados em casos incapacitantes e não compensados clinicamente. Incluem procedimentos descompressivos, destrutivos e neurectomias.

LABIRINTOPATIAS METABÓLICAS E HORMONAIS

A homeostase labiríntica pode-se alterar em casos de distúrbios metabólicos ou hormonais. O distúrbio metabólico mais comumente relacionado com labirintopatia corresponde ao distúrbio de metabolismo de carboidratos, que pode ocorrer em casos de hipo ou hiperglicemia, hipo ou hiperinsulinismo. Acredita-se que essas alterações comprometam o funcionamento da estria vascular e provoquem alterações endolinfáticas que culminam com manifestações cocleovestibulares. Geralmente o paciente relata tontura não rotatória, tipo flutuação do corpo, sem manifestações neurovegetativas, que podem ser acompanhadas de plenitude aural e zumbido.

A investigação de erros alimentares e alterações hormonais (tireoidiana, ovarianas, pancreáticas e de suprarrenais) é fundamental.

Apesar de clinicamente ser difícil a definição de uma entidade nosológica à parte, as alterações labirínticas por mecanismos sistêmicos devem sempre ser aventada como fator etiológico e/ou, ao menos, fator associado ou agravante.

O tratamento se baseia na correção do possível erro alimentar e/ou alteração hormonal associada.

SÍNDROME VESTIBULAR BILATERAL

Anteriormente conhecida como arreflexia vestibular bilateral. São muitas as causas de hipofunção labiríntica bilateral. A ototoxicidade parece ser a mais frequente entre elas e responde por até 20% dos casos diagnosticados. Outras possíveis origens são representadas pelos transtornos que acometem o sistema vestibular bilateralmente, como os traumatismos de osso temporal, meningite, labirintites infecciosas, tumores (neurofibromatose tipo II), otosclerose, hidropisia endolinfática, cirurgias otológicas nas duas orelhas, doenças imunomediadas, genéticas e idiopáticas.[50-52]

A oscilopsia e o desequilíbrio são as queixas mais encontradas neste grupo de pacientes. A **oscilopsia** é a expressão clínica do comprometimento bilateral do reflexo vestíbulo-ocular. Há dificuldade para fixar a imagem na retina e consequente oscilação do campo visual, sintoma intensificado pela movimentação da cabeça ou deambulação. O **desequilíbrio** corporal é resultante da incompetência dos reflexos vestibulares nos ajustes motores, que causa comprometimentos funcionais importantes e, por vezes, incapacitantes. O diagnóstico é realizado por intermédio de provas vestibulares rotatórias, calóricas, VEMP e vHIT.[50-52]

A reabilitação vestibular é a melhor opção de tratamento para os pacientes com arreflexia ou hiporreflexia bilateral. Uma alternativa que tem-se desenvolvido é a implantação cirúrgica de um sensor vestibular (implante vestibular).

FÍSTULA LABIRÍNTICA

As fístulas labirínticas correspondem às comunicações anormais entre a orelha interna e estruturas adjacentes. A de maior interesse clínico é a fístula perilinfática.

Fístula Perilinfática

As fístulas perilinfáticas podem ser secundárias a traumatismos na região de face e crânio, pós-cirurgias otológicas, barotraumas, malformações de orelha interna (displasia de Mondini, por exemplo) ou mesmo espontâneas.[53,54] No caso das fístulas espontâneas, o seu aparecimento pode ocorrer de forma implosiva ou explosiva. O diagnóstico definitivo é realizado por meio de exploração cirúrgica e visualização direta da fístula.

O quadro clínico compreende o aparecimento súbito ou flutuante de surdez sensorioneural e zumbido acompanhado ou não de quadro vertiginoso.

A pesquisa do fenômeno de Túllio (tontura e/ou nistagmo induzidos pelo som) e/ou do sinal de Hennebert (tontura e/ou nistagmo induzido por pressão) não é patognomônica, mas pode sugerir o diagnóstico, quando presente.[53,55,56] A tomografia computadorizada de ossos temporais pode contribuir para a identificação da fístula.[57]

Funcionalmente, pode-se suspeitar de fístula labiríntica também por meio do exame de VEMP, que, em sujeito normal evidencia respostas que aparecem diante do estímulo auditivo mais intenso, mas, em sujeito com terceira janela, como a fístula labiríntica, pode apresentar um limiar diminuído de resposta.[58]

A cirurgia exploradora com fechamento da fístula é o tratamento de eleição para esses casos.[53]

DEISCÊNCIA DE CANAL SEMICIRCULAR SUPERIOR

Trata-se de uma condição rara. Os pacientes com **deiscência de canal semicircular superior** (DCSS) apresentam erosão óssea no ápice do canal e, portanto, íntimo contato com a fossa craniana média ou com o seio petroso superior, uni ou bilateralmente. A causa não é bem esclarecida, mas é, provavelmente, de origem congênita. As manifestações clínicas só aparecem na vida, provavelmente, pelos microtraumas desta região ao longo das primeiras décadas de vida. O mecanismo fisiopatológico corresponde à existência de uma terceira janela labiríntica em razão da presença da deiscência.[53,59]

A **vertigem** e/ou **oscilopsia podem ser** provocadas por sons intensos e/ou variações da pressão intracraniana ou na orelha média. Os testes de fístula também podem ser positivos. As manifestações auditivas podem incluir a hiperacusia e a autofonia. A audiometria tonal liminar pode demonstrar perda auditiva condutiva, principalmente nas frequências graves, às custas da melhora do limiar neurossensorial, e, caracteristicamente, esta perda condutiva não vem acompanhada por desaparecimento do reflexo estapediano.

O VEMP é capaz de identificar a maioria dos pacientes com tontura afetados pela DCSS, apresentando altas sensibilidade e especificidade. O achado típico é a redução do limiar das respostas do lado acometido. O VEMP é, atualmente, o principal exame complementar para o diagnóstico desta doença.[60] A tomografia computadorizada de ossos temporais com reconstrução e incidência de Poschl confirma a erosão no ápice do canal semicircular superior, sendo considerada o segundo exame mais importante.[60]

O quadro clínico mais leve é controlado evitando-se os estímulos provocativos, e, nos pacientes cujos sintomas vestibulares são incapacitantes, a cirurgia para fechamento da deiscência, via fossa média, pode melhorar as manifestações clínicas. Não há ainda consenso sobre a melhor técnica cirúrgica, seja com bloqueio do canal, seja com oclusão simples da terceira janela, nem da melhor via de acesso.

LABIRINTOPATIA DESENCADEADA POR TRAUMAS MECÂNICOS

A labirintopatia traumática é consequente às forças de impacto e de aceleração em diferentes intensidades e direções sobre o labirinto. Pode ser resultante de quedas, acidentes automobilísticos, arma de fogo, golpes, acidentes de trabalho, esportes ou atividades de lazer.[61]

O traumatismo labiríntico pode ocorrer com ou sem fratura do osso temporal. Os traços de fraturas que comprometem o labirinto são geralmente transversos e podem gerar desde concussões labirínticas mais leves até hemorragias maciças com comprometimento cocleovestibular importante.[62-64]

Os traumatismos mecânicos do labirinto podem provocar fístulas perilinfáticas, gerar a VPPB e causar hipofunção vestibular uni ou bilateral. A região cervical e as conexões vestibulares centrais também podem ser atingidas pelos traumas mecânicos, ocasionando quadros vestibulares característicos.

BAROTRAUMA E DOENÇA DESCOMPRESSIVA DA ORELHA INTERNA

Os traumas pressóricos da orelha interna podem ser classificados em dois subtipos: o **barotrauma** e a **descompressão**.

No **barotrauma de orelha interna**, o mecanismo de produção da lesão é a redução da função tubária associada à redução da pressão na orelha média, com consequente otalgia e sensação de pressão. Neste momento, o paciente costuma realizar manobras de Valsalva com o objetivo de compensar a pressão negativa, mas a manobra pode produzir variação súbita da pressão na caixa. A variação de pressão pode gerar desarticulações ossiculares, hemorragias labirínticas, fístulas perilinfáticas e ruptura das membranas intralabirínticas. Podem ocorrer perda auditiva condutiva, neurossensorial ou mista, tontura, náusea, vômito e zumbido. Nesses casos, o barotrauma da orelha interna está geralmente associado ao barotrauma da orelha média.[65]

Na **descompressão da orelha interna** o mecanismo da lesão geralmente está associado à entrada de bolhas de gás na microvasculatura da orelha interna e nos fluidos intralabirínticos. Esse tipo de trauma está mais associado ao mergulho profissional, uma vez que costuma ocorrer em águas profundas (profundidades maiores que 15 metros). Os pacientes apresentam vertigem ou desequilíbrio como principal sintoma clínico e, habitualmente, perda súbita de audição com zumbido associado.[65,66]

Nos pacientes que apresentam descompressão da orelha interna, a oxigenoterapia hiperbárica tem uma das suas principais indicações. Os corticoides em altas doses e as drogas hemorreológicas são opções terapêuticas utilizadas tanto na doença descompressiva, quanto no barotrauma. O uso de medicações descongestionantes nasais também pode ser acrescentado ao tratamento do barotrauma.[65,66] No caso de suspeita de fístulas perilinfáticas, a timpanotomia exploradora com fechamento da comunicação é a opção terapêutica de eleição.

NEURITE VESTIBULAR

A neurite vestibular (NV) caracteriza-se por um episódio de vertigem de aparecimento súbito, geralmente isolado, prolongado (dias), acompanhado de manifestações neurovegetativas e sem sintomas auditivos associados. É considerada por muitos autores a segunda doença vestibular periférica mais comum, perdendo somente para a VPPB.[67,68]

A sua etiologia não está totalmente esclarecida, entretanto, costuma-se relacioná-la com **infecções virais** do nervo vestibular, particularmente pelo herpes simples 1 (HSV-1).[67,68] Outros agentes infecciosos, como a *Borrelia burgdorferi* e o *herpes-zóster*, também foram sugeridos como prováveis agentes etiológicos.[69] Relato de infecção recente de vias aéreas superiores pode estar presente em até 50% dos casos. O comprometimento do **ramo vestibular superior** é o mais clássico, porém, atualmente, com melhores técnicas de investigação otoneurológica (como a pesquisa da vertical visual subjetiva, o vHIT e o VEMP), é possível determinar o comprometimento do ramo inferior, de resolução mais precoce.[69]

Ao exame físico da fase aguda observa-se assimetria vestibular não compensada decorrente da hipofunção vestibular causada pela doença, com eventual aparecimento de nistagmo horizontal ou, mesmo, rotatório, que bate em direção contrária ao lado lesado. O paciente se apresenta com tendência à queda ou desvio da marcha para o mesmo lado da lesão. Na realização do teste *head impulse test* clínico, à beira do leito, é possível visualizar sacada corretiva, que indica o lado doente. O exame eletronistagmográfico, particularmente em sua prova calórica, confirma o comprometimento do ramo vestibular superior por meio de hipo ou arreflexia do lado afetado. O mesmo comprometimento pode ser identificado por meio de outros testes vestibulares, como o VEMP e o vHIT. Este último tem, na avaliação das vertigens agudas, a sua melhor indicação, por ser um exame bem tolerado mesmo na vigência de um episódio de vertigem. O exame audiométrico é classicamente normal.[67-70]

Na crise, o paciente poderá beneficiar-se da utilização de supressores vestibulares potentes com início de ação rápido, via parenteral enquanto apresentar vômito e, geralmente, em ambiente hospitalar, de acordo com a intensidade do quadro clínico. Recentemente, o uso de esteroides tem sido proposto para o seu tratamento etiológico. O uso de **esteroide** parece abreviar a duração e diminuir a intensidade do quadro vertiginoso. A utilização de antivirais, por outro lado, não tem mostrado vantagens sobre a evolução natural da NV. Os exercícios para estimular o ganho do reflexo vestíbulo-ocular durante a fase aguda do quadro, bem como a reabilitação vestibular clássica nos casos com compensação vestibular incompleta, são úteis.[68,71-73]

SCHWANNOMA VESTIBULAR

Trata-se de tumor benigno com origem nas células da bainha de Schwann dos nervos vestibulares inferior ou superior (mais comum), considerado o mais comum dos tumores de ângulo pontocerebelar. Esta neoplasia geralmente apresenta crescimento lento, principalmente em indivíduos idosos. Pode crescer na região de ângulo pontocerebelar, onde pode atingir tamanhos maiores até provocar manifestações auditivas e/ou vestibulares ou na região de conduto auditivo interno, em que os sintomas são mais precoces, em razão da maior rapidez na compressão das estruturas nervosas nessa localização.

Os sintomas mais comuns são zumbido, perda auditiva e, menos comumente, tontura, frequentemente uma instabilidade mal definida. A perda auditiva neurossensorial pode se apresentar de forma lenta e progressiva, o que ocorre na maioria dos casos, ou instalar-se de forma súbita (10% dos casos). Zumbido unilateral e/ou perda auditiva neurossensorial unilateral ou assimétrica, com discriminação vocal ruim e hipofunção vestibular à prova calórica são sinais que devem levar à suspeição de um tumor em ângulo pontocerebelar.

O diagnóstico definitivo é realizado por exames de imagem, sendo a ressonância magnética de orelhas internas/ângulos pontocerebelares considerada o exame de maior sensibilidade diagnóstica.

A escolha da opção terapêutica vai depender do tamanho e da localização do tumor, bem como da velocidade de crescimento do mesmo. Pode-se optar por conduta expectante nos casos em que o acompanhamento clínico por meio de imagem mostrar tumor sem crescimento ou de crescimento lento, principalmente em idosos. Se a conduta cirúrgica for a escolhida, a via de acesso dependerá da localização do tumor e do nível de audição do paciente.

SÍNDROMES CERVICAIS

As síndromes cervicais constituem um grupo de doenças que podem gerar sinais e sintomas otoneurológicos, periféricos e centrais, cuja lesão causal encontra-se no segmento cervical.

A dificuldade em se fazer o seu diagnóstico se deve à falta de um teste específico para se constatar essa afecção, e esta é a principal razão para que muitos autores neguem a sua existência.[74]

Histórico
Longet e Aschiff verificaram, em 1846, que lesões nas partes moles da região cervical provocavam desequilíbrio. Bárány, em 1906 e 1917, publicou vários trabalhos mostrando a relação entre o segmento cervical e a tontura. Barre, em 1925, e Liéou, em 1928, descreveram pela primeira vez a síndrome cervical, que denominaram de simpático cervical posterior. Nesta descrição, sugerem que a lesão articular estimularia o plexo simpático, gerando vasoconstrição reflexa e tontura.[75]

Os mecanismos fisiopatológicos responsáveis pelos sintomas são três: estimulação do simpático posterior, insuficiência vertebrobasilar e disfunção proprioceptiva.[76-81]

Estimulação do Simpático Cervical Posterior
Barré & Liéou descreveram, em 1928, uma síndrome que chamaram de síndrome do simpático cervical posterior, e, segundo eles, lesões de artrose cervicais estimulariam o simpático cervical, provocando vasoconstrição da artéria vertebral, levando, assim, à diminuição do fluxo na artéria basilar e seus ramos.[82,83]

Insuficiência Vertebrobasilar
Denny-Brown (1953) mostrou que a estenose das artérias vertebrais e basilar causa diminuição do fluxo sanguíneo nos territórios por elas irrigados, determinando o aparecimento de vários sintomas. As artérias vertebrais nascem das subclávias, passam entre os músculos escalenos e a fáscia cervical profunda, e dirigem-se para o canal formado pela superposição dos processos transversos das vértebras. Existem variações anatômicas, mas, em geral, as artérias vertebrais dão origem aos seguintes ramos: espinhais, meníngeos e cerebelares: posterior, inferior, superior, anterior que se unem para formar a artéria basilar, sendo que esta fornece os ramos: artéria cerebelar média e auditiva, e cerebelar superior e inferior, em alguns casos. A artéria cerebelar posterior recebe as artérias comunicantes, formando o Círculo Arterial de Wills. As alterações vasculares quanto à sua ramificação diferem muito entre os indivíduos.[2]

Os fatores responsáveis pela IVB são considerados como locais e gerais.

Os fatores gerais são os hemodinâmicos, anomalias anatômicas e placas de ateromas.

Entre os fatores hemodinâmicos, os principais são: redução do fluxo com a rotação da cabeça e/ou redução do fluxo pelo estreitamento da artéria, onde temos que considerar a lei da hemodinâmica de Poiseille-Hagen, que segundo ela o fluxo varia com a quarta potência do raio do vaso e, portanto, havendo pequenos estreitamentos a queda do fluxo é importante.[2]

Outro fator importante é que o sistema vertebrobasilar não apresenta um mecanismo que perceba as variações de pressão arterial.

Entre os fatores locais, temos que considerar que artéria vertebral passa dentro do canal ósseo, formado pela superposição dos processos vertebrais, portanto, fica sujeita a todas as alterações ósseas que ali ocorrem, como, por exemplo, os osteófitos.[2]

Disfunção Proprioceptiva
Os proprioceptores são receptores que informam a posição do corpo no espaço, em um determinado instante, de forma consciente. Se eles são estimulados de maneira anômala, eles provocam desorientação, que é um conflito das informações vestibulares, proprioceptivas e visuais.[1]

Do ponto de vista anatômico, os receptores se dividem em musculares e articulares. Os musculares ficam no músculo estriado e informam sobre a variação do comprimento do músculo; já os articulares ficam nas cápsulas articulares e informam: a direção, a velocidade e a posição, dos movimentos articulares, portanto, os proprioceptores funcionam como se fossem um labirinto secundário, pois fornecem as mesmas informações semelhantes às do labirinto.

Os receptores quando estimulados se dirigem para o feixe da coluna dorsal-lemnisco e cruzam indo para os núcleos grácil e cuneiformes, e em seguida chegam por várias vias aos núcleos vestibulares e ao cerebelo.

Esses três mecanismos são responsáveis por várias síndromes, sendo que as principais são:[81,84]

- Síndrome do simpático cervical posterior ou de Barré-Liéou.
- Roubo da subclávia.
- Escalenos.
- Malformações occipitovertebrais.
- Compressões extrínsecas.
- Grisel.
- Whiplash.
- Kimerli-Saratini.
- Síndrome da insuficiência vertebrobasilar.

Síndrome do Simpático Cervical Posterior ou de Barré-Liéou[81-83]

Como vimos, é causada por artroses cervicais que estimulam o simpático cervical, causando vasoconstrição da artéria vertebral e seus ramos. Na verdade, sob o ponto de vista fisiopatológico, esta síndrome é uma insuficiência vertebrobasilar.

Quadro Clínico

É mais frequente em pacientes entre a 4ª e 7ª décadas e pouco mais comum nas mulheres.

Sintomas

Vertigem, cefaleia, dores occipitocervicais, perturbações visuais e faringolaríngeas, sensações parestésicas na face, alterações auditivas e da memória.

As tonturas podem ser rotatórias, desencadeadas com a movimentação do pescoço e, principalmente, ao estendê-lo.

A cefaleia é quase constante, frequentemente unilateral e posterior. Irradia-se, às vezes, para a região peri e retro-orbitária e também para o ombro e membro superior.

As perturbações oculares podem ser: fadiga visual, fotofobia, sensação de nevoeiro e moscas volantes.

Podem, também, apresentar sensação de dor e desconforto na faringe e na laringe.

É comum observarmos nesses pacientes, alterações psíquicas e, principalmente, de memória e, às vezes, de fadiga e astenia.

As tonturas são acompanhadas, algumas vezes, de hipoacusia e zumbidos.

O exame otoneurológico se apresenta mais comumente como uma doença vestibular ou cocleovestibular periférica.

As respostas às provas calóricas podem ser hiper-reflexas.

Audiometria é do tipo presbiacusia ou normal.

O exame físico da região cervical pode mostrar contraturas e pontos dolorosos, assim como movimentos de rotação, extensão e flexão limitados.

As radiografias simples de frente, perfil, oblíquas e a tomografia computadorizada, quando patológicas, firmam o diagnóstico.

Tratamento
São prescritos sedativos labirínticos, relaxantes musculares e fisioterapia moderada.

A tração é contraindicada, pois comumente piora o quadro quando não o desencadeia.

O colar cervical (Chantz) deve ser bem avaliado, pois, às vezes, provoca contraturas musculares que agravam o quadro.

Os exercícios de habituação têm sido utilizados com bons resultados.

Roubo da Subclávia ou do Desfiladeiro Costoclavicular[81]
Esta síndrome foi descrita, em 1960, pela escola italiana. Ela é causada por uma obstrução da artéria subclávia. Assim, a artéria vertebral vai ser suprida pelo polígono de Willis, portanto, de maneira retrógrada.

Quadro Clínico
Aparecem tonturas quando há rotação e hiperextensão cervical e, principalmente, quando o paciente ergue o braço, isto porque ao elevá-lo, o sangue é extraído da vertebral como um sifão sobrevindo os sintomas.

O paciente pode apresentar também formigamento no braço e nos dedos.

Ao exame físico, podemos auscultar um sopro na região supraclavicular e pressão arterial diferente nos dois braços. Neste caso, uma diferença superior a 30 mmHg é bastante sugestiva dessa doença.

O exame otoneurológico pode ser normal.

Diagnóstico
É feito com a história clínica, exame físico e confirmado pelo Doppler e arteriografia.

Tratamento
Correção cirúrgica vascular.

Síndrome dos Escalenos[81]
Esta síndrome foi descrita por Maffiziger e Grant. Ela é secundária à compressão da artéria vertebral ou da subclávia pelos músculos escalenos, principalmente quando essa região sofre traumatismos (quedas, golpes de caratê etc.)

Os sintomas podem também surgir quando a cabeça é estendida e girada lateralmente. Nesse caso, a 7ª vértebra cervical comprime a artéria vertebral contra a fáscia.

Diagnóstico
História clínica, exame físico, Doppler e arteriografia.

Tratamento
Relaxantes musculares, fisioterapia e, eventualmente, dependendo do grau de comprometimento, cirurgia.

Malformações da Cavidade Occipitovertebral

Neste grupo costumam-se incluir três síndromes: a platibasia, Arnold-Chiari e a de Klippel-Feil.[84-86]

Sob o ponto de vista otoneurológico, tem interesse especial o nistagmo que bate para baixo que aparece em 1/3 das doenças da transição craniovertebral, constituindo-se, portanto, um sinal de alerta.[87]

Esse nistagmo foi descrito pela primeira vez por Cogan, em 1954.[87] Ele é binocular e se manifesta na posição primária do olhar. Ele pode aparecer também em outras doenças da fossa posterior e na esclerose múltipla.

Platibasia ou Impressão Basilar[84]

É uma deformidade dos ossos da base do crânio e da extremidade superior da coluna vertebral. É uma anomalia pouco frequente.

Em alguns casos são observadas fusão do atlas com o osso baso-occipital e alterações do áxis e apófise odontoide.

Os sinais e os sintomas desta síndrome são consequência da compressão das estruturas que passam pelo forame magno.

A tontura é mais do tipo instabilidade e pode se modificar com a posição da cabeça. A associação desse desequilíbrio a fortes dores occipitais pode nos levar a suspeitar da doença.

O exame otoneurológico pode apresentar sinais centrais, inclusive o nistagmo que bate para baixo.

Diagnóstico

Os exames radiológicos simples e a tomografia computadorizada fazem o diagnóstico.

Nas radiografias simples de perfil de crânio, um sinal importante é quando a apófise odontoide fica acima da linha de Chamberlain. Este é um traço que vai do lábio posterior do forame magno à borda posterior do palato duro. O tratamento é cirúrgico.

Síndrome de Arnold-Chiari[85]

É uma malformação congênita rara. Consiste em um deslizamento das tonsilas cerebelares, cerebelo e medula oblonga pelo forame magno.

São descritos três tipos:

- *Tipo I:* consiste no deslizamento para baixo só das tonsilas cerebelares. Encontra-se mais em adultos.
- *Tipo II:* desliza o cerebelo e a medula. Mais observado em crianças.
- *Tipo III:* existe uma herniação cerebelar para dentro de uma meningocele cervical.

Admite-se que durante a vida fetal haja fixação da porção inferior da medula espinal ou de suas raízes nervosas. Esta fixação exercerá tração sobre a porção superior, fazendo com que a medula e o cerebelo se herniem pelo forame magno.

Outras alterações ainda podem ser observadas, como espinha bífida, defeitos dos ossos de base do crânio e hidrocefalia.

Sintomas

Em 40% dos casos, desequilíbrio, cefaleia, ataxia e vertigem.

Sinal importante é o nistagmo que bate para baixo, que segundo Boguslavisky está presente sempre nesta síndrome.

No exame otoneurológico, vamos encontrar sinais centrais principalmente aqueles que envolvem os movimentos sacádicos verticais.

Diagnóstico
A tomografia computadorizada, usando o metrizamide como contraste, ou a ressonância magnética permitem o diagnóstico.

O BERA pode mostrar-se alterado nas ondas IV e V.

Tratamento
O tratamento é cirúrgico.

Síndrome de Klippel-Feil[86]
É uma anomalia congênita rara em que há uma redução numérica das vértebras cervicais por fusão dos corpos vertebrais.

Em consequência da fusão das vértebras, o pescoço se torna curto, e seus movimentos limitados (torcicolo).

Além do torcicolo, observam-se anormalidades, como *pterigium colli* e deformidade de Esprengel. A implantação do cabelo é baixa, e o aspecto do paciente é característico.

Podem existir anomalias vasculares, comprometendo as artérias vertebrais.

Alterações auditivas são observadas e podem ser do tipo condução, mista e sensorial.

A alteração das primeiras vértebras cervicais pode levar a uma platibasia com o consequente aparecimento de sintomas e sinais das doenças da fossa posterior.

O comprometimento muscular atua alterando a propriocepção, o vascular provoca a insuficiência vertebrobasilar e, além do dano das estruturas da fossa posterior, todos provocarão importante alteração no equilíbrio.

O diagnóstico é radiológico.

O tratamento é sintomático e fisioterápico.

Compressões Extrínsecas[84]
Essas compressões são ocasionadas por tumores e são raras.

Síndrome de Grisel[81,84]
É uma luxação e rotação do atlas para baixo do áxis por contratura reflexa dos músculos pré-vertebrais, e suboccipitais anteriores. A contratura da musculatura é consequência de um abscesso retrofaríngeo que pode ter origem numa faringite, tonsilite ou após uma adenoidectomia.

As vertigens são o resultado de estimulações proprioceptivas anômalas.

O diagnóstico é radiológico e mostra não só o abscesso retrofaríngeo, mas, também, a luxação e rotação do atlas.

O tratamento é com antibióticos e, se necessário, a drenagem cirúrgica.

Whiplash[81,84]

Também chamado de "chicote", é comum nos acidentes de automóvel. A lesão cervical é provocada por movimentos bruscos alternados de hiperflexão e hiperextensão e ainda por traumas diretos nessa região.

Há um traumatismo dos ligamentos espinhais com subluxações, hemorragia e edema nesses ligamentos.

Após semanas ou meses aparece a fibrose nessa região que provocará estimulação anômala dos proprioceptores e consequentemente as tonturas.

O diagnóstico é feito pela história clínica, exame físico da região cervical que mostra limitação dos movimentos, contratura e pontos dolorosos.

As radiografias simples não auxiliam o diagnóstico. Temos recorrido à ressonância magnética, que pode mostrar as lesões de fibrose na região.

Síndrome de Kimerli-Saratini[81,84]

Esta síndrome é provocada por uma calcificação dos ligamentos anterior e posterior atlanto-occipital. É encontrada em 8 a 10% dos indivíduos.

A artéria vertebral passa nesses ligamentos, e seu estreitamento vai provocar insuficiência vertebrobasilar.

Os sintomas aparecem com a movimentação da cabeça e além das tonturas, os pacientes se queixam de dores occipitais.

As radiografias simples mostram essa calcificação e o diagnóstico pode ser confirmado com o Doppler e a arteriografia.

Tratamento

Esses casos devem ser avaliados pelo neurocirurgião.

Insuficiência Vertebrobasilar[81,84,88,89]

É causada por placas de ateromas e, mais recentemente, além da aterosclerose das grandes artérias, outras etiologias são mencionadas, como embolismo, dissecções arteriais e, com menos frequência, a enxaqueca, displasia fibromuscular, coagulopatias e abuso de drogas.[87] O grau da isquemia vai depender da localização e do tamanho da obstrução. Assim sendo, a isquemia pode ser transitória e reversível ou irreversível, levando à necrose da região irrigada.

Fasekas classifica a insuficiência vertebrobasilar, sob o ponto de vista da isquemia, em seis tipos:[89]

1. Formas latentes.
2. Formas isquêmicas transitórias sem sequelas.
3. Formas isquêmicas transitórias com sequelas.
4. Acidentes duráveis regressivos.
5. Acidentes estacionários.
6. Acidentes fatais.

No entanto, apesar desses quadros é possível descrever uma insuficiência vertebrobasilar típica que reúna as seguintes características: indivíduo com mais de 50 anos, com antecedentes vasculares, que apresentam tonturas que vão desde desequilíbrios leves a quedas bruscas principalmente com a movimentação da cabeça.

Esses episódios são frequentes, e a queda sobre os joelhos sem perda da consciência constitui o *Drop-Attack*, que é característico dessa síndrome.[88] É comum encontrarmos hematomas nos joelhos, e, algumas vezes, esses pacientes apresentam fraturas de membros superiores e até inferiores. As alterações visuais são importantes e vão desde diplopias a perdas transitórias da visão, ataxia, adormecimento e fraqueza.[89] As alterações visuais e os desequilíbrios são sintomas importantes dessa síndrome. Quando o comprometimento é maior, o paciente pode ter disartria.

As vertigens raramente aparecem isoladas, quase sempre são acompanhadas por distúrbios visuais. Os pacientes se queixam frequentemente de perturbações da memória. Podem ter também zumbidos e hipoacusia, embora atribuamos esses sintomas mais à idade do que à doença (presbiacusia).

Dados do Exame Otoneurológico

Não existe sinal específico no exame otoneurológico que indique uma insuficiência vertebrobasilar. No entanto, podemos ter alguns dados que nos direcionem para o diagnóstico, que são:

A) História clínica.
B) Existência de sopro na região supraclavicular ou no território das carótidas e vertebrais.
C) Nistagmo de posição, principalmente na posição de Rose.
D) Nistagmo de torção cervical.
E) Nistagmo de privação vertebrobasilar.
F) Eletronistagmografia:
   - Os movimentos oculares podem sugerir comprometimento central, principalmente as sacadas. Podemos ter nistagmo espontâneo com velocidade alta.
   - Na prova calórica podemos ter sinais de comprometimento central, como alterações da componente rápida e microescritura. Na prova rotatória, segundo Bosch, podemos encontrar limiares de excitabilidade elevados e frequência aumentada.[90] Corvera encontrou alterações no optocinético. Na avaliação de 85 traçados eletronistagmográficos, Basseres encontrou 54% com características centrais, 24% periféricas e 22% normais.[88]
G) Audiometria: mais frequentemente a do tipo presbiacusia.

Ultimamente temos nos utilizado do dúplex, que é a união do eco bidimensional com o Doppler pulsátil, o Doppler transcraniano e a angiorressonância.[91-93]

O diagnóstico de certeza é feito pela arteriografia e, por apresentar menos inconvenientes para o paciente, a arteriografia digital.

Recomenda-se, no entanto, a observação de alguns critérios na seleção dos pacientes para a arteriografia pelo fato de ser um exame invasivo e de riscos. Esses critérios são os seguintes:

- O Doppler já ter identificado a obstrução.
- Consideramos se há possibilidades cirúrgicas para o paciente, isto é, se a obstrução é passível de correção cirúrgica e se ele a aceita.
- Avaliação clínica para verificarmos se não há qualquer contraindicação, como cardiopatias, renais crônicos, alergia ao iodo etc.

Desse modo, caso a cirurgia não seja possível, esses pacientes devem ser seguidos clinicamente e tratados com os antiagregantes plaquetários e exercícios de habituação.

Síndrome Cervical Proprioceptiva

Define-se síndrome cervical proprioceptiva àquela em que o comprometimento cervical é só dos proprioceptores. Os proprioceptores se comportam como um labirinto secundário, pois também nos dão informações sensoriais de posição e movimentação. São classificados como *sentido* de posição. Há uma concentração maior desses receptores na musculatura cervical do que em outro segmento do corpo.

A função desses receptores é a de informar a posição das partes do corpo em relação a cabeça quando nos movemos compondo assim o nosso equilíbrio. Quando lesionados, a informação que eles enviam para os centros corticais não coincidem com as do órgão vestibular. Esse conflito provocará desequilíbrio e tontura. Esse mecanismo conflituoso pode ser, de certa forma, comparado ao da Cinetose, isto é, nesta o descompasso de informações é vestibulovisual e na disfunção propriceptiva ele é proprioceptivo–vestibular.

Os pacientes queixam-se de dores no pescoço, estalos a movimentação da cabeça, cefaleia, desequilíbrio e, às vezes, tonturas sem sintomas auditivos.[94]

O diagnóstico é feito com o quadro clínico mais o exame físico, o paciente apresenta contraturas na região cervical e dor a palpação.

A avaliação otoneurológica pode ser normal ou apresentar nistagmo de torção cervical. Embora este não seja patognomônico de lesão cervical.

O tratamento mais apropriado é o fisioterápico. Trabalhos feitos no HCFMUSP com a aplicação de "HELICAL", este é um botão colocado na região cervical do paciente que em contato com a pele liberam calor. O Helical é um dispositivo com base em nanotecnologia para o tratamento da dor. Os pacientes avaliados na pesquisa mostraram boa recuperação.[95]

SÍNDROME DO DESEQUILÍBRIO DO IDOSO (SDI)

A melhoria da qualidade e expectativa de vida da nossa população tem elevado o percentual populacional com mais de 60 anos. São pessoas que podem ser economicamente ativas, mas 20% delas possuem limitações de suas capacidades funcionais secundárias à tontura. Outro dado importante na população geriátrica é a queda, em função de sua elevada morbidade. Cerca de 40% dos pacientes que sofreram quedas as atribuem a tonturas ou desequilíbrio.[96]

As causas das tonturas na faixa geriátrica são diversas. Mais da metade dos pacientes apresentam mais de um fator etiológico que justifique as tonturas. Entre as etiologias mais importantes estão: a insuficiência vertebrobasilar – IVB (40%), alteração metabólica relacionada com metabolismo de açúcar e colesterol (40%), síndrome do desequilíbrio do idoso – SDI (30%), vertigem postural paroxística benigna – VPPB (14,5%), vestibulopatia cervical (7,2%) e alterações hormonais (5,4%) entre outras.[97]

A SDI ou presbivertigem é uma etiologia particular entre todas elas e, para alguns autores, constitui diagnóstico de exclusão.[97] Ocorre por um processo natural de senilidade de todas as estruturas envolvidas nas informações e controle do equilíbrio, incluindo o próprio sistema vestibular periférico e central.

Fisiopatologia

O SNC é um dos primeiros sistemas a ser afetado. Há declínio senil da função dos núcleos vestibulares, das vias vestibulares centrais, incluindo degeneração cerebelar. A partir de então são observadas as dismetrias e a falta de controle nos movimentos tão comumente observada em idosos. A oculomotricidade é comprometida pela integração central deficiente, assim como a acuidade visual por opacificação do cristalino e degeneração retiniana.

O desgaste do sistema de informação proprioceptiva é outro fator importante quando analisamos o equilíbrio do idoso.

O sistema vestibular periférico sofre várias alterações decorrentes do envelhecimento. Inicialmente há degeneração das máculas e ampolas, fragmentação dos otólitos e nítida ineficiência do sistema de adaptação à movimentação de alta frequência (reflexo vestíbulo-ocular). Essas alterações dificultam a integração vestibulovisual e causam desorientação e oscilopsia. Com a evolução do processo de envelhecimento, a lesão das células periféricas culmina em hiporreatividade à estimulação, visível nas provas calóricas. A presença de nistagmos de alta frequência como resposta à estimulação calórica, denominada microescritura, é sinal eletronistagmográfico do sofrimento do sistema pelo comprometimento senil.[96]

Além das causas citadas, devemos considerar a substituição da massa muscular por tecido adiposo, fenômeno este chamado de sarcopenia.

Quadro Clínico e Diagnóstico

Os sintomas vestibulares apresentados pelos idosos são aqueles que reproduzem as lesões dos segmentos comprometidos: desequilíbrio na marcha, inabilidade de coordenar os movimentos, a postura e a oscilopsia. A presbiacusia pode estar presente ou não. O exame minucioso da função vestibular fornece pistas importantes para o estadiamento do processo de envelhecimento e sua evolução clínica. A boa avaliação é capaz de auxiliar o médico na determinação do prognóstico e na escolha do tratamento adequado a cada paciente, segundo suas peculiaridades individuais.[96,97]

Tratamento[96-98]

O primeiro passo na abordagem do idoso é a resolução das comorbidades associadas. Devem ser rastreados os problemas: metabólicos, visuais, auditivos, cardiológicos e articulares e, uma vez presentes, a primeira intervenção terapêutica é corrigi-los.

Uma das principais metas do tratamento é evitar as quedas, responsáveis por alta taxa de morbidade e mortalidade entre os idosos, e que aumentam em frequência com a progressão da idade. Os idosos devem ser orientados a praticar exercícios físicos e estarem atentos a seus cuidados pessoais e ambientais. Para tanto, recomenda-se evitar álcool, calçar sapatos baixos e confortáveis para caminhadas, utilizar o corrimão, não encerar pisos e assoalhos, evitar tapetes, instalar luzes em corredores, evitar pequenos degraus, colocar barras de segurança no banheiro, entre outros.

Em relação ao uso de medicamentos na SDI, não existe consenso. Como é um processo evolutivo e não uma doença, a preferência é para drogas facilitadoras da compensação do equilíbrio. Entre essas drogas estão as hemorreológicas, como a pentoxifilina e o Ginkgo biloba, e a betaistina.

A melhor opção terapêutica no tratamento da SDI é a reabilitação do equilíbrio corporal. São exercícios físicos que estimulam os reflexos vestibulares e sua integração com sistema visual e proprioceptivo, visando à compensação do equilíbrio corporal. Em nossa casuística, mais de 70% dos pacientes idosos responderam ao tratamento da reabilitação, com resolução total do quadro em mais de 50% deles. Isso indica que o grupo geriátrico responde à semelhança de grupos mais jovens.[99]

REFERÊNCIAS BIBLIOGRÁFICAS

1. Korres SG, Balatsouras DG. Diagnostic, pathophysiologic, and therapeutic aspects of benign paroxysmal positional vertigo. *Otolaryngol Head Neck Surg* 2004;131(4):438-44.

2. Parnes LS, Agrawal AK, Atlas J. Diagnosis and management of benign paroxysmal positional vertigo (BPPV). *CMJA* 2003;169(7):681-93.
3. Bhattacharyya N, Baugh RF, Orvidas L et al. Clinical practice guideline: Benign paroxysmal positional vertigo. *Otolaryngol Head Neck Surg* 2008;139(5 Suppl 4):S47-81.
4. Bittar RSM, Mezzalira R. Vertigem paroxística postural benigna: diagnóstico e tratamento. In: Costa SS, Lessa MM, Cruz OLM et al. *Programa de atualização em otorrinolaringologia (PRÓ-ORL)*. Porto Alegre: Artmed/Panamericana; 2008. p. 123-53.
5. Bronstein AM. Benign paroxysmal positional vertigo: some recent advances. *Curr Opin Neurol* 2003;16:1-3.
6. López-Escámez JA. Role of vestibular testing in diagnosis of benign paroxysmal positional vertigo. *Otolaryngol Head Neck Surg* 2009;141:7-9.
7. Woodworth BA, Gillespie MB, Lambert PR. The canalith repositioning procedure for benign positional vertigo: a meta-analysis. *Laryngoscope* 2004;114:1143-6.
8. Yacovino DA, Hain TC, Gualtieri F. New therapeutic maneuver for anterior canal benign paroxysmal positional vertigo. *J Neurol* 2009;256(11):1851-5.
9. Gufoni M, Mastrosimone L, Di Nasso F. Repositioning maneuver in benign paroxysmal vertigo of horizontal semicircular canal. *Acta Otorhinolaryngol Ital* 1998;18(6):363-7.
10. Zuma e Maia F. New Treatment Strategy for Apogeotropic Horizontal Canal Benign Paroxysmal Positional Vertigo. *Audiol Res* 2016;6(2):163.
11. Büki B, Mandalà M, Nuti D. Typical and atypical benign paroxysmal positional vertigo: literature review and new theoretical considerations. *J Vestib Res* 2014;24:415-23.
12. Asprella-Libonati G. Gravity sensivity cupula: light and heavy cupula of lateral semicircular canal (LSC). *J Vest Res* 2010;20:208-9.
13. Asprella-Libonati G. Benign paroxysmal positional vertigo and positional vertigo variants. *Otorhinolaryngol Clin* 2012;4(1):25-40.
14. Büki B, Simon L, Garab S et al. Sitting-up vertigo and trunk retropulsion in patients with benign positional vertigo but without positional nystagmus. *J Neurol Neurosurg Psychiatry* 2011;82(1):98-104.
15. Büki B. Benign paroxysmal positional vertigo- toward new definitions. *Otol Neurotol* 2014;35:323-8.
16. Bhattacharyya N, Gubbels SP, Schwartz SR et al. Clinical practice guideline: benign paroxysmal positional vertigo (update). *Otolaryngol Head Neck Surgery* 2017;156(3suppl):S1-S47.
17. Cambi J, Astore S, Mandalà M et al. Natural course of positional down-beating nystagmus of peripheral origin. *J Neurol* 2013;260:1489-96.
18. Hiruma K, Ohara A, Koizuka, K. Newly classified horizontal canal nystagmus and its treatment. *Clin Med Invest* 2018;3(4):1-5.
19. Imai T, Takeda N, Ikezono T et al. Classification, diagnostic criteria and management of benign paroxysmal positional vertigo. Committee for standards in diagnosis of Japan Society for Equilibrium Research. *Auris Nasus Larynx* 2017;44(1):1-6.
20. Kim C-H, Kim M-B, Ban JH. Persistent direction changing posisitional nystagmus with a null plane: the light cupula. *Laryngoscope* 2014;124(1):E15-9.
21. Nuti D, Masini M, Mandalà M. Benign paroxysmal positional vertigo and its variants. In: Furman JM, Lempert T. Handbook of clinical neurology (Chapter 18) 2016;137:241-56.
22. Perez-Vázquez P, Franco-Gutierrez V, Soto-Varela A et al. Guia de Prática Clínica para el diagnóstico y tratamiento del vertigo posicional paroxístico benigno. Comisión de Otoneurologia de la Sociedad Española de Otorrinolaringología y Cirurgía de Cabeza y Cuello. *Acta Otorrinolaringol Esp* 2018:345-66.
23. Kim MB, Hong SM, Choi H et al. The light cupula: an emerging new concept for positional vertigo. *J Audiol Otol* 2018;22(1):1-5.
24. Vannucchi P, Pecci R, Giannoni B. Posterior semicircular canal benign paroxysmal positional vertigo presenting with torsional downbeating nystagmus: an apogeotropic variant. *Int J Otolaryngol* 2012;2012:413603.

25. Von Brevern M, Bertholon P, Brandt T et al. Benign paroxysmal positional vertigo: diagnostic criteria. The committee for the classification of vestibular disorders of the Bárány Society. *J Vest Res* 2015;25:105-17.
26. Welllgampola MS, Akdal G, Halmagyi GM. Neurotology - some recent advances. *J Neurol* 2017;264:188-203.
27. Tomaz A, Ganança MM, Ganança CF et al. Benign paroxysmal positional vertigo: concomitant involvement of different semicircular canals. *Ann Otol Rhinol Laryngol* 2009;118(2):113-7.
28. Bittar SRM, Mezzalira R, Furtado PL et al. Benign paroxysmal positional vertigo: diagnosis and treatment. *Int Tinnitus J* 2011;16(2):135-45.
29. Dorigueto RS, Ganança MM, Ganança FF. The number of procedures required to eliminate positioning nystagmus in benign paroxysmal positional vertigo. *Braz J Otorhinolaryngol* 2005;71(6):769-75.
30. Korn GP, Dorigueto RS, Ganança MM, Caovilla HH. Epley's maneuver in the same session in benign positional paroxysmal vertigo. *Braz J Otorhinolaryngol* 2007;73(4):533-9.
31. Ganança FF, Simas R, Ganança MM et al. Is it important to restrict head movement after Epley maneuver? *Braz J Otorhinolaryngol* 2005;71(6):764-8.
32. Dorigueto RS, Mazzetti KR, Gabilan YP, Ganança FF. Benign paroxysmal positional vertigo recurrence and persistence. *Braz J Otorhinolaryngol* 2009;75(4):565-72.
33. Lopez-Escamez JA, Carey J, Chung WH et al. Diagnostic criteria for Ménière's disease. *J Vestib Res Equilib Orientat* 2015;25(1):1-7.
34. Kotimäki J. Meniere's disease in Finland. An epidemiological and clinical study on occurrence, clinical picture and policy. *Int J Circumpolar Health* 2003 Dec;62(4):449-50.
35. Pulec JL. The natural history of Meniere's disease. A 28-year progress report. In: Sterkers O, Ferrary E, Dauman R et al. (Eds.) *Meniere's disease 1999* – Update. Hague, Netherlands: Kugler; 2000. p. 475-80.
36. Semann MT, Alagramam KN, Megerian CA. The basic science of Meniere's disease and endolymphatic hydrops. *Curr Opin Otolaryngol Head Neck Surg* 2005;13(5):301-7.
37. Ishiyama G, López IA, Ishiyama A. Aquaporins and Meniere's disease. *Curr Opin Otolaryngol Head Neck Surg* 2006;14(5):332-6.
38. Lee CS, Paparella MM, Margolis RH et al. Audiological profiles and Meniere's disease. *Ear Nose Throat J* 1995;74(8):527-32.
39. Maxwell R, Jerin C, Gürkov R. Utilisation of multi-frequency VEMPs improves diagnostic accuracy for Meniere's disease. *Eur Arch Oto-Rhino-Laryngology* 2017;274(1):85-93.
40. Mcgarvie LA, Curthoys IS, Macdougall HG, Halmagyi GM. What does the head impulse test versus caloric dissociation reveal about vestibular dysfunction in Ménière's disease? *Ann N Y Acad Sci* 2015;1343(1):58-62.
41. Hannigan IP, Welgampola MS, Watson SRD. Dissociation of caloric and head impulse tests: a marker of Meniere's disease. *J Neurol* 2019 20.
42. McCaslin DL, Rivas A, Jacobson GP, Bennett ML. The Dissociation of Video Head Impulse Test (vHIT) and Bithermal Caloric Test Results Provide Topological Localization of Vestibular System Impairment in Patients With "Definite" Ménière's Disease. *Am J Audiol* 2015 Mar;24(1):1-10.
43. Willbrand HF, Stahle J, Rask-Andersen H. Tomography in Meniere's disease – why and how. Morphological clinical and radiographic aspects. *Adv Oto-Rhino-Laryngol* 1978;24:71-93.
44. Lorenzi MC, Bento RF, Daniel MM et al. Magnetic resonance imaging of the temporal bone in patients with Meniere's disease. *Acta Otolaryngol* 2000;120(5):615-9.
45. Nakashima T, Naganawa S, Sugiura M et al. Visualization of endolymphatic hydrops in patients with Meniere's disease. *Laryngoscope* 2007;117(3):415-20.
46. Thai-Van H, Bounaix MJ, Fraysse B. Ménière's disease: pathophysiology and treatment. *Drugs* 2001;61:1089-102.
47. Sajjadi H. Medical management of Meniere's disease. *Otolaryngol Clin N Am* 2002;35:581-9.
48. Naganuma H, Kawahara K, Tokumasu K et al. Water may cure patients with Meniere disease. *Laryngoscope* 2006;116:1455-60.

49. Hoffmann KK, Silverstein H. Inner ear perfusion: indications and applications. *Curr Opin Otolaryngol Head Neck Surg* 2003;11:334-9.
50. Gillespie MB, Minor LB. Prognosis in bilateral vestibular hypofunction. *Laryngoscope* 1999;109(1):35-41.
51. Bittar RSM, Bottino MA, Pedalini MEB et al. Arreflexia pós-calórica bilateral: aplicabilidade clínica da reabilitação vestibular. *BJORL* 2004;70(2):188-93.
52. Vibert D, Liard P, Häusler R. Bilateral idiopathic loss of peripheral vestibular function with normal hearing. *Acta Otolaryngol (Stockh)* 1995;115:611-5.
53. Bach-Y-Rita P, Danilov Y, Tyler ME et al. Late human brain plasticity: vestibular substitution with a tongue BrainPort human-machine interface. *Intellectica* 2005;40:115-22.
54. Minor LB. Labyrinthine fistulae: pathobiology and management. *Curr Opin Otolaryngol Head Neck Surg* 2003;11:340-6.
55. Paparella MM, Costa SS, Fox R et al. Meniere's disease and other labyrinthine disease. In: Paparella MM, Shumrick DA, Gluckman JL et al. *Otolaryngology*. 3rd ed. Philadelphia: WB Saunders; 1991. p. 1689-714.
56. Teixido MT, Artz GJ, Kung BC. Clinical experience with symptomatic superior canal dehiscence in a single neurotologic practice. *Otolaryngol Head Neck Surg* 2008;139:405-13.
57. Fox EJ, Balkany TJ, Arenberg IK. The Tullio phenomenon and perilymph fistula. *Otolaryngol Head Neck Surg* 1988;98(1):88-9.
58. Modugno GC, Magnani G, Brandolini C et al. Could vestibular evoked myogenic potentials (VEMPs) also be useful in the diagnosis of perilymphatic fistula? *Eur Arch Oto-Rhino-Laryngology* 2006;263(6):552-5.
59. Bensimon JL, Grayeli AB, Toupet M et al. Detection of labyrinthine fistulas in human temporal bone by virtual endoscopy and density threshold variation on computed tomographic scan. *Arch Otolaryngol Head Neck Surg* 2005;131:681-5.
60. Strupp M, Mandalà M, López-Escámez JA. Peripheral vestibular disorders: an update. *Curr Opin Neurol* 2019;32(1):165-73.
61. Minor LB. Clinical Manifestations of superior semicircular canal dehiscence. *Laryngoscope* 2005;115:1717-27.
62. Marzo SJ, Leonetti JP, Raffin MJ et al. Diagnosis and management of post-traumatic vertigo. *Laryngoscope* 2004;114:1720-3.
63. Ernst A, Basta D, Seidl RO et al. Management of posttraumatic vertigo. *Otolaryngol Head Neck Surg* 2005;132:554-8.
64. Marques MPC. Trauma do osso temporal. *BJORL* 1999;65(6):519-26.
65. Klingmann C, Praetorius M, Baumann I et al. Barotrauma and decompression illness of the inner ear: 46 cases during treatment and follow-Up. *Otol Neurotol* 2007;28:447-54.
66. Shupak A, Gil A, Nachum Z et al. Inner ear decompression sickness and inner ear barotrauma in recreational divers: a long-term follow-Up. *Laryngoscope* 2003;113:2141-7.
67. Nadol JB. Vestibular neuritis. *Otolaryngol Head Neck Surg* 1995;112:162-72.
68. Shupak A, Issa A, Golz A, Kaminer M et al. Prednisone treatment for vestibular neuritis. *Otol Neurotol* 2008;29:368-74.
69. Goebel JA, O'Mara W, Gianoli G. Anatomic considerations in vestibular neuritis. *Otol Neurotol* 2001;22:512-8.
70. Kim HA, Hong JH, Lee H et al. Otolith dysfunction in vestibular neuritis: recovery pattern and a predictor of symptom recovery. *Neurol* 2008;70:449-53.
71. Walker MF. Treatment of vestibular neuritis. *Curr Treat Options Neurol* 2009;11(1):41-5.
72. Strupp M, Zingler VC, Arbusow V et al. Methylprednisolone, valacyclovir, or the combination for vestibular neuritis. *N Engl J Med* 2004;351:354-61.
73. Venosa AR, Bittar RS. Vestibular rehabilitation exercises in acute vertigo. *Laryngoscope* 2007;117(8):1482-7.
74. Clendaniel RA. Vertigem cervical. In: Herdman SJ. *Reabilitação vestibular*. São Paulo: Manole; 2002. p. 490-504.

75. Bento RF, Martins GSQ, Pinna MH. *Tratado de otologia*. São Paulo: EdUSP/Fundação Otorrinolaringologia; 2013.
76. Norre ME. Cervical vertigo. Diagnostic and semiologicol problemwith special emphasis upon cervical nystagmus. *ActaOtorhino-Larigol Belgic* 1987;41:436-52.
77. Norre ME, Stevens A. Le nystagmus cervicalet les troubles fonctioneles de lacolonne cervical. *Acta Oto-Rhino-Laringol Belgic* 1976;30:457-76.
78. Norre ME. Le nystagmus cervical. Signe d'interference proprioceptive sur lafonction vestibulaire. *Agrssologie* 1980;21:89-93.
79. Norre ME, Stevens A, Roose H. Nos experiences concernant le nystagmus cervical. *Rev Otoneuroophthalmol* 1981;53:51-7.
80. Greiner GF, Conraux G, Collard M. Le nystagmus d'origene cervical Mise en evidence et intérêt Clinique. *Ann Otolaryng Paris* 1971;88:151-67.
81. Coll J, Mouchard J, Cros M. Nystagmographie et patologie cervical. *Rev Otoneuroophtalmolol* 1982;54:417-45.
82. Barre JA. Discopathies et inssufisace vertebro-basilaire. In: Pecker J, Guy G, Jan M. *Oto-Neuro-Opht* 1973;45:129-33.
83. Barré-Liéou. Nystagmografie et patologie cervical In: Coll J, Mouchard J, Cross M. *Rev Otoneuroophtalmol* 1982;54:417-45.
84. Bottino MA. *Síndrome cervical*. In: Anais do XXX Congresso brasileiro de otorrinolaringologia e do XXIII Congresso brasileiro de endoscopia peroral. Rio de Janeiro; 1990.
85. Bottino MA, Formigoni LG, Gobbi AF. *Síndrome de Arnold Chiari*. Descrição de um caso. In: Anais do XXIX Congresso Brasileiro de Otorrinolaringologia e XXI Congresso Panamericano de Otorrinolaringologia a Cirurgia de Cabeça e pescoço. Bahia; 1988.
86. Bottino MA, Vasconcelos EG. *Síndrome de Klippel-Feil. Apresentação de um caso*. In: Anais XXVIII Congresso Brasileiro de Otorrinolaringologia. São Paulo; 1986.
87. Bogousslavsky J. Le nistagmus battant vers Le bas. Spécificite dans les malformations de la charnère cervicoócciptale. *Rev Méd Suisse Romande* 1989;101:201-4.
88. Basseres F. Insffisance circulatoire vertébro-basilaire. A propôs de 85 cas confirmes. *Oto-Neuro-Opht* 1976;48:321-34.
89. Bottino MA, Ikehara ES. *Insuficiência vertebrobasilar*. Apresentação de um caso. In: Anais XXVIII Congresso Brasileiro de Otorrinolaringologia. São Paulo; 1986.
90. Savitz SI, Caplan LR. Current concepts: vertebrobasilar disease. *N Engl J Med* 2005;352(25):2618-26.
91. Bottino MA, Molnar L, Bittar RSM et al. Nistagmo de privação vértebro-basilar e Doppler no diagnóstico da Insuficiência vértebro-basilar. *Rev Bras de Otorrinolaringol* 2000;66(3):251-4.
92. Welsh LW, Welsh JJ, Lewin B. Vertigo: analisis by magnetic resonance imaging and angiography. *Ann Otol Rhinol Lariyngol* 2000;109(3):239-48.
93. De Bray JM, Blard JM, Tachot C et al. Transcranial Doppler ultrssonic examinationin vertebra-basilar circulatory pathology. *J Mal Vasc* 1989;14:202-5.
94. Bittar RSM, Pedalini MEB, Hanitzsch ES et al. Síndrome cervical proprioceptiva: considerações a respeito de um caso. *Int Arch Othorhinolaryngol* 1998;2(4).
95. Bittar R, Alves GPA, Bertoldo C et al. Efficacy of carbono microcoils in relieving cervicogenic dizziniss. *Int Arch Otorhinolaringol* 2017;21:4-7.
96. Bittar RSM, Pedalini MEB, Bottino MA et al. Síndrome do desequilíbrio do idoso: desafio do século XXI. *Pró Fono Revista de Atualização Científica* 2002;14(1):119-28.
97. Simoceli L, Bittar RMS, Bottino MA et al. Perfil diagnóstico do idoso portador de desequilíbrio corporal: resultados preliminares. *BJORL* 2003;69(6):772-7.
98. Baloh RW, Ying SH, Jacobson KM. A longitudinal study of gait and balance dysfunction in normal older people. *Arch Neurol* 2003;60:835-9.
99. Bittar RSM, Pedalini MEB, Szinifer J et al. Reabilitação vestibular: opção terapêutica na síndrome do desequilíbrio do idoso. *Gerontologia* 2000;8(1):9-12.

SÍNDROMES VESTIBULARES CENTRAIS

CAPÍTULO 9

VERTIGEM CENTRAL

A vertigem é um subtipo de tontura, definida como uma ilusão de movimento corporal ou do ambiente circundante, e ocorre por uma atividade assimétrica do sistema vestibular periférico e/ou por distúrbios vestibulares centrais com instabilidade ou desequilíbrio (tontura sem vertigem). Apesar de poder ocorrer em todas as faixas etárias, o desequilíbrio corporal apresenta prevalência maior nos indivíduos de faixa etária mais avançada e predomina no sexo feminino, tendo grande impacto nas atividades diárias dos indivíduos acometidos.

A vertigem periférica aguda (assimetria labiríntica) vem acompanhada de sintomas autonômicos – sudorese, palidez, náuseas e vômitos e associada a nistagmo de origem periférica (horizontal, paroxístico, torcional). Já nos quadros de origem central ocorrem desequilíbrio grave, sinais e sintomas neurológicos (alterações de nervo craniano, parestesias, paralisias). O nistagmo apresenta características centrais – vertical, multidirecional e com ausência de efeito inibidor da fixação ocular (EIFO).

As vias vestibulares centrais e suas conexões incluem um complexo sistema de estruturas integradas para manutenção do equilíbrio corporal (Fig. 9-1). O complexo de núcleos vestibulares localizados no bulbo e porção caudal da ponte é composto por quatro subnúcleos que recebem as aferências das vias vestibulares periféricas e as integra aos núcleos oculomotores (III, IV e VI nervos), vias vestíbulos cerebelares, aferências proprioceptivas e corticais. Qualquer alteração nessas vias pode desencadear desequilíbrio corporal com tonturas e vertigem.

A avaliação do paciente com desequilíbrio corporal será sempre iniciada pela anamnese cuidadosa e exame físico. Exames complementares deverão ser solicitados para confirmar um diagnóstico inicial ou dar subsídios para esclarecimento da patologia.

Anamnese

A anamnese fornece ao médico as informações básicas para diferenciar uma doença central da periférica. A queixa principal do paciente, muitas vezes, é vaga, cabendo ao médico a definição exata do sintoma ou sinais apresentados pelo paciente. A tontura deve ser bem caracterizada com tipo, duração, fatores desencadeantes e associados (Leitura complementar no Capítulo 3).

Outras queixas frequentes inespecíficas são: cabeça oca, fraqueza, fadiga, medo de quedas e instabilidade na fixação ocular.

Algumas características objetivas dos sintomas devem ser abordadas na avaliação do paciente: queixa principal; início dos sintomas e sua duração; outras manifestações clínicas relacionadas; alterações motoras (paralisias); sensitivas (paresias – parestesias) e distúrbios da marcha.

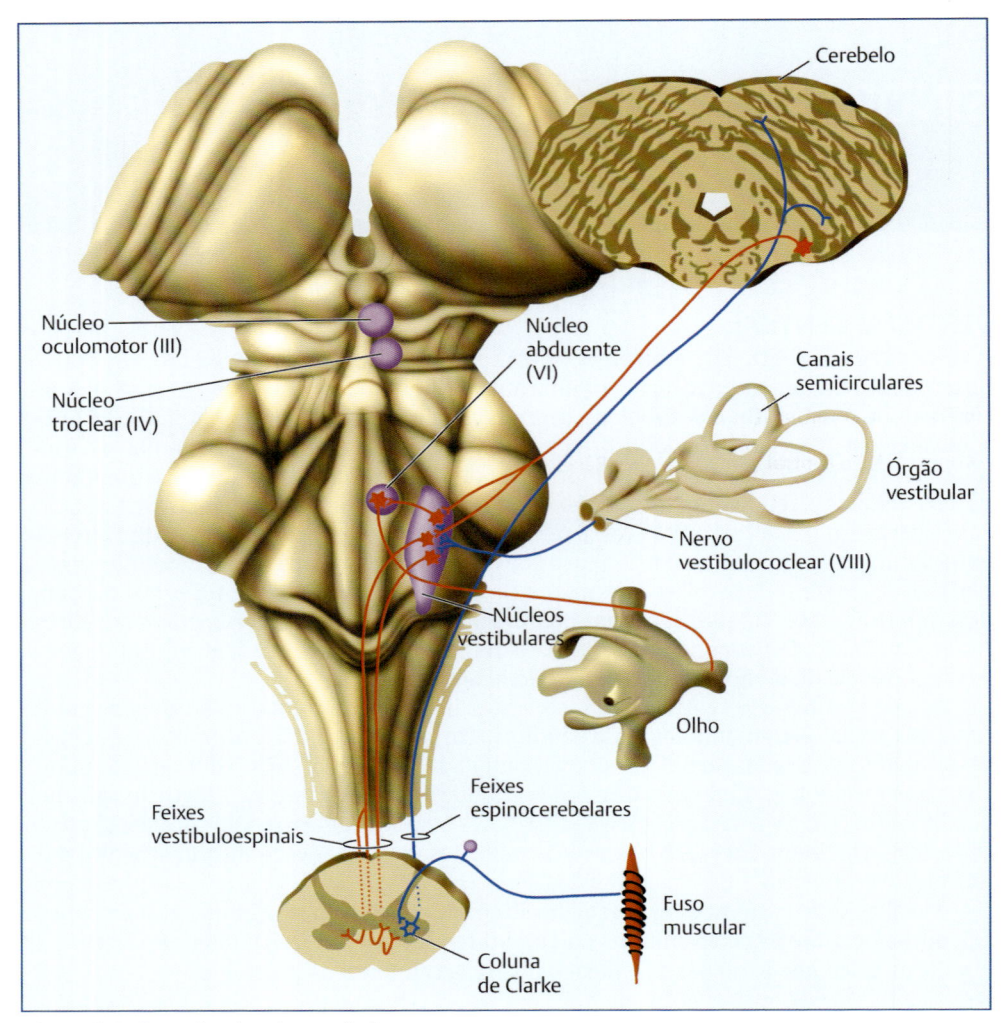

Figura 9-1. Conexões das vias vestibulares.

Quadro Clínico

Para início da investigação é importante que sejam avaliados os sinais e sintomas de acordo com alguns critérios principais (Quadro 9-1):

- Início dos sintomas/sinais: se é súbito, insidioso, piora gradativa.
- Frequência: persistente; ocasionais, em crises.
- Duração: segundos (VPPB – paroxismia vestibular); minutos – horas (doença de Ménière); dias, semanas (neurite vestibular – acidente vascular encefálico).
- Relação com movimentação cefálica: piora ou não dos sintomas, caminhar, permanecer em posição ortostática.

Quadro 9-1. Diferenças Entre as Vertigens de Origem Periférica (Labirinto e Nervo Vestibular) e Central (Tronco–Ponte–Cerebelo)[2]

	Periférica	Central
Início	Súbito	Insidioso
Náuseas-vômitos	Frequentes	Raros
Vertigem	Frequente	Raros
Movimentação cefálica	Agrava	Não altera
Instabilidade	Leve-moderada	Severa
Hipoacusia	Frequente	Raros
Zumbidos	Frequentes	Raros
Sintomas neurológicos	Raros	Comuns
Compensação central	Rápida	Lenta
Nistagmo	Latência Horizontal Torcional Paroxismo	Sem latência Horizontal Vertical Qualquer direção
EIFO	Presente	Ausente
Sinais neurológicos	Ausentes	Frequentes
Recuperação	Dias-semanas	Meses ou mais

- Sintomas associados: auditivos (hipoacusia; zumbidos; hiperacusia; misofonia; plenitude aural), cefaleia (relacionada ou não com as crises de tontura/vertigem/desequilíbrio), distúrbio visual (escotomas; diplopia; amaurose parcial ou total), alterações cognitivas e da sensibilidade tátil.
- Sinais associados: vômitos; sudorese; distúrbio da marcha (ataxia); apraxia de marcha; comprometimento de nervos cranianos.
- Doenças preexistentes: diabetes; hipertensão arterial sistêmica; síndrome do pânico; depressão.
- Uso contínuo de fármacos.
- Fatores desencadeantes: distúrbio metabólico; vascular; crise hipertensiva; disritmias; traumatismo craniano; estresse.
- Apraxia: a apraxia é um distúrbio neurológico caracterizado por perda da habilidade para executar movimentos, apesar do paciente ter habilidade física para executá-los. Uma das causas é a hidrocefalia de pressão normal.

O início súbito da vertigem ou desequilíbrio, acompanhada de sinais neurológicos focais sugere doença cerebrovascular. A vertigem de caráter crônico também pode ser associada à migrânea vestibular, tumores, doença degenerativa do sistema nervoso central ou sequela de acidente vascular. A vertigem de origem psicogênica (tontura postural perceptual persistente) também deve ser suspeitada quando os sintomas duram por muitas semanas.[1]

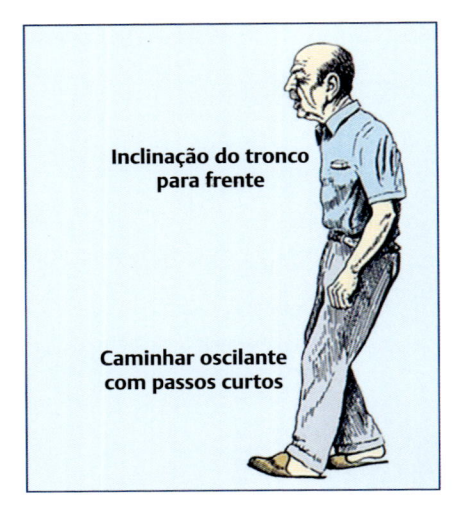

Figura 9-2. Postura típica do idoso. Tronco inclinado para a frente e passos pequenos.

Exame Físico
É importante avaliar a postura e a marcha do paciente. A avaliação postural compreende a observação do alinhamento corporal, da postura estática e da deambulação. É importante lembrar que para correta avaliação postural também é importante a análise do nível de consciência e cognição, uma vez que podem prejudicar a compreensão e execução dos movimentos pelo paciente.

É importante ressaltar que o idoso, frequentemente, apresenta inclinações do tronco para frente com deslocamento do centro de gravidade e de massa para fora do ponto de equilíbrio, facilitando quedas e dificultando a percepção de desequilíbrio corporal. As passadas curtas, típicas do idoso, também contribuem para o desequilíbrio (Fig. 9-2). Entretanto esse achado não está, necessariamente, relacionado com vestibulopatia de origem central.

Equilíbrio Estático
Teste de Romberg
Paciente em posição ortostática, com os calcanhares unidos e pontas dos pés separados em 30°, olhos fechados. Permanece nesta posição por 1 minuto. O exame é considerado alterado se houver desequilíbrio com tendência à queda. Nas afecções centrais, a queda ocorre geralmente para frente ou para trás. Nas doenças do cerebelo o paciente tende a alargar a base de sustentação para manter o equilíbrio. Nos distúrbios do sistema proprioceptivo, não há lado preferencial para queda.

Equilíbrio Dinâmico
Teste de Babinski-Weil
O paciente deverá caminhar para frente e para trás (aproximadamente três passos). Nos indivíduos normais não haverá desvio da marcha. O desvio (marcha em estrela) ocorrerá no déficit vestibular unilateral com desvio para o lado com hipoatividade. Nas doenças do cerebelo a marcha é ebriosa.

Teste de Fukuda

O paciente marcha elevando os joelhos aproximadamente 45° sem deslocar-se, executando 60 passos com os braços estendidos e os olhos fechados. São considerados resultados patológicos se houver deslocamento maior do que 1 metro e/ou rotação superior a 30°. O teste deve ser realizado em ambiente sem fontes luminosas ou sonoras que possam direcionar o posicionamento do indivíduo durante sua execução.

Teste de Coordenação Motora

- *Índex-nariz:* de braços estendidos ao lado do corpo, com os olhos fechados, o paciente deverá realizar manobras tocando a ponta de seu nariz com a ponta de seu dedo indicador.
- *Diadococinesia:* o paciente realiza movimentos repetitivos e alternados em pronação e supinação das mãos sobre os joelhos. Este teste estará alterado em doenças cerebelares.

Avaliação dos Movimentos Oculares

Nistagmo (Leitura Complementar na Parte II, Capítulo 4)

O exame se inicia pela avaliação do nistagmo. Quando presente, analisar se está associado à vertigem ou não, já que nas síndromes periféricas o nistagmo sempre se associa à vertigem. Nas síndromes centrais pode ocorrer nistagmo sem vertigem (dissociação nistagmo vertiginosa). Uma exceção a essa regra é o nistagmo congênito.

A sistematização do exame é descrita abaixo:

1. Avaliação do nistagmo espontâneo de olhos abertos.
2. Avaliação do nistagmo semiespontâneo ou direcional – provocados pela direção do olhar.

Características do Nistagmo

- *Latência:* sim ou não; duração; direção (unidirecional; bidirecional; horizontal; rotatório; oblíquo; vertical); ritmo; fatigabilidade: esgotável ou não; paroxismo: em crescendo e decrescendo, presença de efeito inibidor da fixação visual (EIFO) ou não.

O Quadro 9-2 resume as principais diferenças entre os nistagmos espontâneos de origem central e periférica.

Quadro 9-2. Principais Diferenças Entre o Nistagmo de Origem Periférica e Central[2]

	Central	Periférico
Aparência	Vertical/torcional Multidirecional Dissociado	Horizontal/rotatório Unidirecional Paroxismo
EIFO	Ausente–diminuído	Presente
Latência	Ausente	Presente
Duração	Semanas–meses	12 a 24 horas
Lei de Alexander*	Não	Sim
Localização	Tronco–ponte–cerebelo	Labirinto–nervo vestibular

*Lei de Alexander – nistagmo se intensifica com o olhar para o lado da componente rápida.

PRINCIPAIS CAUSAS CENTRAIS DE VERTIGEM – TONTURA – DESEQUILÍBRIO CORPORAL

Síndrome Vestibular Aguda (SVA)

A lesão aguda unilateral do sistema vestibular pode ter origem periférica ou central. Caracterizada por vertigem contínua, náusea/vômito, nistagmo e intolerância ao movimento que evoluem por horas até dias. A causa mais provável dos sintomas é a neurite vestibular, no entanto, alterações da circulação cerebral posterior como infarto cerebelar inferior – acidente vascular encefálico (AVE) – podem evoluir sem dismetria ou outros sinais neurológicos, mas somente com vertigem. A diferença básica é que os pacientes com neurite vestibular costumam apresentar desvio da marcha e queda para o lado do labirinto comprometido. Pacientes com AVE não conseguem deambular.[3-6]

O AVE deve ser suspeitado em qualquer das seguintes condições:

- Teste do impulso cefálico ou (*video head impulse test vHIT*) – normal.
- Nistagmo vertical ou com direção alternante.
- *Skew deviation* – teste da cobertura ocular alternada – presença de estrabismo vertical por lesão supranuclear.

Hipotensão Ortostática

A hipotensão ortostática é definida como a queda na pressão arterial sistólica (PAS) de 20 mmHg ou na pressão arterial diastólica de 10 mmHg com sintomas de hipoperfusão cerebral. Para diagnóstico, o exame indicado é o *tilt test*.

- *Tilt Test – teste da inclinação:* avalia o comportamento da pressão arterial e da frequência cardíaca do paciente como resposta a mudanças na postura. Utilizado para a investigação de síncopes, pré-síncopes, tonturas, palpitações, quedas frequentes. Possibilita o diagnóstico de diferentes tipos de disautonomias.

Drogas Associadas às Tonturas[6]

Alguns medicamentos podem desencadear tontura/vertigem e instabilidade corporal por meio de vários mecanismos: ototoxidade, hipotensão arterial sistêmica, hipovolemia e depressão ou sedação do sistema nervoso central. Alguns medicamentos associados à tontura estão descritos no Quadro 9-3.

Quadro 9-3. Medicamentos que Podem Causar Tonturas

Ototóxicos: aminoglicosídeos, diuréticos de alça
Hipotensão: betabloqueadores, bloqueadores do canal de cálcio, vasodilatadores, diuréticos
Psicoativos: benzodiazepínicos, barbitúricos, anticonvulsivantes, antidepressivos, opioides, antipsicóticos
Anti-histamínicos
Anticolinérgicos Relaxantes musculares

Adaptado de Alyono JC – Vertigo and dizziness understanding and managing fall risk. *Otolaryngol Clin N Am* 2018.

Esclerose Múltipla (EM)

A esclerose múltipla é uma doença neurológica, autoimune, crônica, progressiva, altamente incapacitante, ocasionada pela deterioração da bainha de mielina que envolve os neurônios responsáveis pela transmissão dos impulsos nervosos. Afeta principalmente o gênero feminino na faixa etária entre 20 e 40 anos.

A vertigem/tontura é o sintoma inicial em 5% dos pacientes, e 50% deles apresentam os sintomas em algum momento da doença. A tontura pode ter caráter paroxístico ou posicional, com duração de dias ou semanas. Pode estar associada a náuseas, vômitos, desequilíbrio corporal, com nistagmo na direção do lado normal.

O teste calórico mostra paresia unilateral com efeito inibidor da fixação ocular, em um quadro semelhante à neurite vestibular. Se o nervo auditivo for acometido, pode ocorrer surdez súbita.

Quando as placas de desmielinizantes afetam estruturas vestibulares centrais, como os núcleos vestibulares, pedúnculos cerebelares e cerebelo, além da vertigem ocorrem ataxia, anormalidades de nervos cranianos e nistagmo vertical puro.

VERTIGEM POSICIONAL CENTRAL (VPC)[2,20]

Simulando as características clínicas da VPPB, a vertigem posicional central (VPC) também é desencadeada pelos testes posicionais. A confusão entre os dois diagnósticos é comum. As principais etiologias da VPC são as enxaquecas, tumores do sistema nervoso central, doenças neurodegenerativas, doenças vasculares (AVE) e doenças infecciosas.

Os sinais encontrados e relacionados com VPC são a vertigem posicional recorrente sem resposta às manobras, sinais de comprometimento neurológico, nistagmo sem vertigem (dissociação nistagmo vertiginosa), nistagmo sem latência e persistente e nistagmo de direção atípica.

A presença do nistagmo vertical para baixo (*downbeat nystagmus*) é a forma mais comum de nistagmo central.

ANOMALIA CRANIOCERVICAL[2,21,22]

Podem ser congênitas ou adquiridas.

Malformação de Chiari Tipo1

É uma doença congênita da junção craniocervical caracterizada pela herniação da porção inferior do cerebelo e tronco cerebral por meio do forame magno. Os sinais e sintomas manifestam-se em adultos jovens. Assintomática em muitos casos, pode manifestar-se com sintomas neurológicos intermitentes. A cefaleia occipital e a cervicalgia são os sintomas mais frequentes e são exacerbados por atividade física e manobra de Valsalva. Há limitação da amplitude da movimentação cervical e piora dos sintomas com sua extensão. Os sintomas otoneurológicos compreendem a instabilidade corporal, tontura, vertigem espontânea e/ou posicional, hipoacusia neurossensorial, plenitude aural e zumbidos. O nistagmo, quando presente, pode ser horizontal, vertical para baixo e para cima. Sintomas menos frequentes, mas que podem existir são a disfonia, disartria e ataxias.

O diagnóstico é confirmado pela ressonância magnética.

TUMORES DA REGIÃO ÂNGULO PONTOCEREBELAR E FOSSA POSTERIOR (APC)

Limites Anatômicos do Ângulo Pontocerebelar

- *Anterior:* pela superfície posterior do osso temporal;
- *Posterior:* pela superfície anterior do cerebelo;
- *Medial:* oliva inferior;
- *Superior:* borda inferior da ponte e do pedúnculo cerebelar;
- *Inferior:* é constituído pela tonsila cerebelar.

Os tumores da região do APC mais frequentes são o Schwannoma do vestibular, meningioma, cisto epidermoide, schwannoma do nervo facial e o colesteatoma congênito. Outros tumores do APC como cistos, tumores malignos e metástases são menos frequentes.

Schwannoma Vestibular

Representam 10% dos tumores intracranianos. Foi anteriormente denominado neurinoma ou neuroma do nervo acústico em decorrência da sintomatologia que compreende a hipoacusia sensorioneural e zumbidos, entretanto a denominação atual é Schwannoma vestibular por se tratar de um tumor da bainha de Schwann e atingir com mais frequência as raízes vestibulares do VIII nervo craniano.

Os Schwannomas são tumores benignos, encapsulados, de crescimento lento, originados em células de Schwann, que formam a bainha de mielina em raízes e nervos cranianos. No sistema nervoso central, essas células predominam na raiz vestibular do VIII nervo craniano e podem comprimir o nervo acústico. Seu crescimento lento normalmente não acarreta tonturas em virtude da compensação vestibular central, mas o tumor pode desenvolver-se causando compressão do tronco encefálico, gânglio de Gasser, V nervo (trigêmeo) ou para fossa posterior em direção ao cerebelo. O sinal precoce do comprometimento do trigêmeo é a diminuição do reflexo corneano.

Alguns sinais neurológicos demonstram o comprometimento dos nervos cranianos pelo tumor:

- Sinal de Hitselberger: é a diminuição da sensibilidade do conduto auditivo externo pela compressão de fibras sensitivas do VII nervo craniano.
- Diminuição do reflexo corneano por compressão do ramo oftálmico do nervo trigêmeo.

Observa-se o equilíbrio corporal comprometido, desequilíbrio, instabilidade, desvio da marcha e lateropulsão para o lado acometido. Os testes da função cerebelar podem estar comprometidos quando o tumor é volumoso e invade a fossa posterior, atingindo o cerebelo.

Os sinais auditivos refletem a compressão do nervo coclear. A compressão dos feixes mais externos do ramo acústico pelo Schwannoma do nervo vestibular acarreta perda sensorioneural em altas frequências, com curva descendente. Quando o Schwannoma do nervo vestibular se desenvolve fora do conduto auditivo interno a audição não será comprometida. O baixo índice de discriminação da fala em relação às médias tonais obtidas sugere o comprometimento das vias retrococleares e/ou centrais. O reflexo estapediano está ausente na maioria dos pacientes.

Na pesquisa dos potenciais evocados auditivos são encontradas latências absolutas e interpicos prolongadas. A diferença interaural da latência da onda V encontra-se prolongada, maior que 0,3 ms. A prova calórica apresenta hipoatividade vestibular ou arreflexia do lado acometido.

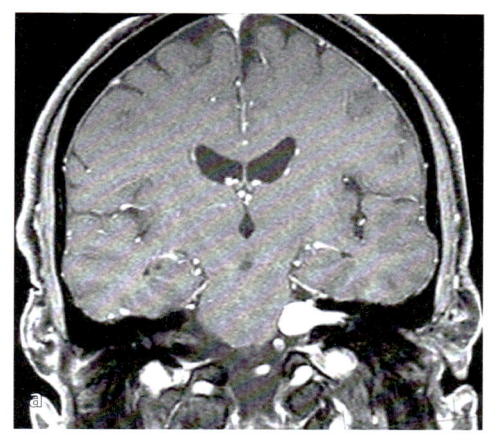

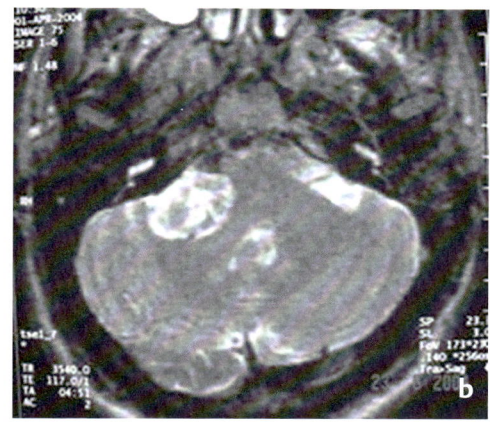

Figura 9-3. Ressonância magnética de crânio em cortes coronal (**a**) e axial (**b**) revelando a presença de schwannoma do nervo vestibular.

O diagnóstico de certeza é dado pela ressonância magnética com contraste de gadolínio (Fig. 9-3).

Cinetose

A cinetose foi descrita, originalmente, por Hipócrates. É desencadeada quando o indivíduo se submete a determinados movimentos passivos (viajar em carros, barcos, ônibus, avião). A aceleração linear constante em geral não provoca cinetose, mas a mudança frequente de direção e/ou amplitude da aceleração a desencadeia.[7]

A cinetose é uma síndrome caracterizada por tontura, palidez, sudorese, salivação, bocejos, náusea, vômitos e mal-estar generalizado, que é originada pela estimulação excessiva do sistema vestibular. Há evidências de que o conflito entre as informações visuais e vestibulares está envolvido em sua fisiopatologia.[8] A discrepância entre as mensagens provenientes dos três sistemas envolvidos no equilíbrio corporal: vestibular, visual e proprioceptivo, é o fator desencadeante dos sintomas.

O impulso iniciado no labirinto periférico ativará a região quimiorreceptora do vômito e estimular o centro do vômito na formação reticular do bulbo. A cinetose e o vômito são mecanismos reflexos de defesa para proteger o organismo de estímulos de movimento não reconhecidos como normais.

A cinetose pode ocorrer em qualquer indivíduo que possua integridade do processamento neural no sistema vestibular na dependência da sua sensibilidade individual. A susceptibilidade é maior em mulheres e em crianças maiores de dois anos de idade, porém, pouco comum abaixo dos dois anos, provavelmente porque a maturação do sistema vestibular ainda não está completa. Também é raro que se inicie a partir dos 50 anos de idade e, nesse caso, podemos inferir que o fato seja ocasionado por senescência do sistema vestibular.[9] A cinetose tem caráter familiar e está associada à migrânea tanto em crianças como em adultos.[10]

Epidemiologia

A incidência da cinetose tem sido examinada em diversas populações.[11,12] Estudos mostram que 64% dos pilotos submetidos a treinamento em simuladores de voo apresentaram pelo menos um dos sintomas. Lawther's (1988) estudou passageiros de barcos e observou que 7% dos indivíduos relataram vômitos.[12] A cinetose foi diagnosticada, também, em 64% de paraquedistas militares em seu primeiro salto. Entretanto, estes dados podem ser superestimados no contexto da hipótese do conflito sensorial, pois, teoricamente, todo indivíduo pode apresentar cinetose quando submetido aos estímulos desencadeantes. Portanto, a incidência e a prevalência do problema dependem principalmente da susceptibilidade e da capacidade individual de adaptar-se ao estímulo e não apenas das características desse estímulo.

Fisiopatologia

Para que os sintomas se desenvolvam, a cabeça deve ser submetida a acelerações lineares e angulares, mas a intensidade física do estímulo não está necessariamente relacionada com o grau de "nauseogenicidade". O conflito ocorre quando os órgãos sensoriais, estimulados pelo movimento, fornecem mensagens diferentes das habituais e que não correspondem a padrões neurais conhecidos anteriormente.[8]

Um exemplo clássico é a ilusão de movimento quando estamos dentro de um veículo parado ao lado de um ônibus que acelera ao nosso lado: o sistema vestibular e somatossensorial nos informam que estamos parados enquanto o sistema visual informa movimento de imagem.[9] São incluídos ainda conflitos entre a aceleração angular percebida pelos canais semicirculares e aceleração translacional linear (incluindo gravitacional) registrada pelos órgãos otolíticos.

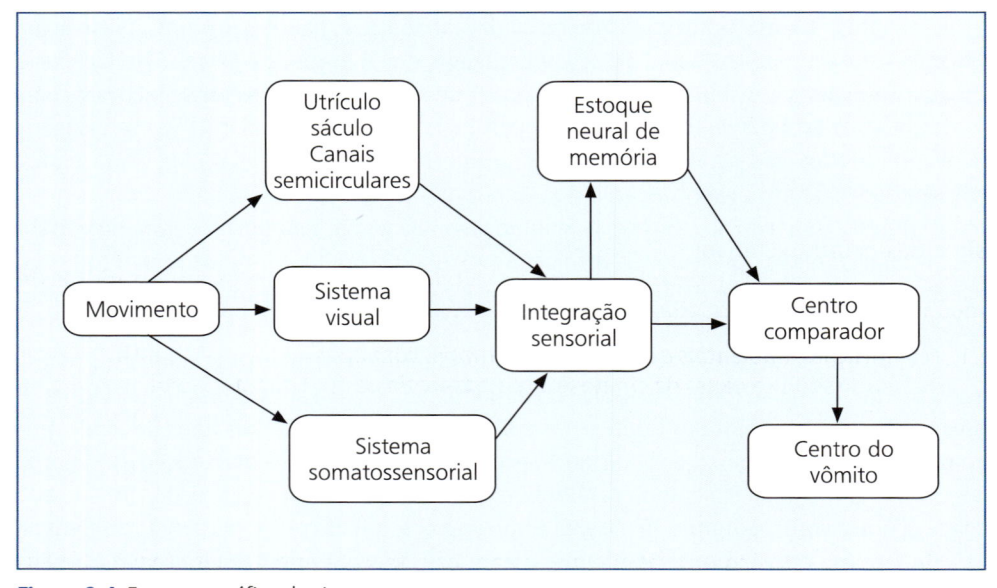

Figura 9-4. Esquema gráfico da cinetose.

No esquema apresentado na Figura 9-4, o movimento estimula o sistema vestibular, visual e somatossensorial que enviam informações ao centro de integração sensorial, este as envia ao centro comparador que analisa comparativamente as informações obtidas com as armazenadas como memória. Caso o estímulo adquirido não seja reconhecido quando comparado às informações armazenadas, provocará um sinal conflituoso que, atingindo o centro do vômito, provocará os sintomas da cinetose.

A suscetibilidade à cinetose está localizada nesses centros de integração e comparação provocando alterações nos neurotransmissores.

O sinal conflituoso seria transmitido por neurônios histaminérgicos até o centro do vômito que possui receptores H1.

Entretanto, com o aporte contínuo de novas informações sensoriais às áreas de memória, os padrões sensoriais existentes vão se modificando e forma-se um novo mapa sensorial, esse fenômeno é conhecido como habituação.

Quadro Clínico

A crise é caracterizada por uma fase inicial de desconforto físico e bocejos periódicos, seguida por manifestações neurovegetativas e neurológicas como náusea, vômitos, palidez, sudorese, aumento da salivação, hipersensibilidade a odores, cefaleia, tontura, fadiga, perda da capacidade de concentração, inabilidade de realizar tarefas e sensação de desmaio iminente.[6] Raramente aparecem sintomas cocleares. A remissão é espontânea em horas ou dias depois de cessados os estímulos desencadeantes. O equilíbrio é normal e não aparece nistagmo ao exame físico.

Diagnóstico e Exames Complementares

O diagnóstico da cinetose é essencialmente clínico, com base no relato dos sintomas pelo paciente. O estudo do sistema vestibular, entretanto, é realizado para avaliar seu estado funcional e afastar outras doenças vestibulares, informação útil na elaboração de estratégias de prevenção e tratamento. Estão indicadas a videonistagmografia e a posturografia dinâmica, além da audiometria e da imitanciometria. Como os exames são realizados fora da crise, geralmente não apresentam alterações nos casos de cinetose pura, não associada a outras doenças vestibulares.

Tratamento

O tratamento da cinetose tem como objetivos aliviar a ilusão de movimento, reduzir os sintomas neurovegetativos e psicoafetivos (náuseas, vômitos e ansiedade) e estimular a compensação vestibular. Com base nestes objetivos, o tratamento inclui estratégias de modificações ambientais, adaptações posturais e uso de medicamentos.

1. *Modificações ambientais e adaptações posturais*: com base na teoria do conflito sensorial como sendo a causa da cinetose, uma estratégia para o tratamento (ou prevenção) seria minimizar a discrepância entre os estímulos. Em viagens de navio, por exemplo, os passageiros poderiam fixar os olhos no horizonte e em viagens de carro, sentar-se no banco da frente e fixar os olhos no horizonte ao invés de observar objetos em movimento.
2. *Medicamentos:* podem ser utilizados para suprimir o conflito sensorial nas regiões do sistema nervoso central que processam os sinais aferentes e para reduzir a náusea. A efetividade destas medicações depende da inibição da atividade dos núcleos

vestibulares, local de processamento e análise das informações visuais e labirínticas. Nesse contexto, as principais medicações são os anti-histamínicos, anticolinérgicos, benzodiazepínicos, antidopaminérgicos e os simpaticomiméticos.[13,14] Os antagonistas dos receptores H-1 da histamina têm ação predominante no núcleo do trato solitário; atuam, também, em receptores muscarínicos e o efeito anticolinérgico inibe a ação da acetilcolina como neurotransmissor das vias vestibulares.

Os medicamentos devem ser usados na prevenção, uma vez que sua efetividade é limitada após a instalação dos sintomas. Os Quadros 9-4 e 9-5 resumem classificação e dosagem dos antieméticos.

3. *Acupuntura:* apesar de os medicamentos serem eficazes no controle da cinetose, eles apresentam efeitos colaterais, dentre eles a sonolência,[15,16] que prejudica o aprendizado escolar na criança e afeta a capacidade de trabalho no adulto. Alguns estudos têm avaliado o efeito da estimulação do Ponto PC-6 da acupuntura na prevenção da cinetose.[17-19] O ponto está localizado no "meridiano" do Pericárdio, a 2 *cun*, ou polegadas chinesas, de distância da prega do punho entre os tendões dos músculos palmar longo e flexor radial do carpo no antebraço. Um *cun* equivale à distância entre as dobras do dedo indicador fletido ou, aproximadamente, à largura do polegar na altura da articulação interfalângica. Os resultados destes estudos ainda são controversos quanto ao alívio dos sintomas. No entanto, as pesquisas são concordantes quanto à ausência ou irrelevância de efeitos colaterais secundários ao estímulo.

Quadro 9-4. Classificação dos Antieméticos

Antagonista do receptor 5-HT3	Ondansetrona
Antagonistas dos receptores dopaminérgicos (D2)	Metoclopramida, domperidona
Antagonistas dos receptores H1 da histamina	Meclizina, dimenidrato
Antagonistas dos receptores colinérgicos (M1)	Hioscina (escopolamina)
Substâncias com potencial antiemético	Antidepressivos, benzodiazepínicos, glicocorticoides

Quadro 9-5. Dosagens dos Antieméticos

Agentes	Vias	Doses (mg)	Intervalo (h)
Metoclopramida	VO/IM/IV	(10-30) (10-30) (1-3)	6-8
Domperidona	VO/VR	(20-40) (60)	(6-8) (8)
Dimenidrato	VO/IM/VR	(50) (100)	(4-6) (12-24)
Ondansetrona	VO/IM/IV	(8) 32/dia (0,10-0,15 kg)	4-6
Clorpromazina	VO/IM/VR	(10-50) (12,5-50) (50-100)	(8-12)
Escopolamina	VO/IM/SC	(0,6-1) (0,2-0,6) (0,3-0,6)	(4-8) (6) (6)
Meclizina	VO	25-100/dia	6-6

4. *Medidas que facilitam a habituação:* a prática de atividade física pode atuar na compensação vestibular e acelerar a habituação. Os exercícios mais indicados são aqueles que utilizam movimentos recorrentes de cabeça associados a estímulos visuais como a dança, tênis e artes marciais.
5. *Reabilitação vestibular:* a RV é o tratamento definitivo para a cinetose, pois promove a adaptação vestibular por meio de exercícios que atuam no ganho do reflexo vestíbulo-ocular (RVO).

Conclusão

A cinetose é uma síndrome desencadeada por movimentos passivos que tem como principais sintomas e sinais a sudorese, palidez, náuseas e vômitos. É originada por informações conflitantes entre os sistemas vestibular, visual e proprioceptivo. O tratamento tem a finalidade de reduzir a percepção sensorial conflitante, acelerar o processo de adaptação e controlar a náusea e o mal-estar.

Mal de Desembarque

A primeira descrição do **mal de desembarque** como uma síndrome clínica ocorreu em 1987, por Brown e Baloh,[23] é também denominada "doença do desembarque", *Mal de debarquement, Sea legs, Mal de debarquement syndrome.* Trata-se de uma percepção subjetiva do automovimento após a exposição a movimentos passivos, como os que ocorrem em viagens em veículos terrestre, navios e aviões.[24] Os indivíduos referem percepção de balançar e sacudir, frequentemente acompanhadas de instabilidade e desequilíbrio corporal, após a cessação do estímulo de movimento passivo.[25] Trata-se de uma resistência a readaptação a condições estáveis do meio ambiente e desenvolvimento de tontura subjetiva com sensação de desequilíbrio corporal, do tipo balanço, que pode perdurar por longo tempo. É importante ressaltar que a sensação de desequilíbrio após viagem é frequente mesmo em indivíduos normais, porém, com duração de minutos ou horas, desaparecendo espontaneamente.

Os pacientes cujo início foi desencadeado dessa forma são categorizados como subtipo ou grupo de início desencadeado por movimento (*Motion-Triggered*). Entretanto, a mesma síndrome pode ocorrer espontaneamente ou após eventos sem movimento, como parto, estresse elevado, cirurgia etc. São categorizados como sendo do subtipo *espontâneo*. A fisiopatologia subjacente do mal de desembarque é desconhecida e tem havido alguma especulação de que os dois grupos de início são entidades separadas. No entanto, apesar das diferenças no início entre os subtipos, os sintomas são paralelos e uma predominância feminina significativa foi demonstrada.[24,26]

A fisiopatologia do mal de desembarque não está bem estabelecida, sendo considerada uma doença rara.[27] Em qualquer caso, é importante fazer uma distinção entre sintomas transitórios, situação comum (< 48 h) e persistente (> 3 dias até vários anos), sendo o último uma condição patológica.[28] Quanto mais tempo durarem os sintomas, mais difícil será a recuperação.

Predomina em mulheres entre 40 e 50 anos. As alterações hormonais são um dos possíveis fatores-chave para o desenvolvimento do mal de desembarque, bem como os níveis aberrantes de alguns neurotransmissores-chave, como o ácido gama-aminobutírico (GABA) e neuropeptídeos inflamatórios, como o peptídeo relacionado com o gene da calcitonina (CGRP). É admitido que um desequilíbrio hormonal e de neurotransmissores possivelmente predispõem os indivíduos ao desenvolvimento de mal de desembarque.[29]

Os pacientes com mal de desembarque persistente tornam-se menos tolerantes à exposição a movimentos visuais como jogar videogames, assistir filmes de ação ou mudanças rápidas no ambiente visual.[28]

Avaliações realizadas com ressonância magnética funcional (fMRI) e de tomografia por emissão de pósitrons (PET) mostraram que os sistemas visual e vestibular exercem atividade inibitória recíproca um sobre o outro.[30-32] Como a sensação de balanço no mal de desembarque é causada por atividade no sistema vestibular, uma consequência poderia ser a supressão de áreas responsáveis pelo processamento da atividade visual. As associações entre mal de desembarque, náuseas, aumento da sensibilidade do automovimento e da sensibilidade visual são frequentes.[28]

Alguns autores relacionam o mal de desembarque com a enxaqueca, mas a relação não é direta. A alta prevalência feminina ocorre tanto no mal de desembarque como na enxaqueca.[33] Muitos pacientes com mal de desembarque persistente desenvolvem depressão e ansiedade em razão das mudanças no estilo de vida exigidas pelos sintomas.[28] Estes casos são os de pior prognóstico.

Duas teorias são descritas para o mal de desembarque:

- Dificuldade de integração de múltiplas fontes de informação sensorial.[34]
- Má adaptação do reflexo vestíbulo-ocular (RVO), resultando em um mecanismo alterado de armazenamento de velocidade.[35]

O desenvolvimento e aprimoramento de modalidades de exames de imagem podem auxiliar no entendimento dos processos fisiopatológicos envolvidos no desenvolvimento desta doença.[23,36]

Tratamento

Como a fisiopatologia não está bem estabelecida, as opções de tratamento são limitadas.[28] Os tratamentos mais recomendados atualmente são os benzodiazepínicos, inibidores da recaptação de serotonina (IRSS), reabilitação vestibular, neuromodulação e estimulação magnética transcraniana.[30,32,34,37]

Tontura Posicional Perceptual Persistente

A tontura posicional perceptual persistente (TPPP) é a nova denominação do distúrbio postural, anteriormente denominado vertigem postural fóbica e,[38] posteriormente, tontura crônica subjetiva.[39] Os gatilhos que desencadeiam a TPPP são eventos normais do dia a dia como caminhar, permanecer em pé, locomoção passiva em veículos, observar ambientes com grande aferência visual (estímulos visuais complexos), situações percebidas e processadas de forma anormal.[40]

Trata-se de uma disfunção persistente do sistema vestibular e suas relações com o sistema nervoso central, descrita pelos pacientes como instabilidade corporal. A TPPP prolonga-se por mais de três meses sem uma etiologia estrutural identificável, enquadrando no quadro de transtorno somatoforme. Transtorno somatoforme é a classificação médica (CID 10 – F 45) para doenças que persistem e os transtornos físicos presentes não explicam a natureza e extensão dos sintomas, nem o sofrimento e as preocupações do paciente.[41]

Esses doentes apresentam um quadro clínico que não é definido ou diagnosticado pela bateria de exames para avaliação otoneurológica, e seu perfil está relacionado com distúrbios como ansiedade e depressão. Apresentam persistência de um padrão postural vigilante que foi adquirido durante um episódio prévio de uma afecção aguda.[41,42]

A TPPP tem algumas características facilmente identificáveis:[42-44]

1. Balanço ou instabilidade corporal persistente por mais de três meses.
2. Exacerbação dos sintomas na postura ortostática.
3. Piora dos sintomas com movimentos cefálicos ou estímulos visuais complexos.
4. Antecedente de doença ou choque emocional no início dos sintomas.
5. Ansiedade.

A TPPP pode ser desencadeada por distúrbios de origem no psicológico-psiquiátrica e persiste independentemente de qualquer doença.[40] Não está associada a alterações do reflexo vestíbulo-ocular (RVO) ou outros distúrbios do sistema vestibular periférico. Importante enfatizar que muito frequentemente a TPPP coexiste com doenças estruturais ou psicológicas. Pacientes com traços de personalidade relacionados com a ansiedade ou pânico preexistentes parecem aumentar o risco de desenvolver TPPP.[45] A TPPP é uma afecção clinicamente complexa, com interface da neurologia, otologia e psiquiatria.

Fisiopatologia

Estudos estruturais e funcionais realizados com neuroimagem, sugerem três mecanismos de origem da TPPP: controle postural enrijecido, predomínio da aferência visual sobre a aferência vestibular na orientação espacial e falha dos mecanismos corticais na modulação dessas aferências.[43,46]

Avaliação da TPPP por Ressonância Magnética Funcional (fMR)[46,47]

A ressonância magnética funcional (fMR) é capaz de detectar variações no fluxo sanguíneo em resposta à atividade neural. A recente utilização dessas imagens possibilitou o estudo da interdependência entre os sintomas otoneurológicos (tontura–instabilidade) e psiquiátricos (ansiedade–depressão) na TPPP.[47]

Foram demonstradas a baixa reatividade às estimulações sonoras no VEMP cervical de algumas estruturas em pacientes com TPPP. Entre elas o córtex vestibular parietoinsular (CVPI), incluindo a ínsula posterior e anterior, giro frontal inferior, hipocampo e córtex cingulado anterior. Além disso, foi demonstrada conectividade alterada entre a ínsula anterior e CVPI, ínsula anterior e córtex occipital médio, hipocampo e CVPI e córtex cingulado anterior. Essa conectividade alterada entre a ínsula anterior e o córtex occipital médio pode estar relacionada com maior dependência de pistas visuais para orientação espacial em pacientes TPPP.[46]

Epidemiologia

Os critérios diagnósticos da TPPP foram recentemente estabelecidos pela Sociedade Bárány.[43] Sua incidência foi estimada entre 15 a 20% nos centros especializados na avaliação de pacientes com alteração do equilíbrio corporal.[43] O gênero feminino apresenta maior prevalência, especialmente na faixa etária entre 46 e 55 anos relacionada com mudanças hormonais.[42]

Os sintomas da TPPP são provocados por eventos normais do dia a dia como caminhar, permanecer em pé, locomoção passiva em veículos, observar ambientes com grande aferência visual (estímulos visuais complexos), situações percebidas e processadas de forma anormal.[40]

Quadro 9-6. Principais Gatilhos que Desencadeiam Sintomas em Pacientes com TPPP

Gatilho	Porcentagem
Estímulos visuais	74%
Movimentos corporais	52%
Privação de sono	38%
Multidão	26%
Estresse	25%
Cervicalgia	14%

Principais Gatilhos que Desencadeiam a TPPP[42]

Os principais gatilhos que desencadeiam ou pioram os sintomas da TPPP podem ser visualizados no Quadro 9-6. Estão entre eles os estímulos visuais complexos (conflito visual), a movimentação corporal (receio de quedas, instabilidade), o estresse e a privação do sono. Entre as comorbidades associadas ao diagnóstico, as mais frequentes são a hipercolesterolemia, enxaqueca, disglicemias, insulinemia e síndrome cervical.[42]

Diagnóstico

Para que seja feito o diagnóstico de TPPP, a Sociedade Bárány reuniu seu comitê e estabeleceu critérios clínicos. Seguem abaixo os critérios atualmente utilizados.

Critérios diagnósticos da Sociedade Bárány para tontura postural perceptual persistente.[46,48,49]

A) Um ou mais sintomas de tontura, instabilidade ou vertigem não rotativa na maioria dos dias por pelo menos três meses ou mais.
   1. Os sintomas persistem por períodos prolongados (longas horas), mas podem aumentar e diminuir em gravidade.
   2. Os sintomas não precisam estar presentes continuamente durante todo o dia.
B) Os sintomas persistentes ocorrem sem provocação específica, mas são exacerbados por três fatores:
   1. Postura ereta.
   2. Movimentos ativos ou passivos sem levar em conta direção ou posição.
   3. Exposição a estímulos visuais em movimento ou padrões visuais complexos.
C) O distúrbio é desencadeado por eventos que causam vertigem, instabilidade, tontura ou problemas de equilíbrio, incluindo síndromes vestibulares agudas, episódicas ou crônicas, outras doenças neurológicas ou médicas e sofrimento psicológico.
   1. Quando desencadeadas por um precipitante agudo ou episódico, os sintomas se acomodam no padrão do **Critério A** à medida que o precipitante é resolvido, mas podem ocorrer de forma intermitente no início e depois consolidar em um curso persistente.
   2. Quando desencadeado por um precipitante crônico, os sintomas podem se desenvolver lentamente no início e piorar gradualmente.
D) Os sintomas causam sofrimento significativo ou comprometimento funcional.
E) Os sintomas não são mais bem explicados por outra doença ou distúrbio.

Quadro Clínico

O paciente frequentemente relata que seus sintomas tiveram início com uma doença, que geralmente é aguda e do sistema vestibular. Refere sensação de balanço constante, que melhora apenas ao deitar-se. O balanço tem períodos de melhora e piora e costuma agravar-se ao longo do dia. Referem ainda sensibilidade aos estímulos visuais e aos movimentos corporais, que agravam a percepção de instabilidade.

A enxaqueca, síndrome do pânico e ansiedade são afecções que frequentemente coexistem com a TPPP.[40] Os pacientes com TPPP podem evoluir para quadros de fobias, como receio de ter a tontura provocada por situações como subir em escada ou movimentos passivos em veículos, o que acarreta tanto transtornos na sua vida social como incapacidade laborativa, de maneira parcial ou permanente.

Diagnóstico e Exames Complementares

O diagnóstico da TPPP tem base especialmente na observação da postura e marcha.[42]

- *Teste de Romberg:* o paciente costuma apresentar maior oscilação corporal e utiliza movimentos compensatórios com os braços.
- *Marcha:* a marcha é lenta e insegura, com instabilidade corporal. O paciente verbaliza seu medo de cair.

A técnica de distração com utilização de tarefas mentais ou motoras, como caminhar para trás, podem normalizar a oscilação corporal e a marcha, demonstrando que a instabilidade é puramente funcional.[50,51]

A posturografia dinâmica computadorizada é o exame capaz de demonstrar as dificuldades que o paciente apresenta. O protocolo SOT demonstra essa dificuldade na manutenção postural em solo firme, em que há oscilação e medo de queda. O paciente assume posturas tensas, com medo de cair. No entanto, em condições de solo instável é capaz de assumir estratégias corretas de correção postural para evitar a queda. Embora seja um perfil postural afisiológico, os resultados demonstram que o indivíduo apresenta condições de reação postural normal. Os sintomas são decorrentes de uma estratégia postural de alta demanda que foi assumida no período da doença inicial que desencadeou a TPPP. Por ter apresentado uma compensação central inadequada, essa postura permanece até agora.[52]

Diagnóstico Diferencial[48]

O diagnóstico diferencial será feito com sequelas crônicas de doenças agudas, síndromes/doenças vestibulares crônicas, doenças psiquiátricas que, potencialmente, podem acarretar instabilidade corporal e/ou tontura (não rotatória) e efeitos adversos de medicamentos de uso contínuo.[53]

1. Sequela crônica de doenças agudas.
    Quadros agudos, como a neurite vestibular e o acidente vascular encefálico, podem deixar como sequela uma vestibulopatia não compensada. Com cuidadosa avaliação e anamnese e exames complementares será feito o diagnóstico. O relato de instabilidade, tontura não rotatória, desconforto a estímulos visuais complexos e exames laboratoriais mostrando a compensação vestibular, sela o diagnóstico de TPPP.

2. Algumas doenças precipitantes com tonturas episódicas podem coexistir.
A enxaqueca vestibular pode se manifestar com vertigem, aura visual (escotomas positivos ou negativos), cefaleia, fonofobia e/ou fotofobia, osmofobia (hipersensibilidade aos odores). A VPPB (vertigem posicional paroxística benigna), caracteristicamente apresenta vertigem paroxística de posicionamento de curta duração. A doença de Ménière cursa com vertigem, zumbidos, audição flutuante.
3. Doenças psiquiátricas.
Ansiedade crônica, transtornos depressivos, agorafobia, fobia social, transtorno obsessivo compulsivo e transtorno de estresse traumático pode-se manifestar com tontura persistente.[54]
4. Distúrbios autonômicos.
Taquicardia postural ortostática e a síndrome (síncope) vasovagal, frequentes em jovens. Já a intolerância ortostática é mais comum nos pacientes idosos.
5. Outras síndromes crônicas.
A arreflexia vestibular bilateral (osciloplsia), facilmente diagnosticada com testes da função vestibular: *Head Impulse Test*, provas calóricas e estimulação sinusoidal na cadeira rotatória.
6. Doenças crônicas.
Doenças neurovegetativas que causam alterações no equilíbrio postural e marcha. O início progressivo, ausência de sintomas de ansiedade e/ou pânico e a ausência de sintomas com estímulos visuais complexos, excluem a suspeita de TPPP.

A neuropatia diabética afeta, principalmente, a extremidade de nervos longos, pernas e braços que são responsáveis por transmitir ao sistema nervoso central a sensibilidade tátil, vibração, pressão, temperatura e controle muscular. A diminuição da sensibilidade da região plantar e tornozelo provocam a sensação de desequilíbrio corporal, além dos sintomas clássicos de dores e formigamento.

Doença de Parkinson provoca instabilidade, andar arrastado lento, rigidez muscular, tremor das mãos em repouso.

Degeneração cerebelar manifesta-se principalmente por ataxia (marcha com base alargada, vacilante), e incapacidade de sequenciar corretamente os movimentos finos.

O tremor ortostático é uma afecção rara, de origem desconhecida, afeta indivíduos a partir da quinta década, principalmente os do gênero feminino. A sensação corporal de instabilidade quando em pé e que desaparece ao caminhar é característica da doença. Esse tipo de tremor muito se assemelha ao encontrado nos pacientes com TPPP.

Alguns medicamentos e suplementos dietéticos podem causar instabilidade corporal, tontura e vertigens.

Tratamento

A relação entre médico e paciente torna-se muito importante nas afecções de origem funcional. Explicar ao paciente, de maneira direta e precisa, sua afecção, demonstrar conhecimento e, principalmente, bons resultados já obtidos anteriormente são etapas importantes no manejo da doença.

O tratamento será instituído de acordo com o quadro clínico e possível diagnóstico primário que desencadeou a TPPP e resolução de doenças concomitantes tratáveis. São indicadas a reabilitação vestibular (exercícios de habituação) e psicoterapia, sendo a terapia cognitiva comportamental (TCC) a melhor opção.

Em casos mais simples, a terapia medicamentosa com inibidores seletivos da recaptação da serotonina (ISRS) e da noradrenalina (SNRI) são utilizados com bons resultados.[46] Eventualmente, podem estar presentes diagnósticos psiquiátricos mais complexos e, nesses casos, o auxílio de médico psiquiatra será de grande auxílio.

Insuficiência Vertebrobasilar (IVB)

O termo insuficiência vertebrobasilar (IVB) é utilizado para indicar sofrimento do território arterial vertebrobasilar por isquemia da circulação posterior.

Há muita confusão entre os autores no que se refere a esse diagnóstico quando o assunto é o comprometimento do sistema cocleovestibular secundário a problemas de origem vascular.[55] Para que possamos chegar a essa hipótese é preciso excluir outras doenças como Ménière, vertigem posicional paroxística benigna (VPPB), Schwannoma vestibular, esclerose múltipla e outras doenças vestibulares centrais. Portanto, a IVB é um diagnóstico de exclusão na ausência de sinais evidentes de isquemia do labirinto. A vascularização arterial cocleovestibular deriva do sistema vertebrobasilar. Embora os vasos principais do tronco cerebral e do polígono de Willis possam ser observados em exames de imagens, as artérias que irrigam a orelha interna possuem baixo calibre e não são visualizadas sequer com Doppler transcraniano ou angiorressonância magnética. Portanto, muitas vezes seu comprometimento é suposto a partir da presença dos fatores de risco e/ou lesão de outros territórios vasculares do sistema nervoso central, estes sim, acessíveis por métodos de imagem.

As **artérias vertebrais** nascem das subclávias, passam entre os músculos escalenos e fáscia cervical e dirigem-se para o canal formado pela superposição dos processos transversos das vértebras. A entrada das artérias nesse canal pode variar, embora habitualmente se faça pela 6ª vértebra, menos frequentemente pela 5ª ou 4ª e excepcionalmente pela 7ª. No canal vertebral, sobem até a 2ª vértebra, contornam o atlas, penetram no forame magno, atravessam a dura-máter e região pontomedular, unem-se e formam a **artéria basilar**.

A **artéria cerebelar anteroinferior** (**AICA**) nasce do terço caudal da artéria basilar e irriga a porção anterior e média do cerebelo, o pedúnculo cerebelar médio e o flóculo cerebelar. Os ramos proximais da AICA nutrem a porção lateral da ponte, incluindo os núcleos do V, VII e VIII nervos cranianos e o trato espinotalâmico.[56,57] Da AICA origina-se a **artéria auditiva interna**. A **artéria vestibular anterior**, ramo da artéria auditiva interna, irriga a porção superior do labirinto vestibular e é particularmente sensível à isquemia.[58] Variações anatômicas são comuns, sem repercussão hemodinâmica

A vertigem pode ser causada por **insuficiência vertebrobasilar**, o que significa uma alteração hemodinâmica intracraniana capaz de reduzir o fluxo sanguíneo para o tronco encefálico. Os sintomas vestibulares podem-se apresentar como periféricos, centrais ou mistos. Baloh[59] diferencia vários sintomas de lesão vascular: infarto labiríntico, infarto medular lateral, infarto ponto medular lateral e cerebelar. No infarto labiríntico e no infarto ponto medular lateral ocorre surdez neurossensorial. A vertigem está presente em todas as situações. A diferenciação correta entre as síndromes é importante para a adequada abordagem terapêutica, embora não seja tarefa fácil em alguns casos (Fig. 9-5). A Figura 9-6 ilustra a circulação posterior do tronco cerebral.

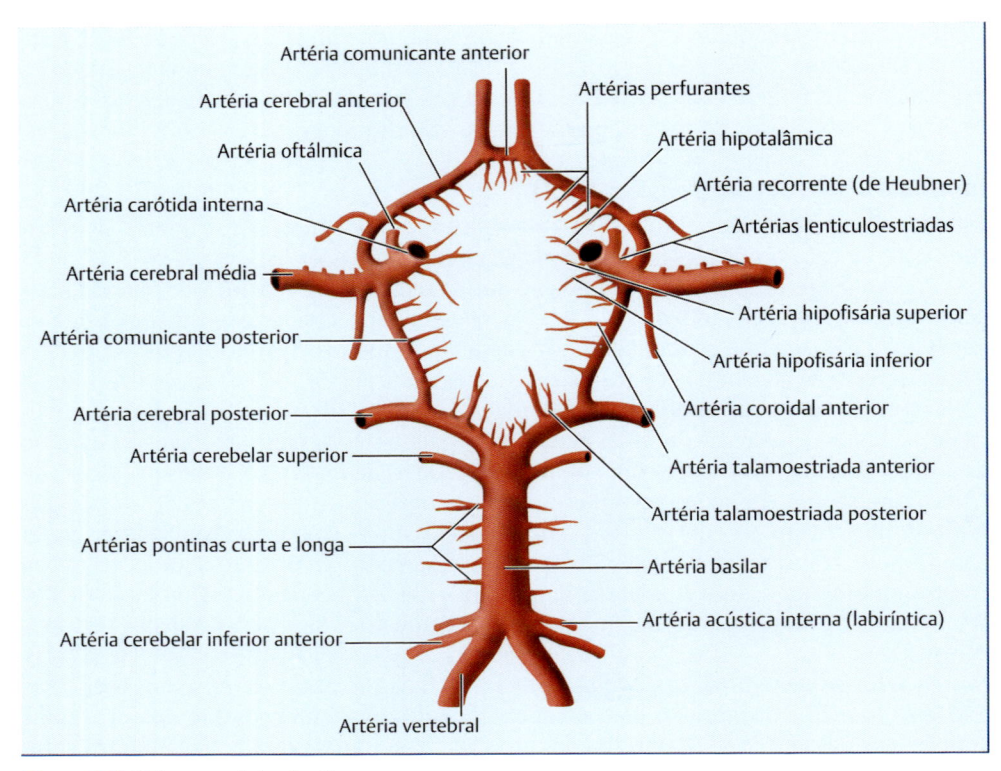

Figura 9-5. Sistema vertebrobasilar.

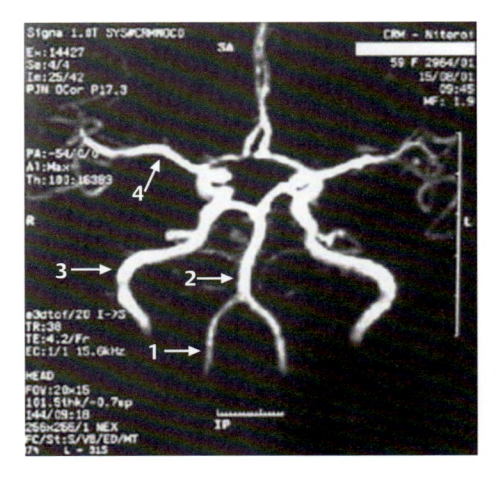

Figura 9-6. Ressonância magnética da circulação posterior do tronco. 1. Artéria vertebral; 2. artéria basilar; 3. artéria carótida interna; 4. artéria cerebral média.

Epidemiologia

Não há dados estimando a real prevalência da IVB, porém uma revisão retrospectiva feita por Chimowitz et al. estima que 11 a 16% dos casos de aterosclerose intracraniana envolvem o sistema vertebrobasilar.[60] A mortalidade anual em decorrência de estenose do sistema vertebrobasilar é de 11,6%, praticamente a mesma mortalidade causada pela estenose da artéria carótida interna em seu trajeto intracraniano, que é de 12,4%. Essa mortalidade pode ser explicada em decorrência de sua anatomia funcional, uma vez que o sistema vertebrobasilar irriga áreas críticas do tronco cerebral e a carótida interna nutre uma extensa área do cérebro.[61]

A prevalência da IVB no ambulatório de otoneurologia geriátrica do HC FM-USP é de 16%. Essa porcentagem inclui seu diagnóstico como doença única ou associada a outras comorbidades, como a vertigem posicional paroxística benigna (VPPB).[62]

Fisiopatologia

O sistema vertebrobasilar não possui um mecanismo próprio capaz de detectar variações pressóricas arteriais. Quando a pressão arterial cai bruscamente, há diminuição do fluxo sanguíneo e surgem os sintomas. Essa situação pode ocorrer com o uso de anti-hipertensivos, hemorragias, hipotensão arterial na passagem repentina da posição supina para ortostática e/ou com a rotação cervical.

A artéria vertebral é susceptível à **compressão mecânica** durante a rotação da cabeça por conta da inserção de músculos e tendões, osteófitos e alterações degenerativas resultante de artrose cervical particularmente ao nível de C1-C2.[63] Cada labirinto é suprido pela artéria auditiva interna que é ramo da AICA. Esta por sua vez é ramo da artéria basilar. Portanto, a redução do fluxo sanguíneo na artéria vertebral pode desencadear sintomas em um labirinto, enquanto o comprometimento da artéria basilar compromete os dois labirintos. Existem hipóteses que sugerem a embolização do labirinto por compressão da vertebral, isquemia do tronco cerebral ou isquemia isolada do núcleo vestibular.[64] O fato é que os mecanismos envolvidos no desencadeamento da vertigem por isquemia no território vertebrobasilar não são totalmente esclarecidos.

Fatores de Risco

Os êmbolos cardiogênicos são há muito identificados como causadores de isquemia da circulação cerebral posterior.[57,58,65] Fatores predisponentes para doenças vasculares como hipertensão arterial sistêmica, diabetes melito, dislipidemia, obesidade, tabagismo, álcool, anticoncepcionais e doenças concomitantes, que acarretem aumento na coagulabilidade, são também fatores de risco para a IVB. Os antecedentes de fibrilação atrial, doença coronariana, infarto do miocárdio, aterosclerose de outros vasos assim como doenças na coluna cervical também são considerados de risco para a IVB.[57,58] Na aterosclerose, a IVB decorre de depósito de gordura, cálcio e outros elementos na parede vascular arterial, reduzindo seu calibre e trazendo déficit sanguíneo.

Quadro Clínico

O quadro clínico é variável porque a isquemia vai depender da localização e do grau da obstrução. Assim sendo, a isquemia pode ser transitória e reversível (ataque isquêmico transitório – AIT) ou irreversível (acidente vascular isquêmico – AVI). O problema ocorre com mais frequência em indivíduos com mais de cinquenta anos, portadores de antecedentes vasculares e as tonturas apresentam características variáveis. Os ataques isquêmicos transitórios provocam episódios de tontura que duram poucos minutos, frequentemente associadas a sintomas visuais, instabilidade, fraqueza e *drop attacks*.[66,67] A presença de zumbidos e hipoacusia sugerem comprometimento da orelha interna.[63,66]

O exame físico dos pacientes pode variar desde a normalidade até a presença de sinais evidentes de comprometimento vestibular central, na dependência do grau de isquemia. A ausculta cervical pode revelar sopro carotídeo.

As alterações circulatórias do segmento arterial cerebral posterior podem manifestar-se em episódios agudos com tontura, vertigem e/ou desequilíbrio corporal intermitente ou duradouro, sendo necessário fazer o diagnóstico diferencial entre vertigens periféricas e centrais. Nas isquemias da circulação posterior (artérias cerebelares) há, frequentemente, disacusia sensorioneural, zumbidos, associados à vertigem/desequilíbrio e envolvimento cerebelar, com alteração da marcha por comprometimento da artéria cerebelar anterior inferior (AICA). Entretanto, a IVB pode manifestar-se com vertigem de início súbito, de caráter transitório, com duração de minutos como sintoma inicial.[67,68]

Pacientes com quadro de vertigem associado a fatores de risco como idade avançada, hipertensão arterial e diabetes apresentam maior probabilidade de desenvolver acidente vascular encefálico, após ataque isquêmico transitório.[68]

A disfunção cocleovestibular pode ser considerada de origem vascular quando outras doenças são excluídas, se o paciente apresentar risco para doença vascular ou se houver lesão vascular confirmada por métodos de imagem em outras áreas do sistema nervoso central.

Alertas de Complicações Vasculares Centrais

1. Fraqueza muscular em apenas um dos membros inferiores e/ou assimetria do tônus muscular da face são sinais frequentes no acidente vascular encefálico.
2. Perdas aguda da visão unilateral: cegueira transitória ou permanente (amaurose).
3. Paralisias, parestesias.
4. Distúrbios da fala; disartria – afasias.
5. Dificuldade de deglutição: disfagias.
6. Crises convulsivas (contratura muscular involuntária de determinado membro ou todo o corpo).
   A) *Crises convulsivas parciais simples:* sem comprometimento da consciência.
   B) *Crises convulsivas parciais complexas:* com comprometimento parcial ou total da consciência.

Diagnóstico

Como os sintomas dependem da localização, grau da obstrução e da duração da doença, o diagnóstico não é tão fácil. O diagnóstico de certeza é feito pela arteriografia clássica ou digital, exame invasivo e oneroso, justificado apenas nos casos de indicação cirúrgica. Uma proposta interessante é a pesquisa do nistagmo de privação vertebrobasilar (NPVB) que, quando presente, indica a existência de sofrimento dos núcleos vestibulares por diminuição do fluxo sanguíneo na artéria vertebral contralateral ao lado da rotação da cabeça.[68-70] Segundo os autores, nos casos em que a pesquisa do NPVB é positiva, está indicado o estudo das artérias carótidas e vertebrais, por meio do Doppler, que pode fornecer imagens da redução do fluxo nas artérias vertebrais e basilar.[63,66]

Diagnóstico Otoneurológico

A isquemia vertebrobasilar pode causar sintomas vestibulares de origem periférica, central ou mista. A anamnese com a caracterização detalhada dos sintomas é o ponto mais importante do diagnóstico. Não existe um sinal específico na videonistagmografia que indique a insuficiência vertebrobasilar. No entanto, a presença do NPVB pode sugerir, mas o negativo não exclui a IVB.[69,71,72] A dificuldade desse tipo de teste é a grande variabilidade da circulação posterior (Leitura complementar no Capítulo 6). Na prova calórica podem ser encontrados sinais de comprometimento central, como alterações da componente rápida indicando comprometimento da formação reticular do tronco encefálico, assim como ausência do efeito inibidor da fixação ocular em decorrência de lesão dos mecanismos de inibição central.[73,74]

O teste do impulso cefálico (vHIT) tem valor na fase aguda da doença e ajuda a diferenciar a vertigem central (acidente vascular central) da periférica (neurite vestibular).[73,75,76] O diagnóstico diferencial entre uma vertigem periférica (neurite) e um infarto cerebelar direciona a conduta terapêutica e determina o prognóstico. O diagnóstico errôneo do acidente vascular encefálico agudo aumenta a morbidade e mortalidade destes pacientes. Por outro lado, o diagnóstico de vertigem periférica errôneo leva à realização de exames complementares e utilização de medicações desnecessárias, dispendiosas, muitas vezes, com efeitos adversos.

A pesquisa de arritmias cardíacas, hipertensão arterial, dislipidemia e diabetes, bem como exame do fundo de olho auxiliam no diagnóstico.

Diagnóstico por Imagem

Algumas opções de exames de imagem podem ser úteis na avaliação da IVB:

- *Duplex scan:* exame não invasivo que avalia o fluxo sanguíneo nas artérias carótidas e vertebrais. Permite identificação das alterações morfológicas dos segmentos analisados e localiza os locais de turbulência do fluxo. Entretanto, é difícil visualizar a emergência das artérias vertebrais, local, onde ocorre a maioria das obstruções por placas de ateroma. Este fato justifica a baixa sensibilidade do método no diagnóstico da IVB.
- *Doppler transcraniano:* permite um estudo dinâmico dos mecanismos compressivos originados na coluna cervical além de possibilitar a análise funcional de alterações anatômicas e reconhecer mecanismos intracranianos compensatórios. É um método útil na pesquisa de oclusão das artérias vertebral intracraniana e basilar proximal. Dentre as diversas medidas de fluxo que o exame fornece, o índice de pulsatilidade da artéria basilar (IP) parece o mais fidedigno para inferir a resistência periférica em pequenas artérias. Os sintomas clínicos otoneurológicos guardam relação com o IP.[71]
- *Ressonância magnética e angiorressonância:* trazem informações sobre áreas isquêmicas no tronco encefálico e no cerebelo, em decorrência da oclusão arterial, avaliando as alterações anatômicas e variações de fluxo.

Tratamento

No tratamento da IVB, o controle dos fatores de risco é fundamental. O tratamento das comorbidades cardíacas, como as arritmias, é necessário para evitar que sejam gerados êmbolos para o sistema vertebrobasilar. O controle da hipertensão arterial sistêmica, das dislipidemias, do diabetes e da obesidade, bem como o combate ao tabagismo, são fatores fundamentais buscando a melhora das condições vasculares e circulatórias.[65] Em pacientes que apresentam tromboembolismo, a utilização de antiagregantes plaquetários (ácido acetilsalicílico, clopidogrel) ou anticoagulantes (heparina, varfarina) pode ser útil para prevenir a formação de trombos.[65]

A maioria dos indivíduos com IVB são idosos e, muitos deles, apresentam comorbidades relacionadas com o envelhecimento que podem comprometer seu equilíbrio. Assim, é comum a dificuldade na execução de atividades da vida diária e dependência familiar com prejuízo importante da sua qualidade de vida. Além disso, o risco de queda, e todas as suas implicações, é elevado nesses casos. Com a finalidade de melhorar o equilíbrio corporal a reabilitação vestibular (RV) pode ser associada ao tratamento medicamentoso. Em alguns casos os exercícios devem ser adaptados às condições físicas dos pacientes, como as restrições da mobilidade cervical. Apesar das alterações vasculares comprometerem a melhora com a RV, resultados satisfatórios têm sido obtidos com a utilização do método, desde que tenham sido corrigidas as doenças concomitantes.[62,74]

Independente da opção terapêutica, os pacientes devem ser acompanhados clinicamente por uma equipe multidisciplinar visando o controle dos fatores de risco, das condições clínicas associadas e da tontura. A avaliação e tratamento integrado entre o otoneurologista, o cardiologista, o geriatra e fisioterapeuta são capazes de fornecer a esses pacientes uma melhor condição clínica e melhor qualidade de vida. O objetivo do tratamento é a independência para a realização de tarefas básicas do cotidiano, como caminhar sem apoio, alimentar-se, vestir-se sem ajuda. São atividades simples que aumentam a autoestima e confiança desses pacientes.

PAROXISMIA VESTIBULAR

O termo paroxismia vestibular foi introduzido em 1994 por Brandt e Dieterich.[77] Inicialmente a síndrome era denominada "vertigem posicional incapacitante". De etiologia ainda incerta, a origem mais provável da paroxismia vestibular é a compressão neurovascular do VIII nervo craniano, com hiperatividade e progressiva perda funcional. Mesmo assim, a observação de alças vasculares junto ao VIII nervo não é suficiente para determinar o diagnóstico, uma vez que estão presentes em 20 a 30% de indivíduos assintomáticos.[78] A paroxismia vestibular é considerada uma doença rara, cuja prevalência não é estabelecida em razão de poucos estudos com pequeno número de pacientes.

Diagnóstico[77-83]

Segundo o Comitê de Classificação da Sociedade Bárány, são estabelecidos critérios diagnósticos para a paroxismia vestibular. As paroxismias foram subdivididas em definida ou provável.

1. Paroxismia definida:
   - Pelo menos 10 crises de vertigem espontânea ou não rotatória.
   - Duração inferior a 1 minuto.
   - Apresenta características típicas no paciente.
   - Resposta a tratamento com carbamazepina/oxcarbazepina.
   - Não explicado por outro diagnóstico.
2. Provável paroxismia vestibular:
   - Pelo menos cinco crises de vertigem espontânea ou não rotatória.
   - Duração inferior a cinco minutos.
   - Ocorrência espontânea ou provocada por determinados movimentos da cabeça.
   - Apresenta características típicas no paciente.
   - Não explicado por outro diagnóstico.

Características Clínicas

A frequência das crises varia muito entre os pacientes: de 30 crises por dia a algumas crises por ano. Em sua maioria as crises são espontâneas. Em alguns pacientes, as crises podem ser induzidas pela movimentação cefálica, à semelhança da neuralgia do trigêmeo. Quando as crises são induzidas por giro lateral sustentado da cabeça deve-se considerar a síndrome da oclusão da artéria vertebral, como um diagnóstico diferencial. Se as crises forem provocadas por alterações súbitas da pressão intracraniana (espirros, tosse ou manobra de Valsalva) ou por mudanças repentinas de pressão no canal auditivo (fístula perilinfática ou deiscência de canal semicircular superior), esses diagnósticos devem ser considerados. Na maioria dos pacientes as crises duram de um segundo a um minuto, mas podem ser mais longas.

Alguns pacientes podem relatar sintomas auditivos, zumbido unilateral ou hiperacusia durante as crises. Pode ocorrer espasmo facial em razão da proximidade do VII e VIII nervos no conduto auditivo interno.[84] Durante a crise, pode ocorrer nistagmo horizonto rotatório em direção à orelha afetada.

A maioria dos pacientes responde ao tratamento com carbamazepina (200 a 800 mg por dia) ou oxcarbazepina (300 a 900 mg por dia).[77,81,85-87]

Fisiopatologia

As crises de vertigem são atribuídas à despolarização neural anormal entre nervos, como consequência aos axônios parcialmente desmielinizados. O local provável da lesão é a mielina central da oligodendroglia,[88] que são células da neuroglia, responsáveis pela formação e manutenção das bainhas de mielina dos axônios do sistema nervoso central (SNC). Essa função no nervo periférico é executada pelas células de Schwann, na região denominada "zona de transição", que corresponde aos primeiros 15 mm após a saída do nervo do tronco encefálico.[89]

Acredita-se que as causas potenciais que determinam a lesão nervosa são a irritação focal por compressão de vasos sanguíneos, tumor ou cisto, desmielinização ou traumatismo.[77,79-81,87,88,90,91]

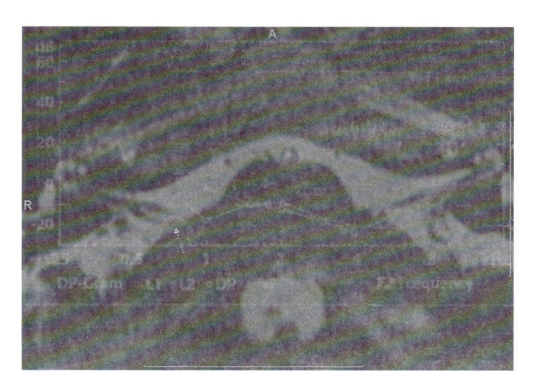

Figura 9-7. Ressonância magnética em corte axial mostrando o contato vascular com o VIII nervo na saída do tronco cerebral.

Exames Complementares

- *Avaliação auditiva e da função vestibular:* no período intercrises poderá ser observado hipofunção cocleovestibular leve a moderada, unilateral em cerca de 50% dos pacientes.[86]
- *Ressonância magnética:* a RM é o exame principal no diagnóstico da compressão neurovascular com sensibilidade de 100% e especificidade de 65% no diagnóstico da paroxismia vestibular.[81] Devemo-nos lembrar da alta taxa de vasos sanguíneos (alças vasculares) junto ao VIII nervo em indivíduos normais. A artéria cerebelar anteroinferior e posteroinferior são os vasos comumente envolvidos na compressão neurovascular da paroxismia vestibular (Fig. 9-7).

Diagnóstico Diferencial

O diagnóstico diferencial é feito com síndromes que se manifestam com vertigens. Entre elas a doença de Ménière, crises otolítica de Tumarkin, migrânea vestibular, ataques isquêmicos transitórios, pânico, fístula perilinfática, ataxia episódica tipo 2, epilepsias com aura vestibular, VPPB e intolerância ortostática.

Tratamento

A medicação de escolha é a carbamazepina (200-800 mg/dia) ou oxcarbazepina (300-900 mg/dia).[92,93] A resposta positiva confirma o diagnóstico definitivo. Em pacientes com intolerância a esses medicamentos, as alternativas são a fenitoína ou o ácido valproico.

A descompressão microvascular é indicada somente para casos de intolerância à terapia medicamentosa e com diagnóstico preciso.

REFERÊNCIAS BIBLIOGRÁFICAS

1. Macedo A. Abordagem da síndrome vertiginosa. *Acta Med Port* 2010;23(1):95-100.
2. Karats M. Central vertigo and dizziness. Epidemiology, differential diagnosis, and common causes. *The Neurologist* 2008;14:355-64.
3. Hotson JR, Baloh RW. Acute vestibular syndrome. *N Engl J Med* 1998;339(10):680-5.
4. Saber Tehrani AS, Kattah JC, Mantokoudis G et al. Small strokes causing severe vertigo: frequency of false-negative MRIs and nonlacunar mechanisms. *Neurology* 2014;83(2):169-73.
5. Newman-Toker DE, Moy E, Valente E et al. Missed diagnosis of stroke in the emergency department: a cross-sectional analysis of a large population-based sample. *Diagnosis* (Berl) 2014;1(2):155-66.
6. Alyono JC. Vertigo and dizziness understanding and managing fall risk. *Otolaryngol Clin North Am* 2018 Aug;51(4):725-40.
7. Anken RH, Ibsch M, Rahmann H. Neurobiology of fish under altered gravity conditions. *Brain Research Reviews* 1998;28:9-18.
8. Arruda MA. Fatores de risco e distúrbios associados à migrânea na infância. Ribeirão Preto, 1994. 119f. (Mestrado em Neurologia). Ribeirão Preto; 1994.
9. Dobie TG, May JG. Cognitive behavioral management of motion sickness. *Aviat Space Environ Med* 1994;65:C1-20.
10. Reason JT, Brand JJ. *Motion sickness.* London: Academic Press; 1975.
11. Ungs TJ. Simulator induced syndrome in Coast Guard aviators. *Aviat Space Environ Med* 1988;59(3):267-72.
12. Lawther A, Griffin MJ. A survey of the occurrence of motion sickness amongst passengers at sea. *Aviat Space Environ Med* 1988;59(5):399-406.
13. Rascol O, Hain TC, Brefel C et al. Antivertigo medications and drug-induced vertigo: a pharmacological review. *Drugs* 1995;50:777-91.

14. Dornhoffer J, Chelonis JJ, Blake D. Stimulation of the semicircular canals via the rotary chair as a means to test pharmacologic countermeasures for space motion sickness. *Otol Neurotol* 2004;25:740-5.
15. Wood CD, Graybiel A. A theory of motion sickness based on pharmacological reactions. *Clin Pharmacol Ther* 1970;11:621-9.
16. Klöcker N, Hanschke W, Toussaint S, Verse T. Scopolamine nasal spray in motion sickness: a randomized, controlled, and crossover study for the comparison of two scopolamine nasal sprays with oral dimenhydrinate and placebo. *Eur J Pharmac Sci* 2001;13:227-32.
17. Bruce DG, Golding JF, Hockenhull J, Pethybridge RJ. Acupressure and motion sickness. *Aviat Space Environ Med* 1990;61:361-5.
18. Warwick-Evans LA, Masteters IJ, Redstone SB. A double-blind placebo controlled evaluation of acupressure in the treatment of motion sickness. *Aviat Space Environ Med* 1991;62:776-8.
19. Hu S, Stritzel R, Chandler A, Stern RM. P6 acupressure reduces symptoms of vection-induced motion sickness. *Aviat Space Environ Med* 1995;66:631-4.
20. Schutter D, Kattah J. Central Positional Vertigo. 2017;88 (16 Supplement).
21. Guerra Jiménez G *et al*. Manifestaciones audiovestibulares en la malformación de Chiari tipo 1. Serie de casos y revisión bibliográfica. *Acta Otorrinolaringol Esp* 2014.
22. Guerra Jiménez G, Mazón Gutiérrez Á, Marco de Lucas E *et al*. Audio-vestibular signs and symptoms in Chiari malformation type 1. Case series and literature review. *Acta Otorrinolaringol Esp* 2015;66:28-35.
23. Brown J, Baloh R. Persistent mal de debarquement syndrome: a motion-induced subjective disorder of balance. *Am J Otolaryngol* 1987;8(4):219-22.
24. Van Ombergen A, Van Rompaey V, Meas LK *et al*. Mal de Debarquement syndrome: a systematic review. *J Neurol* 2016;263(5):843-554.
25. Nachum Z, Shupak A, Letichevsky V *et al*. Mal de debarquement and posture: reduced reliance on vestibular and visual cues. *Laryngoscope* 2004;114(3):581-6.
26. Mucci V, Canceri JM, Brown R *et al*. Mal de Debarquement syndrome: a retrospective online questionnaire on the influences of gonadal hormones in relation to onset and symptom fluctuation. *Front Neurol* 2018 May 24;9:362.
27. Gordon C, Shupak A, Nachum Z. Mal de debarquement. *Arch Otolaryngol Head Neck Surg* 2000;126(6):805-6.
28. Cha Y, Brodsky J, Ishiyama G *et al*. Clinical features and associated syndromes of mal de debarquement. *J Neurol* 2008;255(7):1038-44.
29. Mucci V, Jacquemyn Y, Van Ombergen A *et al*. A new theory on GABA and calcitonin gene-related peptide involvement in mal de debarquement syndrome predisposition factors and pathophysiology. *Med Hypotheses* 2018 Nov;120:128-34.
30. Brandt T, Bartenstein P, Janek A, Dieterich M. Reciprocal inhibitory visual-vestibular interaction. Visual motion stimulation deactivates the parieto-insular vestibular cortex. *Brain* 1998;121(Pt 9):1749-58.
31. Brandt T, Marx E, Stephan T *et al*. Inhibitory interhemispheric visuovisual interaction in motion perception. *Ann N Y Acad Sci* 2003;1004:283-8.
32. Deutschländer A, Bense S, Stephan T *et al*. Sensory system interactions during simultaneous vestibular and visual stimulation in PET. *Hum Brain Mapp* 2002;16(2):92-103.
33. Hain TC, Hanna PA, Rheinberger MA. Mal de debarquement. *Arch Otolaryngol Head Neck Surg* 1999;125(6):615-20.
34. Dai M, Cohen B, Smouha E, Cho C. Readaptation of the vestibulo-ocular reflex relieves the Mal de Debarquement syndrome. *Front Neurol* 2014;5:124.
35. Dai M, Cohen B, Cho C *et al*. Treatment of the Mal de Debarquement syndrome: a 1-year follow-up. *Front Neurol* 2017;8:175.
36. Mucci V, Cha YH, Wuyts FL, Van Ombergen A. Perspective: stepping stones to unraveling the pathophysiology of Mal de Debarquement syndrome with neuroimaging. *Front Neurol* 2018;9:42.

37. Dai M, Raphan T, Cohen B. Adaptation of the angular vestibulo-ocular reflex to head movements in rotating frames of reference. *Exp Brain Res* 2009;195(4):553-67.
38. Brandt T. Phobic postural vertigo. *Neurology* 1996;46:1515-9.
39. Staab JP, Ruckenstein MJ. Expanding the differential diagnosis of chronic dizziness. *Arch Otolaryngol Head Neck Surg* 2007;133:170.
40. Popkirov S, Staab JP, Stone J. Persistent postural-perceptual dizziness (PPPD): a common, characteristic and treatable cause of chronic dizziness. *Practical Neurology* 2018;18:5-13.
41. World Health Organization, International Classification of Diseases, 10th edition.
42. Bittar RS, Sohsten Lins EM. Clinical characteristics of patients with persistent postural-perceptual dizziness. *Braz J Otorhinolaryngol* 2015;81:276-82.
43. Dieterich M, Staab JP, Brandt T. Functional (psychogenic) dizziness. *Handb Clin Neurol* 2016;139:447-68.
44. Staab, JP. Chronic subjective dizziness. *Continuum*. 2012;18:1118-41.
45. Staab JP, Rohe DE, Eggers SD, Shepard NT. Anxious, introverted personality traits in patients with chronic subjective dizziness. *J Psychosom Res* 2014;76:80-3.
46. Indovina I, Riccelli R, Chiarella G et al. Role of the insula and vestibular system in patients with chronic subjective dizziness: an fMRI study using sound-evoked vestibular stimulation. *Front Behav Neurosci* 2015;9:334.
47. von Söhsten Lins EM. Functional resonance in women with persistent postural-perceptual dizziness, Doctor of Philosophy dissertation, Department of Otorhinolaryngology, University of São Paulo, São Paulo, Brazil; 2015.
48. Staab JP, Eckhardt-Henn A, Horii A et al. Diagnostic criteria for persistent postural-perceptual dizziness (PPPD): consensus document of the committee for the classification of vestibular disorders of the Bárány Society. *J Ves Res* 2017;27(4):191-208.
49. Stins JF, Kempe CL, Hagenaars MA et al. Attention and postural control in patients with conversion paresis. *J Psychosom Res* 2015;78:249-54.
50. Wuehr M, Brandt T, Schniepp R. Distracting attention in phobic postural vertigo normalizes leg muscle activity and balance. *Neurology* 2017;88:284-8.
51. Shosten E, Bittar RSM, Staab JP. Posturographic profile of patients with persistent postural-perceptual dizziness on the sensory organization test. *J Vestib Res* 2016 July 2;26(3):319-26.
52. Staab JP, Ruckenstein MJ. Expanding the differential diagnosis of dizziness. *Arch Otolaryngol Head Neck Surg* 2007;133:170-6.
53. American Psychiatric Association. *The Diagnostic and Statistical Manual of Mental Disorders*. 5th ed. (DSM-5). Washington, DC: American Psychiatric Association; 2013.
54. Bittar RSM, Bento RFB, Brito Neto RV, Labirintopatias. In: Martins MA, Carrilho FJ, Alves VAF et al. *Clínica médica*. Barueri, São Paulo: Editora Manole; 2009. 6:212-20.
55. Anken RH, Ibsch M, Rahmann H. Neurobiology of fish under altered gravity conditions. *Brain Research Reviews* 1998;5:9-18.
56. Kumral E, Kisabay A, Ataç C. Lesion patterns and etiology of ischemia in the anterior inferior cerebellar artery territory involvement: a clinical – diffusion weighted – MRI study. *Eur J Neurology* 2006;13:155-61.
57. Mazzoni A. Internal auditory artery suppy to the petrous bone. *Ann Otol Rhinol Laryngol* 1974;81:13-21.
58. Baloh RW. Vertebrobasilar insufficiency and stroke. *Otolaryngol Head Neck Surgery* 1995;112:114-7.
59. Chimowitz MI, Kokkinos J, Strong J et al. The Warfarin-Aspirin Symptomatic Intracranial Disease Study. *Neurology* 1995;45:488-93.
60. Komotar RJ, Wilson DA, Mocco J et al. Natural history of intracranial atherosclerosis: a critical review. *Neurosurgery* 2006;58(4):595-601.
61. Bittar RSM, Simoceli L, Pedalini MEB, Bottino MA. Repercussão das medidas de correção das comorbidades no resultado da reabilitação vestibular de idosos. *Rev Bras Otorrinolaringol* 2007;73(3):65-8.

62. Brandt T, Baloh RW. Rotational vertebral artery occlusion. A clinical entity or various syndromes? *Neurology* 2005;65:1156-7.
63. Choi KD, Shin HY, Kim JS et al. Rotational vertebral artery syndrome: oculographic analysis of nystagmus. *Neurology* 2005;65:157-90.
64. Caplan LR, Searls ED. Cerebrovascular disease. *Med Clin N Am* 2009;93:113-69.
65. Szirmai A, Küstel M, Pánczél G et al. Evidences of vascular origin of cochleovestibular dysfunction. *Acta Neurol Scand* 2001;104:68-71.
66. Chawla N, Olshaker JS. Diagnosis and management of dizziness and vertigo. *Med Clin N Am* 2006;90:61-74.
67. Bottino MA, Molnar LY, Bittar RSM et al. Nistagmo de privação vértebro-basilar e Doppler no diagnóstico de insuficiência vértebro-basilar. *Rev Bras Otorrinolaringol* 2000;66(3):11-4.
68. Bottino MA. Otoneurologia e doenças do labirinto. In: Bento RF, Miniti A, Marone SAM. *Tratado de otologia*. São Paulo: Editora da Universidade de São Paulo; 1998. p. 14-91.
69. Bottino MA, Bracher ESB. Síndrome cervical. In: Campos CAH, Costa HOO. *Tratado de Otorrinolaringologia da Sociedade Brasileira de Otorrinolaringologia*. 2. ed. São Paulo: Roca; 2003. p. 460-70.
70. Savitz SI, Caplan LR. Current concepts: vertebrobasilar disease. *N Engl J Med* 2005;112(1):318-3.
71. Szinifer J, Bittar RSM, Pedalini MEB et al. Distúrbios do equilíbrio de origem vascular: medicação ou reabilitação vestibular? *Int Arch Otorhinolaringol* 2004;8(2):43-82.
72. Kim JS, Lee H. Vertigo due to posterior circulation stroke. *Semin Neurol* 2013;33:179-84.
73. Grad A, Baloh RW. Vertigo of vascular origin. Clinical and electro-nystagmographic features in 84 cases. *Arch Neurol* 1989;46(3):281-4.
74. Lee H, Cho YW. Auditory disturbance as a prodrome of anterior inferior cerebellar artery infarction. *J Neurol Neurosurg Psychiatry* 2003;74(12):1644-8.
75. Johnston SC, Rothwell PM, Nguyen-Huynh MN et al. Validation and refinement of scores to predict very early stroke risk after transient ischaemic attack. *Lancet* 2007;369(9558):283-92.
76. Brandt T, Dieterich M. Vestibular paroxysmia: vascular compression of the eighth nerve? *Lancet* 1991;343:798-99.
77. Bronstein A, Lempert T. Vertigem recorrente paroxística: compressão vascular do VIII nervo? In: *Tonturas. Diagnóstico e Tratamento, uma abordagem prática*. Rio de Janeiro: Revinter; 2010. p. 100.
78. Arbusow V, Strupp M, Dieterich M et al. Alternating episodes of vestibular nerve excitation and failure. *Neurology* 1998;51:1480-3.
79. Bertrand RA, Molina P, Hardy J. Vestibular syndrome and vascular anomaly in the cerebellopontine angle. *Acta Otolaryngol* 1997;83:187-94.
80. Best C, Gawehn J, Kramer HH et al. MRI and neurophysiology in vestibular paroxysmia: contradiction and correlation. *J Neurol Neurosurg Psychiatry* 2013;84:1349-56.
81. Bisdorff A, von Brevern M, Lempert T, Newman-Toker DE. Classification of vestibular symptoms: towards an international classification of vestibular disorders. *J Vestib Res* 2009;19:1-13.
82. Brandt T, Dieterich M, Strupp M. *Vertigo and dizziness – common complaints*. London: Springer; 2013.
83. Straube A, Buttner U, Brandt T. Recurrent attacks with skew deviation, torsional nystagmus, and contraction of the left frontalis muscle. *Neurology* 1994;44:177-8.
84. Chang TP, Wu YC, Hsu YC. Vestibular paroxysmia associated with paroxysmal pulsatile tinnitus: a case report and review of the literature. *Acta Neurol Taiwan* 2013;22:72-5.
85. Lee SU, Jeong SH, Kim HJ, Kim JS. Cerebellopontine angle meningioma mimicking vestibular paroxysmia. *J Neurol* 2016;263:168-70.
86. Brandt T, Strupp M, Dieterich M. Vestibular paroxysmia: a treatable neurovascular cross-compression syndrome. *J Neurol* 2016;263(Suppl 1):90-6.
87. Strupp M, Dieterich M, Brandt T, Feil K. Therapy of vestibular paroxysmia, superior oblique myokymia, and ocular neuromyotonia. *Curr Treat Options Neurol* 2016;18(7):34.

ENXAQUECA

A palavra migrânea vem do grego antigo hêmikraníon, "metade do crânio". O termo **migrânea** foi proposto no Brasil pela primeira vez pelo Professor Edgard Raffaelli Júnior. O termo **enxaqueca** tem origem na palavra árabe *as-sagiga*, que significa fender ao meio, hemicrania ou metade da cabeça. A palavra enxaqueca é utilizada somente em países de língua portuguesa. Ambas as palavras, migrânea e enxaqueca, têm o mesmo significado e sugerem um tipo de cefaleia que se manifesta, inicialmente, com hemicrania.

A enxaqueca classifica-se entre as cefaleias primárias, que não apresentam um substrato orgânico, e seu diagnóstico é baseado na anamnese. Sua caracterização clínica segue os critérios adotados pela Sociedade Internacional de Cefaleia que considera sua evolução clínica e resposta a medicamentos específicos. Assim sendo, o diagnóstico dispensa exames complementares de imagem, salvo para diagnóstico diferencial ou para pesquisa de outra doença concomitante.

O início dos sintomas ocorre, frequentemente, na infância ou adolescência, é mais frequente no gênero feminino e tem alta prevalência na população. A enxaqueca muitas vezes torna-se incapacitante, podendo ser um problema importante para as pessoas acometidas uma vez que apresenta séria repercussão econômica e social. Segundo o *The Global Burden of Disease Survey* 2010, é a terceira doença mais prevalente e a sétima causa específica de incapacidade.

A enxaqueca é um distúrbio neurovascular caracterizado por latejamento unilateral, cefaleia e sintomas neurológicos, como náusea, fonofobia, fotofobia, osmofobia (hipersensibilidade a odores) e de distúrbios autonômicos, cognitivos, emocionais e motores.[1]

A enxaqueca é dividida em quatro fases:[2]

- 1ª fase: premonitória (pródromos).
- 2ª fase: aura.
- 3ª fase: dor de cabeça (cefaleia).
- 4ª fase: resolução (pós-pródromo).

1ª FASE – PREMONITÓRIA (PRÓDROMOS)

Ocorre horas ou dias antes do início da cefaleia. Os sintomas mais frequentes são: cansaço (fadiga), dificuldade de concentração, irritabilidade, depressão, rigidez cervical, desejo por determinado alimento. A presença desses sintomas faz o paciente prever suas crises de enxaqueca.

2ª FASE – AURA

A mais frequente é a aura visual – sua duração é de 5 a 60 minutos até, no máximo, 72 horas. Manifesta-se com o aparecimento de escotomas (pontos escuros), cintilações (pontos brilhantes) e espectro de fortificações (imagens em zigue-zague).

Outros tipos de aura incluem a sensitiva (formigamento ou dormências em partes do corpo) e alteração da fala, como a disartria (dificuldade na articulação de fonemas).

Admite-se que o mecanismo fisiopatológico no fenômeno clínico da aura da enxaqueca é a Depressão Alastrante Cortical (despolarização neural do córtex).

3ª FASE – DOR DE CABEÇA (CEFALEIA)

Cefaleia de moderada a forte intensidade acompanhada de náuseas, fonofobia, fotofobia e osmofobia.

4ª FASE – RESOLUÇÃO (PÓS-PRÓDROMO)

Os sintomas são semelhantes aos da primeira fase: cansaço (fadiga), dificuldade de concentração, irritabilidade, depressão.

FISIOPATOLOGIA[1]

Embora o início de uma crise de enxaqueca tenha seu desencadeamento por fatores denominados 'gatilhos' internos e externos, os mecanismos neurais e vasculares envolvidos permanecem pouco elucidados. A enxaqueca é uma manifestação de um estado cerebral de excitabilidade alterada capaz de ativar o sistema trigeminovascular em indivíduos geneticamente suscetíveis.[1,3,4]

A alteração genética de um canal de cálcio cerebral específico gera um estado de hiperexcitabilidade neuronal. Essa característica causa anormalidades no metabolismo cerebral e torna o sistema nervoso central mais susceptível a estímulos externos (luminosos, sonoros, odores e raramente alimentares) e internos (estresse emocional, sobrecarga sensorial, alteração do sono). Áreas específicas na porção média do tronco cerebral tornam-se particularmente excitáveis e funcionam como centros geradores das crises. A progressão do fenômeno leva à excitação do núcleo do trato solitário com consequentes náuseas e vômitos. A hiperexcitabilidade do córtex cerebral provoca um fenômeno denominado depressão alastrante (DA), que ativa o sistema trigeminovascular no tronco cerebral.[5] A dor é decorrente da ativação desse sistema. A DA corresponde à aura migranosa, cuja natureza (visual, motora ou sensitiva) varia de acordo com a área cortical atingida. Eventualmente, a DA pode ser subclínica e, nesse caso, ocorre a migrânea sem aura. Nas meninges, a ativação do sistema trigeminovascular determina o aparecimento de inflamação neurogênica, responsável pela liberação de substâncias neurotransmissoras vasodilatadoras, como o peptídeo relacionado com o gene da calcitonina (CGRP) e a substância P (SP). Essas substâncias interagem com outras, liberadas localmente pelo próprio vaso sanguíneo e por fibras nervosas simpáticas e parassimpáticas. Entre as substâncias reagentes estão peptídeos como o óxido nítrico (NO), a acetilcolina (ACh), serotonina (5-HT), entre outros. A excitação do sistema trigeminal percorre as redes perivasculares, difundindo o processo de inflamação neurogênica. Os estímulos trigeminais atingem então o tálamo e, posteriormente, o córtex cerebral, originando a dor.

O termo enxaqueca (migrânea) é caracterizado pelo estado de susceptibilidade constante que torna o migranoso permanentemente sujeito a uma crise, mediante fatores desencadeantes e predisposição individual.[6]

SEROTONINA E ENXAQUECA

Recentemente muitas pesquisas têm estudado o papel dos neurotransmissores na fisiopatologia da enxaqueca e a serotonina e seus vários subtipos despertam grande interesse na investigação da doença. Ao menos sete receptores de serotonina ($5\text{-}HT_1$ a $5\text{-}HT_7$) e cinco subtipos do receptor $5\text{-}HT_1$ ($5\text{-}HT_{1A}$, $5\text{-}HT_{1B}$, $5\text{-}HT_{1D}$, $5\text{-}HT_{1E}$, $5\text{-}HT_{1F}$) já foram mapeados em humanos. Esses receptores encontram-se espalhados ao longo do sistema nervoso central, inclusive nos núcleos vestibulares, onde desempenham função puramente excitatória ($5\text{-}HT_2$), puramente inibitória ($5\text{-}HT_{1A}$) ou bifásica.[7] O sumatriptano (agonista da serotonina) e a di-hidroergotamina (derivado do ergot) são algumas das drogas utilizadas no tratamento da enxaqueca. Resultados de pesquisas mostram que ambos são agonistas dos receptores $5\text{-}HT_{1A}$, $5\text{-}HT_{1B}$, $5\text{-}HT_{1D}$ e $5\text{-}HT_{1F}$ e que bloqueiam o desenvolvimento da inflamação neurogênica na dura-máter, provavelmente pela ativação de receptores $5\text{-}HT_1$ pré-juncionais no nervo trigêmeo. Como consequência ocorre o bloqueio da liberação de neuropeptídeos, como a substância P e o CGRP, na junção neurovascular, o que é uma evidência de que essas drogas exercem seus efeitos terapêuticos na enxaqueca bloqueando a inflamação neurogênica. Os betabloqueadores, antidepressivos, bloqueadores de canal de cálcio, antagonistas da serotonina e anticonvulsivantes também podem ter atuação nos receptores 5-HT, modulando a descarga dos neurônios serotoninérgicos.[7]

Critérios para o Diagnóstico

O diagnóstico se baseia em critérios da Classificação Internacional das Cefaleias 3ª edição – 2014 – tradução para língua portuguesa.[8]

A enxaqueca tem dois subtipos principais. A enxaqueca sem aura e a enxaqueca com aura.

- *Enxaqueca sem aura:* síndrome clínica caracterizada por cefaleia com características específicas e sintomas associados.
- *Enxaqueca com aura:* primariamente é caracterizada por sintomas neurológicos focais transitórios que usualmente antecedem ou acompanham a cefaleia. Alguns pacientes experimentam uma fase premonitória que pode ocorrer horas ou dias antes da cefaleia. Os sintomas premonitórios, ou os da fase de resolução da cefaleia, podem incluir: hiper ou hipoatividade, depressão, desejo por alguns tipos de alimento, bocejos repetidos, rigidez e/ou dor na nuca.

Quando o paciente preenche um ou mais critérios da migrânea, todos os subtipos devem ser diagnosticados e codificados.

1.1 Enxaqueca sem Aura

Termos utilizados anteriormente: enxaqueca comum; hemicrania simples.

Descrição

Perturbação cefalálgica recorrente que se manifesta por episódios que duram de quatro a 72 horas. São características da cefaleia a localização unilateral, ser pulsátil, a intensidade moderada ou grave, o agravamento por atividade física rotineira e ser associada a náuseas e/ou fonofobia e fotofobia.

Critérios Diagnósticos
A) Pelo menos cinco episódios preenchendo os critérios B-D.
B) Episódios de dor de cabeça que duram de 4 a 72 horas (não tratados ou tratados sem sucesso).
C) A cefaleia tem, pelo menos, duas das quatro características seguintes:
   1. Localização unilateral.
   2. Pulsátil.
   3. Intensidade moderada ou grave.
   4. Agravamento por atividade física rotineira (p. ex., andar ou subir escadas).
D) Durante a cefaleia um dos seguintes:
   1. Náuseas e/ou vômitos.
   2. Fonofobia e fotofobia.
E) Não mais bem explicada por outro diagnóstico da ICHD – 3 beta.

Notas
- Um ou poucos episódios de cefaleia podem ser difíceis de distinguir de episódios sintomáticos, tipo enxaqueca. Portanto, pelo menos cinco episódios são obrigatórios. Indivíduos que satisfazem os outros critérios para 1.1 Enxaqueca sem aura, mas que tiveram menos de cinco episódios devem ser codificados como 1.5.1 Provável enxaqueca sem aura.
- Quando o doente dorme durante uma crise de enxaqueca e acorda sem ela, a duração do episódio é contada até ao despertar.
- Em crianças e adolescentes (antes dos 18 anos) os episódios podem durar de duas a 72 horas.

Comentários
Enxaqueca em crianças e adolescentes (menores de 18 anos) é, mais frequentemente, bilateral do que em adultos; a cefaleia unilateral, geralmente, surge no final da adolescência sendo usualmente frontotemporal. Enxaqueca sem aura frequentemente tem relação com período menstrual. A cefaleia occipital em crianças é rara e exige prudência no diagnóstico. As crianças podem apresentar alodinia cutânea (dor a um estímulo não doloroso como, por exemplo, ao escovar ou prender o cabelo, ou ao apoiar a cabeça no travesseiro) e a fonofobia e fotofobia podem ser avaliadas a partir do comportamento.

Enxaqueca sem aura é a doença mais propensa a acelerar o uso excessivo de medicação sintomática analgésica.

Imagens do fluxo sanguíneo cerebral regional não mostraram alterações sugestivas de depressão alastrante corticais (DAC) durante os episódios de enxaqueca sem aura. Isto contrasta com a oligoemia alastrante patognomônica da enxaqueca com aura. Neste caso os diagnósticos de 1.3 Enxaqueca crônica e 8.2 Cefaleia por abuso medicamentoso devem ser considerados.

1.2 Enxaqueca com Aura
Termos utilizados anteriormente: enxaqueca clássica, enxaqueca oftálmica, hemiparestésica, hemiplégica ou afásica; enxaqueca acompanhada, enxaqueca complicada.

Descrição
Episódios recorrentes, com minutos de duração, unilaterais e completamente reversíveis, de sintomas visuais, sensitivos ou outros atribuíveis ao sistema nervoso central que, frequentemente, se desenvolvem de modo gradual e, em geral, são seguidos por cefaleias com característica de enxaqueca e sintomas associados.

Critérios Diagnósticos
A) Pelo menos dois episódios preenchendo os critérios B e C.
B) Um ou mais dos seguintes sintomas de aura totalmente reversíveis.
   1. Visual.
   2. Sensitivo.
   3. Fala e/ou linguagem.
   4. Motor.
   5. Tronco cerebral.
   6. Retiniano.
C) Pelo menos duas das quatro características seguintes:
   1. Pelo menos um sintoma de aura que se alastra gradualmente ao longo de cinco ou mais minutos, e/ou dois ou mais sintomas aparecem sucessivamente.
   2. Cada sintoma individual de aura dura de 5 a 60 minutos.
   3. Pelo menos um sintoma de aura é unilateral.
   4. A aura é acompanhada, ou seguida em 60 minutos por cefaleia.
D) Não mais bem explicada por outro diagnóstico da ICHD – 3 beta e foi excluído um acidente isquêmico transitório.

Notas
- Quando, por exemplo, três sintomas ocorrem durante uma aura, a duração máxima aceitável é de 3 × 60 minutos. Sintomas motores podem durar até 72 horas.
- Afasia é sempre vista como sintoma unilateral: disartria pode ser ou não.

Comentários
A aura é um complexo de sintomas neurológicos que ocorre geralmente antes da cefaleia. A aura visual é a mais comum ocorrendo em 90% dos doentes. Pode ter início após a dor ter começado, ou prosseguir para a fase de cefaleia. Apresentam-se, muitas vezes, com um espetro de fortificação, figura em forma de zigue-zague, podendo alastrar-se gradualmente. Seguem-se em frequência as perturbações sensitivas sob a forma de picadas, formigamentos ou dormências que se deslocam lentamente a partir do ponto de origem. Menos frequentes são as perturbações da fala (Fig. 10-1).

Muitos pacientes têm episódios de enxaqueca com aura também têm episódios de enxaqueca sem aura.

- *Sintomas premonitórios:* podem ter início horas ou dias antes dos outros sintomas de um episódio de enxaqueca. Estes incluem várias combinações, como fadiga, dificuldade de concentração, rigidez cervical, sensibilidade à luz e/ou som, náuseas, visão turva, bocejos e palidez. Os termos "pródromos" e "sintomas de alerta" devem ser evitados, pois muitas vezes são erradamente usados para descrever aura. A aura da enxaqueca pode ocorrer sem cefaleia.

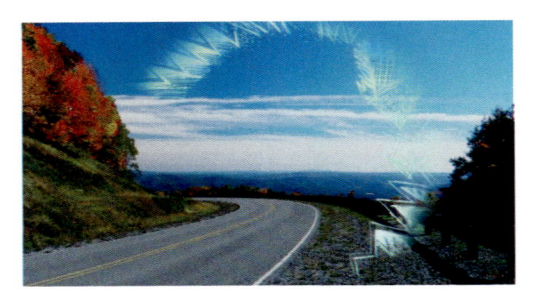

Figura 10-1. Aura – Espectro de fortificações.

Antes ou simultaneamente ao início dos sintomas de aura, o fluxo sanguíneo cerebral regional está diminuído no córtex correspondente à área clinicamente afetada. A redução do fluxo de sangue, geralmente, começa posteriormente e se alastra anteriormente, geralmente abaixo do limiar isquêmico. A depressão cortical alastrante de Leão é, provavelmente, o mecanismo subjacente.[9]

1.2.1.1 Aura Típica com Cefaleia
Enxaqueca com aura típica em que a aura é acompanhada ou seguida, em 60 minutos, por uma cefaleia com ou sem característica de enxaqueca.

1.2.1.2 Aura Típica sem Cefaleia
Enxaqueca com aura típica em que a aura não é acompanhada ou seguida, por cefaleia de qualquer espécie.
   Deve ser descartado acidente isquêmico transitório.

1.2.2 Enxaqueca com Aura do Tronco Cerebral
Termos previamente utilizados: enxaqueca da artéria basilar; enxaqueca basilar; enxaqueca do tipo basilar.

Descrição
A enxaqueca com sintomas de aura claramente originados do tronco cerebral, mas sem fraqueza motora.

Critérios de Diagnóstico
A) Pelo menos dois episódios que preencham os critérios de B a D.
B) Aura consistindo em sintomas visuais, sensitivos e/ou de fala/linguagem, totalmente reversíveis, mas sem sintomatologia motora ou retiniana.
C) Pelo menos dois dos seguintes sintomas de tronco cerebral:
   1. Disartria.
   2. Vertigem.
   3. Zumbidos.
   4. Hipoacusia.
   5. Diplopia.
   6. Ataxia.
   7. Diminuição do nível de consciência.

D) Pelo menos duas das quatro características seguintes:
   1. Pelo menos um sintoma de aura alastra gradualmente ao longo ≥ 5 minutos, e/ou dois ou mais sintomas aparecem sucessivamente.
   2. Cada sintoma de aura individual dura ente 5 e 60 minutos.
   3. Pelo menos um sintoma de aura é unilateral.
   4. A aura é acompanhada ou seguida, em 60 minutos, por cefaleia.
E) Não mais bem explicada por outro diagnóstico da ICHD – 3 beta e foi excluído um acidente isquêmico transitório.

Nota
Quando os sintomas motores estão presentes, o código utilizado é o 1.2.3 Enxaqueca hemiplégica.

Comentário
Como o envolvimento da artéria basilar é improvável, prefere-se o termo enxaqueca com aura do tronco cerebral.

1.6 Síndromes Episódicas que Podem Estar Associadas à Enxaqueca
Termos previamente utilizados: síndromes periódicas infantis; síndromes periódicas da criança.

Comentários
Este grupo de afecções ocorre em doentes que também tem 1.1 Enxaqueca sem aura ou 1.2 Enxaqueca com aura ou que tem probabilidade aumentada para desenvolver uma dessas doenças. Essas síndromes que ocorrem na criança, também podem acometer adultos.

1.6.1 Perturbação Gastrointestinal Recorrente
Termos previamente utilizados: dor abdominal crônica; dor abdominal funcional; dispepsia funcional; síndrome do intestino irritável; síndrome da dor abdominal funcional.

Descrição
Episódios recorrentes de dor abdominal e/ou desconforto, náuseas e/ou vômitos, ocorrendo raramente, cronicamente ou a intervalos previsíveis, que podem ser associados à enxaqueca.

Critérios de Diagnóstico
A) Pelo menos cinco episódios distintos de dor abdominal e/ou desconforto e/ou náuseas e/ou vômitos.
B) Avaliação e exames gastrointestinais normais.
C) Não atribuída à outra doença.

1.6.1.1 Síndrome de Vômitos Cíclicos
Descrição
Episódios recorrentes de náuseas e vômitos intensos, geralmente estereotipados e com duração previsível. As crises podem estar associadas à palidez e à letargia. Há completa resolução dos sintomas entre os episódios.

Critérios de Diagnóstico
A) Pelo menos cinco episódios de náuseas e vômitos intensos, cumprindo os critérios B e C.
B) Estereotipia em cada doente e recorrência com periodicidade previsível.
C) Todas as seguintes:
   1. Náuseas e vômitos ocorrem, pelo menos, 4 vezes por hora.
   2. Episódios - crises duram ≥ 1 hora e até 10 dias.
   3. Intervalos entre episódios ≥ 1 semana.
D) Livre de sintomas entre os episódios.
E) Não atribuída à outra doença.

Nota
A história e o exame físico não mostram sinais de doença gastrointestinal.

Comentário
A síndrome do vômito cíclico é uma condição autolimitada, com períodos de completa normalidade entre os episódios.

1.6.1.2 Enxaqueca Abdominal
Descrição
Perturbação idiopática observada, principalmente, em crianças, com episódios recorrentes de dor moderada a grave na linha média abdominal, associados a sintomas vasomotores, náuseas e vômitos, com duração de 2 a 72 horas e com normalidade entre os episódios. A cefaleia não ocorre entre estes episódios.

Critérios de Diagnóstico
A) Pelo menos cinco episódios de dor abdominal, preenchendo os critérios B a D.
B) A dor tem pelo menos, duas das três seguintes características:
   1. Localização na linha média, periumbilical ou mal localizada.
   2. Dor em moedeira.
   3. Intensidade moderada ou grave.
C) Durante os episódios pelo menos dois dos seguintes:
   1. Anorexia.
   2. Náuseas.
   3. Vômitos.
   4. Palidez.
D) Os episódios duram de 2 a 72 horas quando não tratados ou tratados sem sucesso.
E) Livre de sintomas entre os episódios.
F) Não atribuída a outra doença.

Nota
Em particular, a história e o exame físico não mostram sinais de doenças gastrointestinais ou renais.

Comentários
A presença da cefaleia na criança frequentemente é negligenciada.

Crianças com enxaqueca abdominal desenvolverão enxaqueca ao longo da vida.

1.6.2 Vertigem Paroxística Benigna

Descrição
Perturbação caracterizada por episódios breves e recorrentes de vertigem, que aparecem sem aviso e resolvendo-se de forma espontânea, em crianças saudáveis.

Critérios de Diagnóstico
A) Pelo menos cinco episódios preenchendo os critérios B e C.
B) A vertigem ocorre sem aviso, máxima no início e resolvendo-se espontaneamente após alguns minutos a horas, sem perda da consciência.
C) Pelo menos um dos seguintes sinais ou sintomas associados.
   1. Nistagmo.
   2. Ataxia.
   3. Vômitos.
   4. Palidez.
   5. Medo.
D) Exame neurológico e avaliação cocleovestibular normal entre os episódios.
E) Não atribuída à outra doença.

Nota
A criança com vertigem pode não ser capaz de descrever os sintomas. A observação dos pais de episódios periódicos de instabilidade pode ser interpretada como vertigem na criança.

Comentários
Tumores de fossa posterior, convulsões e perturbações vestibulares devem ser excluídos.

1.6.3 Torcicolo Paroxístico Benigno

Descrição
Episódios recorrentes de inclinação da cabeça para um dos lados, eventualmente com ligeira rotação, com remissão espontânea após minutos a dias. Ocorre em lactentes e crianças pequenas com início no primeiro ano.

Critérios de Diagnóstico
A) Episódios recorrentes em criança, cumprindo os critérios B e C.
B) Inclinação da cabeça para um dos lados, com ou sem ligeira rotação, regredindo espontaneamente após minutos a dias.
C) Pelo menos um dos seguintes sinais ou sintomas associados:
   1. Palidez.
   2. Irritabilidade.
   3. Mal-estar.
   4. Vômitos.
   5. Ataxia.
D) Exame neurológico normal entre os episódios.
E) Não atribuída a outra doença.

Nota
As crises podem ocorrer mensalmente.

Comentários
O diagnóstico diferencial deve levar em consideração a possibilidade de refluxo gastroesofágico. Deve ser realizada avaliação cuidadosa de fossa posterior e junção craniocervical onde lesões congênitas ou adquiridas podem produzir torcicolo.

TRATAMENTO DA ENXAQUECA
O tratamento da enxaqueca tem como finalidade prevenir os episódios de cefaleia e sintomas associados, diminuir sua frequência, assim como abortar os episódios de cefaleia.

Por ser uma doença muitas vezes incapacitante o tratamento da enxaqueca acarreta uma melhora na qualidade de vida dos pacientes. O tratamento se inicia com esclarecimento ao doente e familiares sobre sua afecção, sempre que possível remoção de fatores desencadeadores, uso de medidas farmacológicas e alternativas não farmacológicas.

Fatores como idade, gênero, doenças associadas, uso contínuo de fármacos pelo doente para outras afecções, estado psicológico e adesão ao tratamento proposto, devem ser considerados na escolha da terapia farmacológica e/ou não farmacológica, de forma personalizada para obter o melhor resultado.

As medidas essenciais para o controle da doença visam, inicialmente, alertar para os fatores desencadeadores, que são múltiplos e individuais.

- Evitar desencadeantes alimentares (aspartame, chocolate, cafeína, álcool).
- Melhorar a qualidade de sono.
- Praticar atividade física moderada.
- Reduzir o estresse.
- Regularizar as condições hormonais femininas.
- Evitar o uso excessivo de analgésicos.

Pode ser útil a solicitação ao paciente para que realize um diário da enxaqueca, contendo, dentre outros, dados sobre alimentação, sono e relação dos medicamentos utilizados.

Durante as crises o repouso em local com baixa luminosidade e silencioso colabora no alívio da dor.

A reabilitação vestibular pode ser utilizada isolada ou combinada com o tratamento farmacológico nos casos de instabilidade ou vertigem desencadeada pelos movimentos.

Tratamento Farmacológico
Os medicamentos podem ser utilizados nos episódios de crises, e também como profiláticos. A escolha das drogas vai depender da experiência do especialista e das características do paciente.

Tratamento Farmacológico Profilático
Indicado quando as crises são frequentes e graves (acima de três episódios por mês).

Betabloqueadores
- Propranolol.
- Atenolol.

- Metoprolol.

   Muito eficazes, mecanismo de ação pouco conhecido.

Efeitos Adversos
- Fadiga.
- Bradicardia.
- Hipotensão.
- Diminuição da libido.
- Broncospasmos.

Contraindicações
- Doença pulmonar (asma).
- Insuficiência cardíaca congestiva.
- Bradicardia.
- Hipotensão.

Antidepressivos Tricíclicos: Bloqueiam a Recaptação da Noradrenalina e Serotonina
- Amitriptilina.
- Nortriptilina.

Efeitos Adversos
- Ganho ponderal.
- Aumento do apetite.
- Hipotensão ortostática.
- Sonolência.
- Retenção urinária.
- Disfunção erétil.
- Glaucoma de ângulo fechado.

Contraindicação Absoluta
- Associação a inibidores da monoamina oxidase – IMAO

Bloqueador de Canal de Cálcio
- Flunarizina

Efeitos Adversos
- Ganho de peso.
- Depressão.
- Efeitos extrapiramidais – parkinsonismo.

Inibidores Seletivos da Receptação da Serotonina
- Fluoxetina.
- Venlafaxina.
- Escitalopram.

- Sertralina.
- Paroxetina.
- Duloxetina.

Efeitos Adversos
- Náuseas.
- Anorexia.
- Insônia.
- Baixa da libido.

Anticonvulsivantes
- Ácido valproico.

Efeitos Adversos
- Astenia; cefaleia; sonolência; tremor.
- Ganho ponderal; alopecia.
- Tontura; nistagmo.
- Diplopia; ataxia.

Topiramato
Efeitos Adversos
- Alterações cognitivas (lentidão de pensamento – problemas de memória).
- Astenia.
- Cefaleia.
- Sonolência.
- Perda de peso.
- Tontura.
- Nistagmo.
- Visão turva.
- Parestesias.
- Marcha anormal.
- Predisposição à nefrolitíase.
- Falta de coordenação.

Gabapentina
Efeitos Adversos
- Sonolência.

TRATAMENTO DA CRISE MIGRANOSA[10]
Gastroparesia: caracterizada por uma lentificação na passagem de alimentos pelo estômago sem que haja bloqueio no antro, piloro ou duodeno. Geralmente a cefaleia está associada a náuseas e, às vezes, vômitos. Fazemos uso de antieméticos para a motilidade gástrica retornar à normalidade e ocorrer a absorção da medicação para o tratamento do episódio de crise.

Antieméticos – Anti-Histamínicos
- Meclizina
- Dimenidrinato

Efeitos Adversos
- Sonolência e sedação – boca seca.
- Retenção urinária.
- Evitar o uso em caso de: asma – enfisema – glaucoma.

Antieméticos Antagonistas do Receptor da Dopamina
- Metoclopramida.

Efeitos Adversos
- Reações extrapiramidais.

Antiemético Inibidor do Receptor 5-HT$_3$
- Ondansetrona.

Efeitos Adversos
- Cefaleia.
- Constipação.
- Diarreia.
- Fadiga.
- Broncospasmo.

Triptanos
São drogas específicas para o tratamento da enxaqueca. São drogas agonistas dos receptores serotoninérgicos 5HT-1b, 5HT-1d e 5HT-1f.
- Sumatriptano; noratriptano; zolmitriptano; rizatriptano.

Efeitos Adversos
- Parestesias.
- Tonturas.

Não devem ser indicados em coronariopatas.

REFERÊNCIAS BIBLIOGRÁFICAS
1. Noseda R, Burstein R. Migraine pathophysiology: anatomy of the trigeminovascular pathway and associated neurological symptoms, CSD, sensitization and modulation of pain. *Pain* 2013;154 Suppl 1:S44-53.
2. Goadsby PJ, Holland PR, Martins-Oliveira M *et al.* Pathophysiology of migraine: a disorder of sensory processing. *Physiol Rev* 2017;97:553-622.
3. Pietrobon D, Moskowitz MA. Pathophysiology of migraine. *Ann Rev Physiol* 2012.
4. Stankewitz A, Aderjan D, Eippert F, May A. Trigeminal nociceptive transmission in migraineurs predicts migraine attacks. *J Neurosci* 2011;31(6):1937-43.
5. Zhang X, Levy D, Kainz V *et al.* Activation of central trigeminovascular neurons by cortical spreading depression. *Ann Neurol* 2011;69(5):855-65.

6. Vincent MB. Fisiopatologia da migrânea. *Arq Neuropsiquiatr* 1998;56(4):841-51.
7. Johnson GD. Medical management of migraine-related dizziness and vertigo. *Laryngoscope* 1998;108(1-Suppl85):1-28.
8. Classificação Internacional das Cefaleias. 3. ed. Tradução para a língua portuguesa; 2014.
9. Leão AAP, Morison RS. Propagation of spreading cortical depression. *J Neurophysiol* 1945;8:33-45.
10. Bordini CA, Roesler C, Oliveira DA *et al.* Recomendações para o tratamento da crise migranosa - Um consenso brasileiro. *Headache Medicine* 2014;5(3):70-81.

VERTIGEM NA INFÂNCIA

As queixas de tontura, vertigem e desequilíbrio na infância são relativamente raras nos centros de atendimento ambulatorial ou consultórios, possivelmente pela dificuldade que as crianças têm de descrever seus sintomas, e também dos médicos em realizar o diagnóstico diferencial.[1,2] As crianças apresentam quadro clínico diferenciado do adulto e não entendem a tontura como um sintoma anormal, não sabem ao certo o que sentem e, quanto mais novas, maior a dificuldade em se expressarem. Por estas razões a prevalência de vestibulopatias na infância é subestimada e seu diagnóstico é dificultado.[3] Muitas vezes o relato dos pais com suas observações podem ajudar a definir e indicar a melhor conduta.[4]

Em sua maioria, os problemas vestibulares na criança são decorrentes de alterações funcionais secundárias à imaturidade do sistema e tendem a ser autolimitados.[3,5] Porém, assim como o adulto, a criança sofre repercussões dos distúrbios vestibulares em sua vida diária, com comprometimento cognitivo e consequente isolamento social que influenciam direta e negativamente seu desenvolvimento.[6] Entretanto, apesar das dificuldades mencionadas, a etiologia dos sintomas pode ser diagnosticada em uma anamnese detalhada que avalia as informações dos responsáveis, o exame físico otológico e a avaliação neurológica.[7]

ANAMNESE

A imaturidade e a incapacidade de expressão inerentes à idade são a primeira dificuldade na identificação das síndromes vestibulares na infância. A anamnese desempenha papel fundamental no diagnóstico das vestibulopatias na infância e é soberana, mesmo na presença de testes vestibulares normais.[3] Alguns indícios, no entanto, nos direcionam à suspeita de comprometimento vestibular, como os antecedentes familiares de enxaqueca e o histórico de doenças da orelha média. Outros sintomas variam em relação à faixa etária, embora possam coexistir.[3]

Durante o **primeiro ano de vida**, as crianças costumam apresentar dificuldade na manutenção postural. Quando no colo, a criança procura agarrar-se em quem a carrega na tentativa de melhorar suas aferências proprioceptivas e, consequentemente, sua insegurança. Alguns bebês preferem estar deitados porque a maior área de apoio corporal lhe oferece aumento do estímulo proprioceptivo, diminuindo sua instabilidade. A presença de vômitos inexplicáveis e o choro constante, além da tentativa de agarrar-se aos apoios ao seu alcance, também sugerem a busca de equilíbrio na falta de informação vestibular adequada. Nessa fase, alguns movimentos espásticos dos membros superiores podem estar presentes. É nessa fase que ocorre o torcicolo paroxístico benigno da infância, com a característica queda lateral da cabeça.

A idade **pré-escolar (2 a 5 anos)** é uma fase crítica no desenvolvimento cognitivo da criança. Os problemas na manutenção do equilíbrio frequentemente afetam o desenvolvimento motor e intelectual. Pode ocorrer atraso no desenvolvimento motor e da linguagem, culminando em alterações de comportamento e comprometimento cognitivo. Os principais marcadores das vestibulopatias nessa faixa etária são as quedas e a cinetose. A criança fica indisposta em viagens de carro, ônibus ou barco, além de evitar os brinquedos que giram e algumas brincadeiras típicas da infância, como a amarelinha. São situações claramente relacionadas com a manutenção do equilíbrio corporal e geradoras de instabilidade e desconforto. Sua limitação impede a criança de participar de brincadeiras e se socializar com outras crianças da mesma idade e ela tende a isolar-se. As náuseas e vômitos em situações de movimento são comuns. A vertigem paroxística benigna da infância (VPBI) é a síndrome vestibular mais frequente nessa faixa etária. A falta de orientação espacial no escuro dificulta a ida ao banheiro durante a noite, prolongando a fase de enurese noturna. As dores abdominais sem explicação também podem ser manifestações das doenças vestibulares.

Na **fase escolar (6 aos 12 anos)**, os sintomas vestibulares são descritos mais claramente, e as alterações do equilíbrio associadas aos brinquedos são evidentes. Nessa idade já é possível caracterizar os dois principais sintomas da criança portadora de vestibulopatia: a cefaleia e a tontura. A cefaleia pode ser explicada pela frequente associação entre o quadro vestibular e a enxaqueca na infância.[8] O segundo sintoma mais comum é a tontura, porém, sua ausência não exclui a presença da vestibulopatia. Devemos ressaltar que a vertigem propriamente dita é um sintoma incomum na infância.[9,10]

As dificuldades que as crianças vestibulopatas apresentam em participar de brincadeiras infantis trazem como consequência a marginalização pelos companheiros e consequentes alterações comportamentais, como irritabilidade, isolamento etc. Outro relato comum é a dificuldade que estas crianças apresentam ao andar de bicicleta sem as rodinhas traseiras de apoio.

As dificuldades escolares aparecem nessa fase e ocorrem principalmente por conta da desatenção. A criança busca, constantemente, uma posição confortável. Os professores referem que a criança é irrequieta em sala de aula, embora possua inteligência normal.

Atualmente é prática padrão avaliar o impacto que os distúrbios do equilíbrio corporal têm na capacidade de uma criança participar em atividades apropriadas à sua faixa etária e documentar a limitação imposta pela deficiência. Para tanto, foi elaborado um teste com adaptação brasileira do *dizziness handicap inventory* (DHI) para a população infantil. O *Vanderbilt Pediatric Dizziness Handicap Inventory* foi validado para crianças entre 5 e 12 anos de idade.[11]

EXAME FÍSICO

É fundamental investigar as disfunções da tuba auditiva. Portanto, o exame físico dessas crianças começa com a *otoscopia*, que identifica retrações da membrana timpânica ou a presença de efusão na orelha média.

A investigação do desenvolvimento motor é fundamental para avaliar o comprometimento do sistema vestibular, principal responsável pela informação de postura e movimento. O desenvolvimento motor ocorre no sentido craniocaudal, tendo início com a deglutição e sucção, que já estão presentes ao nascimento, e prossegue até por volta de 24-36 meses de idade com o controle dos esfíncteres.[12,13]

Nos dois primeiros anos de vida são avaliados os *reflexos inatos* que são dependentes da função vestibular adequada e, portanto, na falta dela vamos observar reflexos alterados.

Estes reflexos têm um tempo de aparecimento e desaparecimento, por este motivo a investigação é aplicada de acordo com a faixa etária da criança. A persistência dos reflexos por período mais longo do que o esperado significa imaturidade ou comprometimento da integridade neurológica.[13-17]

A análise do equilíbrio estático e dinâmico pode ser feita pelos *testes de Romberg e Fukuda*, respectivamente, em que se observa um desvio para o lado que apresenta menor atividade vestibular. Quando há comprometimento do sistema nervoso central (SNC) o corpo costuma oscilar durante a marcha, eventualmente com queda.

O *nistagmo espontâneo*, quando presente, indica alteração na informação fornecida pelo SNC à musculatura ocular extrínseca. Nas crianças, o nistagmo apresenta característica pendular nos primeiros meses de vida, adquirindo o característico desvio lento com posterior correção rápida.[18]

Avaliação da Função Vestibular

Pode ser realizada na criança, desde que seja adaptada para a idade.

- *Head shaking:* a presença do nistagmo indica assimetria de informações vestibulares e sua componente lenta comumente dirige-se à orelha comprometida. O teste não é apropriado para crianças menores de 5 meses em função da baixa velocidade de rotação que apresentam.[18]
- *Head impulse test:* o exame é feito quando a criança é colocada sentada no colo de um adulto. Nos casos patológicos, o reflexo vestibular se apresenta defasado do movimento da cabeça, obrigando a criança a realizar movimento compensatório dos olhos, denominado *sacada* na tentativa de fixar novamente o alvo, isto é, o examinador.[19,20]
- *Provas rotatórias (PR):* a cadeira rotatória é considerada o exame padrão para avaliação vestibular da criança. O pequeno paciente permanece sentado diretamente na cadeira ou no colo de um dos pais, dormindo, em ambiente escuro ou com os cobertos pela mão de sua mãe. A cadeira realiza rotações horárias e anti-horárias alternadamente, até a parada final. São obtidas respostas nistágmicas à direita, quando a cadeira gira em sentido horário, e à esquerda no movimento em sentido anti-horário. A frequência e a amplitude das respostas são os parâmetros mais utilizados para a comparação e permitem detectar assimetrias entre os dois labirintos.[19,18]
- *Potencial evocado miogênico vestibular (VEMP):* é um exame útil na avaliação do nervo vestibular inferior, pois obtém respostas a partir da estimulação do sáculo.[21]
- *Provas calóricas:* geralmente após os 5 anos de idade, já é possível realização dos testes de maneira convencional, desde que sejam crianças cooperativas e bem condicionadas.[22] A presença do predomínio labiríntico demonstra uma assimetria labiríntica e provável comprometimento do sistema vestibular periférico. A preponderância direcional sugere a implicação do sistema vestibular, mas não permite o diagnóstico topográfico da lesão, se periférico ou central.[10,23,24] A estimulação dos labirintos com ar para a criança ainda carece de padronização.[25]
- *Posturografia:* o teste é realizado sobre uma plataforma para a análise do equilíbrio e da integração sensorial.[19,26] Pode ser usada tanto no diagnóstico das vestibulopatias, bem como na avaliação do seu tratamento. Só é possível em crianças que apresentem controle postural e sejam cooperativas, a partir dos 5 anos de idade.[26]
- *Pesquisa da oculomotricidade:* as provas de oculomotricidade em crianças novas apresentam manifestações diferenciadas do adulto como consequência da imaturidade do sistema visual central. Há interferências de sacadas, aumento de latência de resposta,

dificuldade de acompanhamento e manifestações da falta de maturidade cerebelar.[18] Estes testes fornecem informações sobre a integração dos sistemas vestibular e oculomotor, portanto são úteis no estudo do sistema vestibular central.[19] No entanto, os valores de normalidade na criança diferem daqueles utilizados para o adulto[18,27] e devem ser analisados, levando-se em conta o grau de maturidade do sistema, que só é completo por volta dos 15 anos de idade.[28]

- *Video impulse test*: as provas de impulso cefálico não são uma boa alternativa para o diagnóstico das tonturas na infância. Em casos de implante coclear e concussão não se mostram efetivos. A dificuldade de adaptação da máscara na face da criança só permite seu uso em crianças maiores, a partir dos 5 anos. Mesmo assim, a criança precisa colaborar com o teste, missão árdua e, por vezes, impossível.[29,30]

AVALIAÇÃO AUDITIVA
É feita com audiometria e timpanometria, e é mandatória para pesquisar a função da orelha média e do perfil auditivo.

AVALIAÇÃO NEUROLÓGICA
A realização de eletroencefalograma, punção liquórica e exame de imagem podem ser necessárias quando há suspeita de acometimento do sistema vestibular central.[8]

ESTUDO DO CAMPO E ACUIDADE VISUAL
É importante, não apenas porque apresenta influência sobre o equilíbrio corporal, mas ainda para a detecção de síndromes que afetam tanto o sistema vestibular, como o sistema visual, como a síndrome de Usher.[18,31] Em cerca de 10% dos casos, os problemas relacionados com o equilíbrio na criança de 5 a 6 anos de idade são causados apenas por alterações visuais,[32] e sua correção pode resolver a tontura. A tontura não é intensa ou permanente e, muitas vezes, está associada a cefaleia e náuseas, mas raramente ao vômito.[2]

TOMOGRAFIA COMPUTADORIZADA E RESSONÂNCIA MAGNÉTICA
Podem auxiliar na pesquisa de infecções da orelha média, malformações congênitas da orelha interna, doença da fossa posterior e anomalias da junção craniovertebral.[8] São indicados em crianças com vertigem associada a déficits neurológicos, cefaleia, assimetria labiríntica que sugira doença retrococlear ou em crianças que sofreram traumatismo craniano.

EXAMES SOROLÓGICOS
São indicados quando há suspeita de doenças infecciosas que afetam as vias vestibulares (lues, toxoplasmose, rubéola, citomegalovírus, herpes e HIV).

EXAMES LABORATORIAIS
São indicados da mesma forma que para um adulto e compreendem o hemograma, pesquisa da função tireoidiana e de alterações no metabolismo de lipídeos e carboidratos, bem como distúrbios da autoimunidade.[8] Para as crianças que apresentam instabilidade, flutuação da audição, ingestão frequente de açúcar, jejum prolongado e antecedente familiar de diabetes, é indicada a curva glicoinsulinêmica de 3 horas.

AVALIAÇÃO PSIQUIÁTRICA

Crianças com tontura, vertigem e cefaleia sem explicação necessitam de avaliação psiquiátrica. A depressão é a doença mais comum nestes casos, seguidas pelos distúrbios de conversão e somatização.[32]

Na prática clínica, associando-se os dados de uma anamnese bem direcionada à avaliação otoneurológica, é possível diagnosticar a presença da vestibulopatia na infância na quase totalidade dos casos.

TRATAMENTO

O diagnóstico etiológico é o princípio mais importante para o tratamento das tonturas ou vertigens na infância. A correção dos fatores envolvidos é imprescindível para o controle clínico e diminuição das recidivas. O tratamento é o mais conservador possível para que não comprometa o desenvolvimento cognitivo.[3]

Controle Alimentar

Independentemente da idade da criança e dos fatores etiológicos envolvidos, o controle alimentar é o primeiro passo na abordagem da tontura na infância. Esta medida adquire maior importância nos casos do complexo VPBI-migrânea.[33] Devem ser excluídos da alimentação as frituras, cafeína, alimentos ricos em tiraminas (radical químico derivado da amônia presente nos queijos, chocolates, carnes em conserva, salsichas, bebidas alcoólicas, lentilha, amendoim e outras "sementes")[34] e estimulada a ingestão hídrica. A higiene do sono e o controle da ansiedade são fundamentais.[35] Assim a reeducação alimentar da criança e dos pais, aliada à mudança no estilo de vida é peça-chave na resolução das tonturas na infância.[36]

Nas crianças que apresentam alterações do metabolismo dos carboidratos (intolerância à glicose, hipoglicemia e/ou hiperinsulinemia) a restrição dos açúcares livres e o fracionamento da dieta são indicados como teste terapêutico, especialmente entre os portadores de enxaqueca e hidropisia endolinfática.[33]

Resolução do Quadro Otológico

Nos casos de doenças da orelha média, o tratamento deve ser direcionado no sentido da resolução do quadro otológico com inserção de tubos de ventilação, controle da disfunção tubária ou cirurgias nas otites crônicas.[37,9] O desenvolvimento do sistema de equilíbrio em crianças portadoras de otite média efusiva ou recorrente é afetado após cada crise, portanto, a intervenção precoce nestes casos é recomendada.[38]

Manobras de Reposição Canalicular

Na vertigem postural paroxística benigna (VPPB), as manobras de reposição canalicular devem ser realizadas sempre direcionadas ao canal acometido, assim como acontece no adulto. É fundamental investigar o equilíbrio com cuidado após a resolução da VPPB para que sejam evitadas recidivas.

Terapia Medicamentosa

A terapia medicamentosa apresenta indicação limitada, sobretudo, em função de seus efeitos colaterais e de seu efeito sedativo. Algumas drogas podem ser utilizadas no tratamento da criança, sempre se levando em conta seus benefícios e prejuízos. Um exemplo dessa dificuldade é o uso de diuréticos sugerido pela literatura, que devem ser cuidadosamente administrados em função de seu potencial ototóxico.[33] A apresentação posológica é outra dificuldade. Essas drogas são manipuladas para adultos e poucas têm apresentação em solução, o que torna restrito o leque de opções.

Algumas drogas são apresentadas na forma de solução. Como exemplo, citamos os bloqueadores de canais de cálcio (cinarizina e flunarizina) e os benzodiazepínicos (clonazepam).

Nos casos de hidropisia a beta-histina pode ser utilizada em adolescentes, uma vez que não possui apresentação em forma de solução e não há descrição de seu uso em crianças.

O tratamento dos quadros migranosos deve ser iniciado com o controle dos fatores desencadeantes alimentares e comportamentais associado ao uso de analgésico comum (paracetamol) quando necessário. Essa abordagem inicial muitas vezes é suficiente para diminuir a frequência e a intensidade das crises.[2] Dois triptanos foram aprovados para uso em adolescente nos quadros agudos. O almotriptano foi aprovado para uso em adolescentes de 12 a 17 anos, e o rizatriptano em pacientes de 6 a 17 anos. Analgésicos não específicos, como acetaminofeno e ibuprofeno, também são efetivos nesta situação.[39] Quando as medidas preventivas são insuficientes, torna-se necessária a introdução de medicamentos profiláticos. Geralmente recomenda-se o uso de medicação diária quando os ataques ocorrem uma vez na semana ou quando as crises são debilitantes. Amitriptilina, ácido valproico, topimarato, gabapentina, além dos clássicos bloqueadores de canais de cálcio (cinarizina e flunarizina) podem ser utilizados e são efetivos no controle do quadro.[2,34,39-41] Já os betabloqueadores (propranolol) têm-se mostrado pouco efetivos nessas circunstâncias.[39]

Prática de Atividades Físicas

Mais importante do que o uso de medicação, é a prática de atividades físicas como ballet, judô, karatê, tênis, natação etc. Essas atividades auxiliam o processo de compensação vestibular, além de serem medidas importantes para o controle metabólico.

Reabilitação Vestibular

A reabilitação vestibular tem demonstrado ser uma opção terapêutica segura e eficaz em crianças com doenças vestibulares periféricas.[42] Os resultados são excelentes graças à rápida neuroplasticidade infantil sem efeitos colaterais relacionados. Os exercícios podem ser indicados para qualquer criança, desde que os fatores metabólicos e hormonais estejam controlados. O controle da tontura pode ser adquirido por meio de exercícios físicos repetitivos e diários, estimulação visual, proprioceptiva e vestibular. Além disso, a reabilitação vestibular permite a reinserção da criança em seu meio social.[42]

MANIFESTAÇÕES CLÍNICAS

A vertigem na infância pode fazer parte de várias doenças e síndromes. A seguir, descreveremos aquelas que estão entre as mais comuns encontradas nas crianças.

1. *Vertigem paroxística benigna da infância (VPBI):* é considerada a mais causa mais frequente de tonturas entre as crianças.[24,43,44] Foi descrita pela primeira vez por Basser, em 1964, e é caracterizada por episódios súbitos de vertigem sem fatores precipitantes, geralmente associados a náuseas, vômitos, palidez, sudorese, dor abdominal e nistagmos. Pode coexistir cefaleia de padrão inespecífico e cinetose. A sintomatologia clássica pode-se iniciar por volta de 1-4 anos, mas em nosso meio é mais frequente entre

os escolares. A frequência de crises é variável, e elas podem durar segundos, minutos ou até horas e dias, fato menos comum. Não há predileção por sexo. Não há sintomas neurológicos, como desmaios ou crises convulsivas, ou tampouco outros sintomas e sinais auditivos. No período intercrise o paciente fica assintomático, o exame físico costuma ser normal, o eletroencefalograma não mostra alterações, assim como a avaliação audiológica. Já na avaliação vestibular, discretos sinais centrais podem ser observados como alteração no rastreio pendular.[45] A evolução do quadro é benigna com tendência à resolução completa após alguns meses ou anos. No entanto, a criança pode apresentar repercussões clínicas e sociais importantes nesse período e, portanto, o tratamento se faz necessário.[24,43,44] A cefaleia, com o passar da idade, assume um padrão com características de enxaqueca em até 50% dos casos. Por esse motivo, acredita-se em uma relação entre VPBI e enxaqueca, e alguns autores consideram a VPBI como um equivalente enxaquecoso.[24,43,44] Este fato é justificado pela presença de uma mutação no gene CACNA1A. (Leitura adicional no Capítulo 3-2 Migrânea).

2. *Torcicolo paroxístico da infância:* no ano de 1969 foi descrito pela primeira vez um torcicolo de início súbito e de provável etiologia labiríntica. Trata-se de um quadro com episódios de torção cervical que geralmente se iniciam durante os primeiros meses de vida ou nos pré-escolares e podem durar horas ou dias. O torcicolo costuma ser sempre para o mesmo lado, tem duração de horas a dias e pode ser acompanhado por náuseas, vômitos e palidez. O menor se sente confortável com o desvio da cabeça, e a tentativa dos pais de correção resulta em choros intensos. Não há nenhum tratamento específico. Podem ser usados agentes antieméticos quando há vômitos associados. Há uma tendência à resolução espontânea das crises por volta de meses ou anos, raramente ultrapassando 4-5 anos.[28,46] Inicialmente foi sugerido o refluxo gastroesofágico como fator causal dos torcicolos, fato não comprovado cientificamente. Há uma evidência de associação aos genes relacionados com a migrânea hemiplégica familiar, primeiramente observada com o gene CACNA1A e mais recentemente com o PRRT2.[39] Por esse motivo, acredita-se, hoje, que o torcicolo é uma resposta proprioceptiva a uma disfunção labiríntica e que pode estar relacionado com a VPBI e a própria enxaqueca, integrando o complexo sindrômico VPBI-migrânea em uma faixa etária mais precoce da criança.[28,46]

3. *Otites médias:* as doenças da orelha média podem justificar quadros labirínticos e, para alguns autores, são consideradas até a mais frequente e popular das causas. Dentre todas, a otite média com efusão, também chamada de otite secretora, pode ser a causa mais encontrada de tonturas ou vertigens na criança. A queixa de hipoacusia é importante na caracterização da doença labiríntica e, ao lado da tontura praticamente fecha o diagnóstico de vestibulopatia de origem periférica. As duas hipóteses que procuram explicar o comprometimento da orelha interna na otite com efusão são o gradiente pressórico secundário à disfunção tubária encontrada na orelha média e a entrada de toxinas provenientes do líquido presente na orelha média (menos aceita).[9,37]

Outros diagnósticos, como a disfunção tubária simples, otite média crônica simples com perfuração ou ainda colesteatomatosa, ainda podem ser responsáveis por doenças do labirinto posterior.[9,37]

4. *Neurite vestibular:* manifesta-se de forma semelhante àquela encontrada nos adultos. Seu quadro clínico compreende um surto agudo de vertigem, por vezes incapacitante, em uma criança sem queixas auditivas ou mesmo neurológicas. Os sintomas autonômicos ocorrem com frequência. Ao exame clínico podemos observar nistagmo e

alterações de equilíbrio compatíveis com comprometimento vestibular periférico. A audiometria é normal e a oculografia demonstra uma paresia (hiporreflexia) labiríntica de um dos vestíbulos. As máscaras da videonistagmografia não adaptam muitas vezes na pequena face dos pacientes e os parâmetros de normalidade inseridos no programa do exame (*software* de aplicação) não contemplam dados específicos de normalidade para crianças de baixa idade.

A etiologia viral é a causa mais aceita. Também a reativação de vírus latente como herpes-zóster pode causar processo inflamatório neural.[47] Os vírus mais comumente envolvidos são os adenovírus, *influenza*, rubéola, sarampo e parotidite. A família pode relatar história recente de resfriado ou gripe. A neurite vestibular é tratada com corticoterapia e reabilitação vestibular com excelente resultado.

5. *Implante coclear:* a tontura e o desequilíbrio são complicações frequentes em crianças implantadas. Alterações estruturais da orelha interna, como o aqueduto vestibular alargado, e a manipulação intraoperatória aumentam os casos de disfunção vestibular na criança.[48] Os órgãos otolíticos, sáculo e utrículo, estão próximos da cóclea e são mais vulneráveis a danos pela inserção do eletrodo, especialmente o sáculo. O trauma da inserção pode acarretar hidropisia endolinfática e processos inflamatórios. Na avaliação com potencial evocado miogênico vestibular cervical (VEMP cervical) foi obtida resposta reduzidas em até 50% dos receptores pós-implante coclear.[49]

A avaliação do ganho do reflexo vestíbulo ocular (RVO) é mais difícil na dependência da idade da criança. Os testes calóricos e *video head impulse test* (vHIT) são pouco tolerados pelas crianças de baixa faixa etária.[29]

6. *Outras vestibulopatias:*
    - *Doença de Ménière:* em sua apresentação clássica com crises agudas e recidivantes de surdez, zumbido e vertigem é muito rara na criança. Quando presente, geralmente acontece na faixa etária adolescente. Menos de 2% do total dos pacientes acometidos são crianças.[50]
    - *Traumatismos cranianos:* com envolvimento do osso temporal podem ocorrer e cursam com quadros labirínticos que envolvem desde concussões labirínticas até fraturas temporais e fístulas perilinfáticas. Os exames de imagem associados ao exame otoneurológico podem ajudar no diagnóstico clínico.[46]
    - *Traumatismo cranioencefálico:* é frequente na prática esportiva.[51] Nos casos de concussão, nenhuma lesão é identificada por exames de imagens, porém danos microscópicos reversíveis ou não, com perda da consciência, comprometimento cognitivo, cefaleia, tontura, distúrbios visuais e do sono, podem ocorrer. Nesses casos pode existir comprometimento das funções vestibulares que dificultam o retorno às atividades escolares e à prática de recreação ou esportes.[52] Podemos encontrar lesões periféricas, centrais ou mistas. A vertigem posicional paroxística benigna (VPPB) pode ocorrer na criança após TCE. Nos casos mais graves, com fratura de rochedo, pode ocorrer vestibulopatia periférica unilateral com tontura de longa duração.

        Tanto o *video head impulse test* (vHIT) como a prova calórica que avaliam o reflexo vestíbulo-ocular (RVO) não trazem informações importantes nos pacientes com TCE.[30]
    - *Vertigem paroxística postural benigna* (VPPB): também é muito rara na criança. A história de vertigem desencadeada pelo posicionamento da cabeça e as manobras posturais para detecção do nistagmo de posicionamento fecham o diagnóstico.[44]

- *Malformações:* afetam o labirinto ósseo ou membranoso podem estar associadas a tonturas e muitas vezes são de difícil diagnóstico. A audiometria e a tomografia computadorizada podem colaborar no diagnóstico de aquedutos alargados, displasias de Mondini, aplasia de Michel, neurofibromatoses etc.[10,24]
- *Vestibulopatias de origem puramente central:* são raras em crianças. Sintomas neurológicos, como cefaleia, crises convulsivas, síncopes e sinais focais de comprometimento cortical ou de pares cranianos, alterações da força, motricidade e coordenação, devem despertar no médico a desconfiança de envolvimento não periférico. Doenças, como esclerose múltipla, epilepsia temporal, tumores de tronco ou córtex, doença cerebelar e ataxia, podem ser responsáveis pelos sintomas. Os quadros psiquiátricos histéricos podem ser reportados como tonturas pelas crianças. Sintomas ansiosos com crises de hiperventilação podem ajudar no diagnóstico da doença.[23,46]

O diagnóstico das doenças vestibulares na infância é um verdadeiro desafio. A apresentação clínica é muito diferente dos adultos, e a observação das atitudes da criança é fundamental para o raciocínio clínico. A avaliação otoneurológica é possível em todas as faixas etárias desde que seja adaptada para a idade. O tratamento deve ser o mais conservador possível, levando-se em conta a plasticidade cerebral que é muito ativa na infância. Independentemente da história ou do exame físico, um quadro de tontura deve ser atentamente investigado, pois pode comprometer o desenvolvimento cognitivo e motor da criança, gerando repercussões de difícil recuperação.

REFERÊNCIAS BIBLIOGRÁFICAS

1. Szirmai A. Vestibular disorders in childhood and adolescents. *Eur Arch Otorhinolaryngol* 2010;267(11):1801-4.
2. Wiener-Vacher SR. Vestibular disorders in children. *Int J Audiol* 2008;47:578-83.
3. Formigoni LG, Medeiros IRT, Santoro PP *et al.* Avaliação clínica das vestibulopatias na infância. *Rev Bras ORL* 1999;65(1):78-82.
4. Niememsivu R, Kentala E, Wiener-Vacher S, Pyykkö I. Evaluation of vertiginous children. *Eur Arch Otorhinolaryngol* 2007;264(10):1129-35.
5. Ganança MM, Caovilla HH, Munhoz MSL *et al.* Tratamento da vertigem na criança. *Pediatria Moderna* 1997;33(1):7-22.
6. R O'Reilly R, Morlet T, Pazuniak M *et al.* Vestibular and balance testing in childhood migraine. *Laryngoscope* 2012;122:S93-4.
7. Bower CM, Cotton RT. The spectrum of vertigo in children. *Arch Otolaryngol Head Neck Surg* 1995;121:911-5.
8. Casselbrant ML, Furman JM, Rubenstein E, Mandel EM. Effect of otitis media on the vestibular system in children. *Ann Otol Rhinol Laryngol* 1995;104(8):620-4.
9. Golz A, Westerman T, Gilbert LM *et al.* Effect of middle ear effusion on the vestibular labyrinth. *J Laryngol Otol* 1991;105:987-9.
10. Tusa RJ, Saada AA, Niparko JK. Dizziness in childhood. *J Child Neurol* 1994;9(3):261-74.
11. Sousa MGC, Cruz O, Santos AN *et al.* Adaptação brasileira do dizziness handicap inventory para a população infantil: confiabilidade dos resultados. *Audiol Commun Res* 2015;20(4):327-33.
12. Canale ST, Beaty JH. Campbell's operative orthopaedics. Philadelphia, Pennsylvania: Mosby, 2007. An imprint of Elsevier www.mdconsult.com.
13. Bittar RSM, Medeiros IRT. Desenvolvimento do equilíbrio. In: Di Francesco RC, Bento RF. *Otorrinolaringologia na infância.* São Paulo: Manole; 2009. p. 59-69.
14. Mezzalira R, Bittar RSM. A semiologia do equilíbrio nas faixas etárias pediátricas. In: Silva LR. *Diagnóstico em pediatria.* Rio de Janeiro: Guanabara Koogan; 2009. p. 466-74.
15. Hanyes U. Major components of appraisal. In: *A developmental approach to casefinding: among infants and children.* Washington: U.S. Public Health Service. www.winfssi.com/appraisals

16. Swaiman KF. Neurologic examination after the newborn period until 2 years of age. In: Swaiman KF, Ashwal S. *Pediatric neurology – principles and pratice*. St Louis: Mosby Inc; 1999. p. 31-8.
17. Eviatar L, Eviatar A. Neurovestibular examination of infants and children. *Adv Otorhinolaryngol* 1978;23:169-91.
18. Phillips JO, Backous DD. Evaluation of vestibular function in young children. *Otolaryngol Clin N Am* 2002;35:765-90.
19. Jahn K, Langhaten T, Schoeder AS, Heinen F. Vertigo and dizziness in childhood – update on diagnosis and treatment. *Neuropediatrics* 2011;42(4):129-34.
20. Mäki-Torkko E, Magnusson M. An office Procedure to detect vestibular loss in children with hearing impairment. *Eur Arch Otorhinolaryngol* 2005;262:328-30.
21. Zhang D, Fan Z, Han Y et al. Benign paroxysmal vertigo of childhood: diagnostic of vestibular test and high stimulus rate auditory braistem resposnse test. *Int J Pediatr Otorhinolaryngol* 2012;76(1):107-10.
22. Eviatar L. Vertigo. In: Swaiman KF, Ashwal S. *Pediatric neurology – principles and pratice*. St Louis: Mosby Inc; 1999. p. 96-103.
23. Formigoni GGS, Simoceli L, Medeiros IRT. Avaliação otoneurológica e audiológica na criança. In: Diament A, Cypel S. *Neurologia infantil*. 4. ed. São Paulo: Ed. Atheneu; 2005. p. 127-37.
24. Eviatar L. Dizziness in children. *Otolaryngol Clin North Am* 1994;27(3):557-71.
25. Melagrana A, D'Agostino R, Ravera B, Taborelli G. Comparison between air and water caloric tests in children. *Int J Pediatr Otorhinolaryngol* 1999;51(3):139-43.
26. Medeiros IR, Bittar RS, Pedalini ME et al. Evaluation of the treatment of vestibular disorders in children with computerized dynamic posturography: preliminary results. *J Pediatr* 2003;79(4):337-42.
27. Mezzalira R, Maudonnet OAQ, Bilécki MMC et al. Oculomotricidade na infância: o padrão de normalidade é o mesmo do adulto? *Rev Bras ORL* 2005;71(5):680-5.
28. Cohen HA, Nussinovitch M, Ashkenasi A et al. Benign paroxysmal torticollis in infancy. *Pediatric Neurology* 1993;9(6):488-90.
29. Ajalloueyan M, Saeedi M, Sadeghi M, Abdollahi FZ. The effects of cochlear implantation on vestibular function in 1–4 years old children. *Otol Neurotol* 2017;94:100-3.
30. Alshehri MM, Sparto PJ, Furman JM et al. The usefulness of the video head impulse test in children and adults post-concussion. *J Vestib Res* 2016;26(5-6):439-46.
31. Teschner M, Neuburger J, Gockeln R et al. "Minimized rotational vestibular testing" as a screening procedure detecting vestibular areflexy in deaf children: screening cochlear implant candidates for Usher syndrome Type I. *Eur Arch Otorhinolaryngol* 2008;265(7):759-63.
32. Bucci MP, Kapoula Z, Yang Q et al. Speed-accuracy of saccades, vergence and combined movements in children with vertigo. *Exp Brain Res* 2004;157:286-95.
33. Riina N, Ilmari P, Kentala E. Vertigo and imbalance in children. A retrospective study in a Helsinki University Otorhinolaryngology Clinic. *Arch Otolaryngol Head and Neck Sur* 2005;131:996-1000.
34. Medeiros IRT, Bittar RSM. Vertigem na infância. In: Di Francesco RC, Bento RF. *Otorrinolaringologia na infância*. São Paulo: Manole; 2009. p. 70-80.
35. Millichap JG, Yee MM. The diet factor in pediatric and adolescent migraine. *Pediatric Neurol* 2003;28(1):9-15.
36. Honaker J, Samy RN. Migraine-associated vestibulopathy. *Curr Opin in Otolaryngol Head Neck Surg* 2008;16(5):412-5.
37. Cuvelier JC, Lépine A. Childhood periodic syndromes. *Rev Neurol* (Paris) 2010;166(6-7):574-83.
38. Bem-David J, Podoshin L, Francis M, Faraggi D. Is the vestibular system affected by middle ear effusion? *Otolaryngol Head Neck Surg* 1993;109(31):421-6.
39. Casselbrant ML, Furman JM, Mandel EM et al. Past history of otitis media and balance in four-year-old children. *Laryngoscope* 2000;110:773-8.
40. Gelfand AA. Migraine and childhood periodic syndromes in children and adolescents. *Cur Opin Neurol* 2013;26(3):262-8.

41. Johnson GD. Medical management of migraine-related dizziness and vertigo. *Laryngoscope* 1998;108(Suppl):1-28.
42. Charles J, Peterlin BR. Favorable outcome of early treatment of new onset child and adolescent migraine-implications for disease modification. *J Headache Pain* 2009 Aug;10(4):227-33.
43. Medeiros IR, Bittar RS, Pedalini ME *et al.* Vestibular rehabilitation therapy in children. *Otol Neurotol* 2005;26(4):699-703.
44. Abu-Arafeh I, Russel G. Paroxysmal vertigo as a migraine equivalent in children: a population-based study. *Cephalalgia* 1995;15:22-5.
45. Marcelli V, Piazza F, Pisani F, Marciano E. Neuro-otological features of benign paroxysmal vertigo and benign paroxysmal positioning vertigo in children: a follow-up study. *Brain Dev* 2006;28(2):80-4.
46. Klaus J. Vertigo and balance in children – diagnostic approach and insights from imaging. *Eur J Paedriatic Neurology* 2011;15:289-4.
47. Busis SN. Dizziness in children. *Pediatr Ann* 1988;17(10):648-55.
48. Strupp M, Brandt T. Vestibular neuritis. *Semin Neurol* 2009;29(5):509-19.
49. Sivam SK, Syms CA, King SM, Perry BP. Consideration for routine outpatient pediatric cochlear implantation: a retrospective chart review of immediate post-operative complications. *Int J Pediatr Otorhinolaryngol* 2017;94:95-9.
50. Chen X, Chen X, Zhang F, Quin Z. Influence of cochlear implantation on vestibular function. *Acta Otolaryngol* 2016;136(7):655-9.
51. Choung YH, Park K, Kim CH *et al.* Rare cases of Ménière's disease in children. *J Laryngol Otol* 2006;120(4):343-52.
52. Harmon KG, Drezner JA, Gammons M *et al.* American medical society for sports medicine position statement: concussion in sport. *Br J Sports Med* 2013;47(1):15-26.
53. Corwin DJ, Wiebe DJ, Zonfrillo MR *et al.* Vestibular deficits following youth concussion. *J Pediatr* 2015;166(5):1221-5.

Parte IV Tratamento das Vestibulopatias

INTRODUÇÃO

O tratamento das vestibulopatias sempre deve ser baseado no diagnóstico etiológico da doença, alicerçado pela anamnese, exames otoneurológicos e complementares. O correto diagnóstico é essencial para o sucesso de qualquer modalidade de tratamento, uma vez que direcionará o planejamento terapêutico do indivíduo.

Neste capítulo são apresentadas em detalhes três modalidades de terapêutica utilizadas nas doenças do sistema vestibular, os tratamentos clínicos, cirúrgicos e a reabilitação vestibular. Entretanto, é importante lembrar que a abordagem global do indivíduo é peça fundamental na resolução dos sintomas.

Modificações na dieta e no estilo de vida podem trazer benefícios à maior parte dos pacientes acometidos por sintomas de origem vestibular e devem ser incluídas no planejamento terapêutico.

A fisioterapia está indicada nos pacientes com tontura de etiologia cervical ou naqueles que apresentem quaisquer outros comprometimentos de origem proprioceptiva.[1] Dentre esses destacam-se os idosos ou sedentários, que podem apresentar desajuste do controle postural com aumento de latências da resposta motora reflexa, levando à inadequação do controle da postura ereta e predisposição à queda. As alterações proprioceptivas também costumam estar presentes nas neuropatias periféricas, como as relacionadas com o diabetes, e nas assimetrias de força muscular, como as decorrentes de acidentes vasculares encefálicos.[2,3]

Diversos fatores psicoemocionais podem estar presentes nos pacientes acometidos por vestibulopatias. Devem ser tratados desde o início, já que são uma das principais causas de falha nos tratamentos otoneurológicos e podem estar envolvidos na gênese do distúrbio otoneurológico. A abordagem multidisciplinar como parte do planejamento terapêutico, envolvendo profissionais da área de saúde mental, é benéfica nessas circunstâncias.[4,5]

REFERÊNCIAS BIBLIOGRÁFICAS

1. Chawla N, Olshaker JS. Diagnosis and management of dizziness and vertigo. *Med Clin N Am* 2006;90:291-304.
2. Stelmach GE, Worringham CJ. Sensorimotor deficits related to postural stability: implications for falling in the elderly. *Clin Geriatr Med* 1985;1:679-94.
3. Woollacott M, Inglin B, Manchester D. Response preparation and posture control: neuromuscular changes in the older adult. *Ann N Y Acad Sci* 1988;515:42-53.
4. Bittar RSM, Simoceli L, Pedalini MEB et al. Repercussão das medidas de correção das comorbidades no resultado da reabilitação vestibular de idosos. *Braz J Otorrinolaringol* 2007;73(3):295-8.
5. Bittar RS, Lins EM. Clinical characteristics of patients with persistent postural-perceptual dizziness. *Braz J Otorhinolaryngol* 2015 May-June;81(3):276-82.

TRATAMENTO MEDICAMENTOSO

O principal objetivo do **tratamento** das vestibulopatias é corrigir ou eliminar a causa da tontura. Os **medicamentos** são utilizados com a finalidade de minimizar os sintomas neurovegetativos e acelerar a compensação vestibular. Desse modo, o uso de medicamentos para tratamento dos sintomas vestibulares é a terapia de apoio e não a resolução do problema.

O labirinto posterior é um sistema sensitivo periférico que capta as informações de movimento e as encaminha às vias neuronais envolvidas com o equilíbrio corporal. Essa transmissão é mediada por neurotransmissores que podem apresentar características excitatórias ou inibitórias, de acordo com o seu local de atuação.

NEUROTRANSMISSORES ENVOLVIDOS NA TRANSMISSÃO NEURAL

Nas células ciliadas são liberados o **glutamato** com ação excitatória e o **ácido gama-aminobutírico** (GABA) com ação inibitória.[1] A função inibitória neste nível é desempenhada pela via eferente que é colinérgica e, portanto, a **acetilcolina** é o mediador que inibe a atividade das células ciliadas.[2] A modulação dos impulsos provenientes dos núcleos vestibulares é feita pela **histamina** e pela acetilcolina com ação excitatória e pelo GABA e pela glicina com ação inibitória.[3] Nas vias vestibuloespinais a glicina e o GABA são inibitórios, e a acetilcolina é excitatória. Nas vias vestíbulo-oculares, a **glicina** e o GABA são inibitórios, e o glutamato é excitatório.[4] No cerebelo, a inibição é feita pelo GABA e pela glicina. Atuam, ainda, no sistema vestibular a **dopamina** que ativa a zona quimiorreceptora no bulbo e a **serotonina** que transmite sinais vagais do trato gastrointestinal para o centro emético, além de modular a atividade dos neurônios vestibulares centrais.

TRATAMENTO DA FASE AGUDA

A **crise labiríntica** requer tratamento medicamentoso emergencial que apresente rápido efeito terapêutico. É por essa razão que a medicação administrada por via parenteral endovenosa é preferencial. Nessa fase são utilizadas três classes de drogas:

1. *Sedativos labirínticos:* o dimenidrinato é a droga mais utilizada por permitir diluição em soro e administração endovenosa.
2. *Antieméticos:* a metoclopramida e o dimenidrinato apresentam rápida ação. A ondansetrona pode ser utilizada em casos mais graves.
3. *Tranquilizantes:* possuem ação sedativa labiríntica e são úteis no controle emocional frequentemente associado à crise labiríntica. Os benzodiazepínicos, em especial o diazepam, são os mais utilizados.

Quando a crise vertiginosa apresenta maiores proporções e não é controlada após o uso do esquema medicamentoso habitual, pode ser realizada a **neuroleptoanalgesia** com associação entre o fentanil e o droperidol, em ambiente hospitalar e sob monitoramento rigoroso.

TRATAMENTO DA FASE CRÔNICA OU DE MANUTENÇÃO

Os estados crônicos de desequilíbrio corporal geralmente têm como sintomas principais as tonturas não rotatórias e manifestações de comprometimento dos sistemas vestibulares periférico e central. Dificilmente as vertigens fazem parte das síndromes crônicas. A correção dos fatores etiológicos estabiliza as informações no sistema vestibular e suas conexões no sistema nervoso central, reduzindo a possibilidade da recorrência das crises de vertigem ou a manutenção dos estados de desequilíbrio corporal.[5]

As drogas antivertiginosas atuam na interação entre os neurotransmissores e receptores centrais, e seu efeito pode ser benéfico ou não, dependendo da dose empregada e do tempo de tratamento. Quando usadas em doses altas e por tempo prolongado, podem retardar a compensação vestibular. São várias as famílias de drogas que podem ser utilizadas, e de forma resumida vamos discorrer sobre os principais grupos de medicamentos utilizados para tratamento das tonturas.

1. *Vasodilatadores diretos:* promovem relaxamento das células musculares lisas dos vasos, agindo principalmente na microcirculação. Esse tipo de medicamento favorece o aporte de glicose e oxigênio. Fazem parte deste grupo a papaverina, o ácido nicotínico, o carbogênio e a histamina (por mecanismo secundário). A hipotensão postural e rubor facial são os efeitos colaterais mais frequentes.
2. *Vasodilatadores com ação simpaticolítica:* agem antagonizando as catecolaminas, bloqueando sua ação sobre os receptores alfa dos vasos que levam à vasoconstrição. Neste grupo estão a di-hidroergocristina e os bloqueadores dopaminérgicos (por mecanismo secundário).
3. *Bloqueadores do canal de cálcio:* atuam regulando a homeostase do **cálcio** na orelha interna e proporcionando maior fluxo de sangue para o labirinto por meio da **vasodilatação** secundária à sua ação nas células musculares lisas dos vasos. Acredita-se que alterações da concentração de cálcio na orelha interna podem estar envolvidas na hidropisia labiríntica, na liberação inadequada de **neurotransmissores**, na degeneração de otólitos e na contração de células ciliadas. Entre estas drogas estão a cinarizina, flunarizina e nimodipina. Os bloqueadores de canais de cálcio devem ser usados com parcimônia em pacientes idosos, pois estão relacionados com a liberação da formação reticular, predispondo ao parkinsonismo. Estão ainda relacionados com o desencadeamento de depressão, obesidade e distúrbios do metabolismo da glicose.
4. *Potencializadores do GABA:* agem potencializando o efeito do GABA e inibindo os estímulos aferentes aos núcleos vestibulares.[6] São efetivos no controle da ansiedade relacionada com a tontura. Neste grupo encontramos o clonazepam, diazepam, bromazepam, alprazolam e o piracetam (derivado cíclico do GABA). Os benzodiazepínicos são uma boa opção de tratamento em casos de vertigem associada à ansiedade ou à depressão. No entanto, são drogas que causam dependência e devem ser utilizadas com cautela.
5. *Bloqueadores dopaminérgicos:* atuam na modulação dos neurônios vestibulares centrais e apresentam potente ação antiemética, característica consequente à sua atuação direta no centro do vômito. Possuem efeito vasodilatador por bloqueio alfa-adrenérgico

e inibem a hiperatividade dos neurônios vestibulares centrais por sedação (efeito anticolinérgico).[7] Neste grupo está o sulpiride, a domperidona e a clorpromazina. Como efeitos colaterais destacam-se a sonolência, efeitos endócrinos e extrapiramidais.
6. *Anticonvulsivantes:* este grupo de drogas também pode ser utilizado no controle da tontura. A carbamazepina inibe as descargas neuronais repetitivas e reduz a propagação sináptica dos impulsos excitatórios em neurônios despolarizados por meio do bloqueio dos canais de sódio. A gabapentina promove aumento do efeito do GABA no sistema nervoso central, redução do glutamato e bloqueio de canais de sódio e de cálcio nos neurônios. O ácido valproico age bloqueando os canais de sódio e inibindo a GABA-transaminase, ação esta que promove acúmulo do GABA na fenda sináptica. Como efeitos colaterais, podem ocorrer náuseas, vômitos, anorexia, sonolência, ataxia e tremores. O ácido valproico pode levar ao aumento de enzimas hepáticas, e a carbamazepina tem como efeito adverso a toxicidade hematológica, as reações de hipersensibilidade, diplopia e visão turva.[8,9]

Os anticonvulsivantes podem acarretar malformações congênitas, principalmente a fenitoína e o ácido valproico, portanto, sua indicação em mulheres na idade fértil deve levar em conta os possíveis riscos e benefícios da medicação.
7. *Anti-histamínicos:* atuam por bloqueio dos receptores H1 muscarínicos e possuem efeito anticolinérgico, com atuação efetiva na prevenção e no controle da cinetose. Atuam diretamente nas células ciliadas dos canais semicirculares e nos núcleos vestibulares, reduzindo a atividade neural vestibular. Fazem parte deste grupo a prometazina, meclizina, o dimenidrinato, além da flunarizina e cinarizina por efeito secundário. A sonolência é o principal efeito colateral deste grupo de drogas.
8. *Anticolinérgicos:* bloqueiam os receptores muscarínicos no centro do vômito e participam da liberação do GABA, neurotransmissor inibitório do sistema vestibular. Estão incluídos neste grupo a escopolamina, metoclopramida, dimenidrinato, ondansetrona e atropina. A escopolamina pode ser usada na forma de adesivo de absorção transdérmica com a finalidade de controle da cinetose. Seus principais efeitos colaterais são confusão mental, boca seca e miose.
9. *Histaminérgicos:* a representante deste grupo é a beta-histina que é um análogo da L-histidina, precursora da histamina. Por sua ação de antagonista do receptor H3 nos neurônios pré-efetores, promove aumento da síntese de histamina nos núcleos vestibulares. Reduz a descarga de repouso da ampola e estimula o fluxo coclear na estria vascular. Os principais efeitos colaterais são asma, perturbações gastrointestinais, cefaleia e *rash* cutâneo. Uma vantagem da beta-histina é sua ação facilitadora sobre a compensação vestibular central.[10]
10. *Drogas de ação antiagregante e moduladora de fluxo na microcirculação:* agem aumentando a irrigação tecidual e a permeabilidade capilar. Possuem ação antiagregante, diminuindo a viscosidade do sangue, ativam o metabolismo energético tecidual (efeito antirradical livre) e melhoram o desempenho tecidual durante a hipóxia. Fazem parte do grupo a pentoxifilina, a *ginkgo biloba* e o piracetam. A pentoxifilina pode desencadear rubor facial e cefaleia.
11. *Antidepressivos:* os antidepressivos utilizados no tratamento das afecções vestibulares, podem ser tricíclicos (amitriptilina e nortriptilina), inibidores seletivos da recaptação da serotonina (sertralina, fluoxetina, paroxetina, citalopran) ou inibidores da recaptação da serotonina e da norepinefrina (venlafaxina e desvenlafaxina). Atuam aumentando a atividade neural por bloquear a recaptação da serotonina e da norepinefrina

na fenda sináptica. Os principais efeitos colaterais dessa classe de substâncias são boca seca, disfunção sexual, cefaleia, insônia e náuseas.[11-13]
12. *Diuréticos:* diuréticos têm sido empregados no tratamento da doença de Ménière, entretanto, os estudos disponíveis não permitem uma conclusão quanto à sua real efetividade no tratamento desta doença.[14]

CONCLUSÃO

O aparelho vestibular funciona como um espelho das condições anatômicas e metabólicas do indivíduo, portanto, não é possível debelar a sintomatologia apresentada sem que sejam corrigidos os processos geradores dos distúrbios do equilíbrio. O tratamento medicamentoso deve respeitar as características e individualidade de cada paciente.

REFERÊNCIAS BIBLIOGRÁFICAS

1. Didier A, Dupont J, Cazals Y. GABA imunorreativity of calyceal nerve endings in the vestibular system of guinea pig. *Cell Tissue Res* 1990;260(2):415-9.
2. Goldberg JM, Fernandez C. Vestibular mechanisms. *Annu Rev Physiol* 1975;37:129-62.
3. Kumoi K, Saito N, Tanaka C. Immunohistochemical localization of gamma-aminobutyric acid-and aspartate-containing neurons in the guinea pig vestibular nuclei. *Brain Res* 1987;21:416(1):22-33.
4. Jones BE, Paré M, Beaudet A. Retrograde labeling of neurons in the brain stem following injections of [3H]choline into the rat spinal cord. *Neurosc* 1986;18(4):901-16.
5. Valentini Jr M, Bittar RSM, Sanchez TG *et al.* Neurotransmissores do sistema vestibular e drogas com ação no ouvido interno. Artigo de revisão. *Rev Bras Otorrinolaringologia* 1997;63(2):108-12.
6. Rall TW. Hipnóticos e sedativos; etanol. In: Gilman AG, Rall TW, Nies AS *et al. Goodman & Gilman as bases farmacológicas da terapêutica.* 8. ed. Rio de Janeiro: Guanabara Koogan; 1991. p. 231.
7. Rascol O, Hain TC, Brefel C *et al.* Antivertigo medications and drug-induced vertigo. A pharmacologic review. *Drugs* 1995;50(5):777-9.
8. Rall TW, Schleifer LS. Drogas eficazes no tratamento das epilepsias. In: Gilman AG, Rall TW, Nies AS *et al. Goodman & Gilman as bases farmacológicas da terapêutica.* 8. ed. Rio de Janeiro: Guanabara Koogan; 1991. p. 294-9.
9. Cheng J, French J. Intelligent use of antiepileptic drugs is beneficial to patients. *Curr Opin Neurol* 2018;31:169–75.
10. Tighilet B, Trottier S, Lacour M. Dose and duration dependent effects of betahistine dihydrochloride treatment on histamine turnover in the cat. *Eur J Pharmacol* 2005;523(1-3):54-63.
11. Mikulec AA, Faraji F, Kinsella LJ. Evaluation of the efficacy of caffeine cessation, nortriptyline, and topiramate therapy in vestibular migraine and complex dizziness of unknown etiology. *Am J Otolaryngol* 2012;33:121-7.
12. Salmito MC, Duarte JA, Morganti LO *et al.* Prophylactic treatment of vestibular migraine. *Braz J Otorhinolaryngol* 2017;83:404-10.
13. Popkirov S, Staab J, Stone J. Persistent postural-perceptual dizziness (PPPD): a common, characteristic and treatable cause of chronic dizziness. *Practical Neurology* 2018;18(1):5-13.
14. Burgess A, Kundu S. Diuretics for Ménière's disease or syndrome. Cochrane Database of Systematic Reviews 2006; Issue 3. Art. No.: CD003599.

REABILITAÇÃO VESTIBULAR

CAPÍTULO 13

A reabilitação vestibular (RV) é um método de tratamento consagrado que tem por objetivo restaurar padrões de equilíbrio corporal em indivíduos que apresentam deficiências desse sistema.

Foi desenvolvida a partir de 1944, quando estudos neurofisiológicos demonstraram que os sintomas decorrentes de uma lesão do vestíbulo diminuíam lenta e progressivamente, até desaparecerem no prazo aproximado de quatro semanas.[1] A esse fenômeno foi dado o nome de Compensação Central, uma vez que já era de conhecimento científico que o órgão periférico não possuía capacidade de regeneração e, portanto, essa recuperação era atribuída à atuação do sistema nervoso central (SNC). Nesse mesmo período observou-se que o sistema vestibular era ricamente relacionado com várias estruturas do SNC e estas tomavam parte ativa no processo de compensação.

Na década de 1970, McCabe *et al.*[2] demonstraram a interferência do SNC no processo de compensação central de uma lesão vestibular periférica e, mais recentemente, o avanço do conhecimento sobre os mecanismos de plasticidade neural expandiu a compreensão sobre esse processo. A plasticidade neural tem como finalidades básicas promover novos aprendizados motores e possibilita a recuperação de funções comprometidas.[2] Essa atividade promove modificações na circuitaria do cerebelo e do tronco cerebral em resposta a conflitos sensoriais originados por disfunções periféricas ou centrais.[3] Dessa forma, novas experiências percebidas e experimentadas no meio ambiente são capazes de modificar a representação cortical das funções relacionadas com o equilíbrio corporal.[4]

Atualmente é possível a identificação de quatro fases de recuperação:[5]

- *Primeira fase:* ocorre atuação cerebelar com redução do tônus de disparo de repouso do núcleo vestibular contralateral à lesão.
- *Segunda fase:* restauração da atividade tônica do núcleo vestibular do lado da lesão, ocorrendo diminuição da intensidade do nistagmo e melhora dos sintomas clínicos.
- *Terceira fase:* recuperação completa do tônus de repouso do núcleo vestibular ipsolateral à lesão. Nessa fase ocorre a compensação do equilíbrio estático e o nistagmo tende a desaparecer.
- *Quarta fase:* reprogramação das respostas neurais aos movimentos cefálicos, deixando de ocorrer os conflitos entre as informações visuais e vestibulares. (Informações adicionais no *Capítulo 2 – Compensação Vestibular*.)

Assim, podemos observar que, no prazo final de um mês, sem qualquer interferência terapêutica, há recuperação funcional do equilíbrio corporal por meio da atuação do SNC.

Várias pesquisas foram realizadas em animais de experimentação, e os mecanismos de plasticidade neuronal foram divididos em três: a habituação, a sensibilização e o condicionamento.[4]

Enquanto a habituação é caracterizada pela depressão sináptica do neurônio sensorial, a sensibilização envolve aumento da efetividade das sinapses e a facilitação de toda a via neuronal presente no circuito. O processo segue o aprendizado a curto prazo e, posteriormente, há aumento do número de sinapses e ativação de circuitos neuronais adicionais. A memória adquirida a longo prazo envolve síntese de novas proteínas e, portanto, é dependente das características individuais do animal. O condicionamento é um aprendizado mais complexo que envolve a associação de um estímulo inicialmente fraco ou inefetivo a outro estímulo de forte significado.[4]

Em um programa de reabilitação vestibular (RV) há duas finalidades principais: facilitar a compensação central e fornecer condições para que o equilíbrio corporal se restabeleça da melhor forma possível. Dois mecanismos básicos são trabalhados durante um programa de RV: adaptação e substituição.

ADAPTAÇÃO VESTIBULAR

O termo adaptação vestibular refere-se à reestruturação final entre aferências e eferências dos reflexos originados no aparelho vestibular, ou seja, o reflexo vestíbulo-ocular (RVO), o reflexo vestibuloespinhal (RVE) e o reflexo vestibulocervical. O mecanismo de adaptação ocorre se houver apenas lesão parcial, e não total, dos órgãos sensitivos de movimento (utrículo, sáculo e canais semicirculares).[5] Não há outro circuito que substitua completamente a função labiríntica,[6] capaz de responder a movimentos de altas frequências e, por esse motivo, devemos sempre investir em qualquer resíduo de função vestibular que o paciente possua.[7]

A função primordial do RVO é promover a movimentação corretiva do globo ocular na órbita como resposta a qualquer movimentação da cabeça, mantendo os objetos em foco na região da fóvea da retina durante o deslocamento.[8] Para tanto, o fator determinante para correção funcional é o deslizamento da imagem na retina, chamado sinal de erro, que ocorre quando o RVO é ineficaz. Há ainda outros sinais de erro que deflagram a adaptação, que são as informações enviadas pelos órgãos periféricos e discordam da informação habitual que conhecemos para aquela situação ou estímulo. Em outras palavras, o SNC precisa do sinal de erro para desencadear o processo de adaptação vestibular e reestruturar o equilíbrio corporal. Há um período crítico, de aproximadamente uma semana a partir da lesão, em que o sinal de erro deve acontecer para que haja completa recuperação dos reflexos vestibulares. Nesse período, a movimentação precoce e a luminosidade são fundamentais para a completa recuperação do equilíbrio corporal.[5,9-11]

À medida que caminha em direção ao SNC, a informação vestibular vai-se somando a diversas outras aferências oculares e proprioceptivas até atingir seu objetivo final, por exemplo, a orientação da cabeça, indicando que há participação otolítica no processo. Outra característica importante é a influência da movimentação ativa durante o processo de adaptação, quando executado intencionalmente, o movimento produz a adaptação com maior efetividade que os movimentos passivos. Há, portanto, participação da vontade, atenção, esforço, interesse e de uma pré-programação central na adaptação vestibular. Finalmente, é importante saber que há um controle adaptativo dos reflexos vestibulares e, apesar do tempo relativamente curto que é necessário à adaptação, a resposta aprendida não será mantida sem estimulação continuada.[5]

MECANISMOS DE SUBSTITUIÇÃO

Nos casos de perda completa das aferências vestibulares, ocorrem mecanismos que procuram substituir suas funções, denominados mecanismos de substituição.

Nos casos em que há perda significativa ou ausência das informações vestibulares, o organismo procura manter a estabilidade postural substituindo os reflexos perdidos por pistas provenientes de outras aferências. Embora, em maior ou menor grau, essas estratégias de substituição ocorram nos casos de perda parcial da função vestibular, elas serão mais intensas e fundamentais quando há perda bilateral da informação labiríntica. Como resposta aos mecanismos de substituição, observamos que a movimentação cefálica ativa ocorre após uma breve latência e geralmente com ganho maior que os movimentos passivos.[5]

- *Estratégias preditivas:* a pré-programação central dos movimentos oculares assume maior importância na manutenção da estabilidade da imagem nos indivíduos que não possuem aferências vestibulares do que nos indivíduos que possuem algum grau de informação periférica. A predição e os impulsos eferentes de estabilidade muscular são utilizados pelo paciente vestibulopata para habilitar o movimento ocular durante os movimentos cefálicos previsíveis e de baixa frequência.[12]
- *Potenciação do reflexo cérvico-ocular (RCO):* nos pacientes que apresentam perda da função vestibular bilateral, o RCO contribui com cerca de 25% dos movimentos oculares compensatórios e passa a operar em altas frequências de rotação. O RCO não atua apenas como contribuinte para a correção postural, mas influencia a evolução da estabilização ocular após lesão vestibular. Quando há perda significativa da resposta rotatória e pós-calórica, ainda assim há resposta em frequências moderadas, atribuídas às informações somatossensoriais.[13]
- *Substituição das pistas e eferências visuais e somatossensoriais:* a percepção e a resposta visual e somatossensorial são reestruturadas para deslocar adequadamente os olhos nos movimentos cefálicos e diminuir a sensação de movimento da imagem na retina (oscilopsia). A percepção da oscilopsia também é inibida como parte da resposta compensatória. Essas informações visuais são mais utilizadas no início do processo de substituição e, tardiamente, as pistas somatossensoriais passam a ser mais importantes na estabilidade postural.[14]
- *Substituição e modificação das sacadas:* as sacadas são solicitadas em direção contrária ao movimento cefálico, para aumentar ou substituir o RVO deficiente e manter a fixação visual no objeto. Há tendência a diminuir a amplitude das sacadas para simular a fase lenta do RVO.[15]
- *Potencialização da perseguição ocular:* quando há perda severa da função vestibular, a perseguição pode ser utilizada para manter a fixação ocular. Alguns estudos documentam o trabalho da perseguição ocular em seus limites superiores de velocidade na ausência das informações periféricas.[16]

A programação de uma terapia deve levar em conta que os pacientes portadores de deficiência de informação vestibular costumam piorar de seus sintomas quando são submetidos a estimulações visuais complexas. Essa piora é claramente observada em supermercados e aglomerações, onde há maior conflito visual. Quando submetido a conflitos de informação, como ler em elevadores, o paciente adaptado pode apresentar extrema dificuldade em manter sua postura, podendo, inclusive, cair.[17]

INDICAÇÕES DA RV

Para indicar a RV o médico deve sempre avaliar a história clínica do paciente, o diagnóstico e os exames subsidiários. Quando indicada, a reabilitação vestibular pode ser utilizada como tratamento isolado ou como coadjuvante de outras terapias.

RV COMO TERAPIA ÚNICA

Em alguns casos a RV pode ser utilizada, exclusivamente, com ótimos resultados. Nesses casos estão incluídos a síndrome do desequilíbrio do idoso, as vestibulopatias não compensadas e a cinetose.

Síndrome de Desequilíbrio do Idoso (SDI)

Os sintomas da SDI ocorrem pelo declínio funcional natural do sistema de equilíbrio humano, que compreende o comprometimento do reflexo vestíbulo-ocular (RVO) e a degeneração senil das vias neurais, articulações e do sistema visual. As principais manifestações da síndrome são a incoordenação e as limitações para movimentos rápidos, que são possíveis apenas quando há integridade na resposta do RVO. A RV nesses casos pretende estimular tanto o RVO como o reflexo vestibuloespinal (RVE) com a finalidade de estabilizar a marcha e a coordenação dos movimentos corporais.[18]

Deficiências no Processo de Compensação Central

Sabemos que o processo de compensação normal das lesões vestibulares pelo SNC dura cerca de 30 dias. Nesse período a presença de diversos fatores como estresse físico ou emocional, deficiências visuais, limitações do sistema proprioceptivo e iatrogenias podem interferir na evolução natural, retardando ou mesmo impedindo a regressão dos sintomas.[19] Nesse caso, a RV é o método de escolha para permitir ao sistema a restauração de seu equilíbrio. Os métodos utilizados no tratamento de reabilitação serão basicamente os protocolos de adaptação, com ênfase nos movimentos relacionados com os sintomas que o paciente apresenta.

Cinetose

A cinetose (ou enjoo do movimento) é definida como um mal-estar provocado pelo movimento, que frequentemente vem acompanhada por náuseas e vômitos. Os pacientes apresentam maior dependência visual e dificuldade em resolver os conflitos entre as aferências visuais e vestibulares ou proprioceptivas. O principal enfoque de treinamento é a habituação por meio de exercícios visuais.

RV COMO COADJUVANTE DE TERAPIA MEDICAMENTOSA

A RV pode auxiliar em alguns casos na diminuição da sintomatologia e na orientação do uso de estratégias que minimizem o desconforto provocado pela tontura. Entre esses casos, fornecemos dois exemplos:

Vestibulopatias Periféricas Agudas

Os mecanismos de Compensação Central após lesões do sistema vestibular são desencadeados muito rapidamente, determinando uma janela temporal de recuperação que se inicia poucas horas após a lesão, com modulação de neurotransmissores entre as primeiras 4 a 48 horas, e se estende até os 30 primeiros dias de recuperação.[5]

A utilização racional dos exercícios de reabilitação vestibular durante surtos agudos de vertigem diminui o período sintomático do episódio. É também evidente a menor necessidade de drogas depressoras do sistema vestibular, contribuindo assim para uma recuperação completa do sistema de equilíbrio.[20]

Síndromes Mistas

Denominamos de síndromes mistas aquelas que envolvem tanto o sistema vestibular periférico quanto as vias vestibulares centrais. Um exemplo clássico desse envolvimento múltiplo é a insuficiência vertebrobasilar (IVB), que provoca diminuição de fluxo no território de irrigação desse sistema, que engloba a artéria labiríntica, ramo da AICA (artéria cerebelar anteroinferior). O exame otoneurológico desses pacientes apresenta sinais de comprometimento vestibular periférico ao lado de sofrimento de tronco cerebral e/ou cerebelo. A utilização da RV nesses casos é recompensadora.[21]

RV EM CIRURGIAS OTOLÓGICAS

As cirurgias otológicas podem causar lesão em estruturas vestibulares da orelha interna, particularmente aquelas em que são manipulados o estribo, a porção mastóidea do osso temporal, as janelas oval e redonda, a cóclea e os canais semicirculares.

O diagnóstico pré-operatório da função vestibular é fundamental para a avaliação da segurança dos procedimentos cirúrgicos. O conhecimento da atividade vestibular auxilia na seleção do lado a ser operado e na orientação dos pacientes, tanto a respeito de sintomas e padrão de recuperação no período pós-operatório, como quanto a possíveis complicações cirúrgicas. É importante salientarmos que pacientes que possuem hipofunção vestibular unilateral compensada podem ser oligossintomáticos. Nesses casos, a diminuição de capacidade da resposta labiríntica no pós-operatório de uma cirurgia otológica pode ter impacto significativo na vida do paciente, particularmente em situações de hiporreflexia ou arreflexia bilateral.

A RV no pós-operatório de cirurgias otológicas deve ser iniciada de forma precoce com utilização de exercícios selecionados de maneira individualizada, que leva em consideração tanto os mecanismos de compensação central como as características do paciente e do procedimento cirúrgico realizado. Cabe ressaltar que, apesar da hipofunção do lado operado ser o mecanismo desencadeador de sintomas vestibulares mais comum nesses casos, é fundamental que outras causas de tontura sejam investigadas e o diagnóstico preciso seja estabelecido.

RV COMO COADJUVANTE DE OUTRAS TERAPIAS

Síndrome Cervical Proprioceptiva

O tratamento específico da doença por meio de fisioterapia é a melhor opção. Muitas vezes, entretanto, o paciente apresenta condicionamentos inadequados que acabam prejudicando sua recuperação. Nesse caso, a RV propicia ao paciente a compreensão de seus sintomas, auxiliando-o a enfrentá-los e fornecendo-lhe estratégias de apoio, trabalhando o sistema de equilíbrio em conjunto com o tratamento fisioterápico.[22]

VÍCIOS POSTURAIS – FOBIA POSTURAL

Os sintomas desencadeados por disfunções do sistema vestibular são bastante desagradáveis e podem causar impacto significativo na qualidade de vida dos indivíduos acometidos.

É comum que tais sintomas sejam desencadeados ou exacerbados por posições da cabeça e/ou do corpo, ou por movimentos realizados pelos pacientes. Mesmo após a resolução do quadro, essas pessoas podem adotar padrões de comportamento que limitam a mobilidade, particularmente da cabeça, por medo de desencadear sintomas. Nessa situação, com o uso adequado da RV, temos a possibilidade de eliminar os medos e hábitos inadequados, auxiliando o paciente no seu tratamento.[23]

É fundamental para o bom resultado da RV que o paciente seja esclarecido com relação à sua doença, expectativas reais do tratamento e importância de sua participação na terapia. O paciente deve participar ativamente de seu tratamento para que seja obtido o sucesso do tratamento.

SENSORES DE MOVIMENTO E REALIDADE VIRTUAL

Numerosos exercícios para a reabilitação do equilíbrio corporal de origem vestibular foram descritos.[24-26] Com o avanço da tecnologia, o aperfeiçoamento de dispositivos capazes de mensurar movimento (acelerômetros) e o desenvolvimento de jogos em ambientes de realidade virtual têm estimulado pesquisadores a avaliarem sua aplicação em protocolos de reabilitação vestibular. A avaliação do paciente e a RV podem ser efetuadas por meio de dispositivos capazes de fornecer imagens virtuais que simulam situações da vida real; jogos interativos que incrementam o aumento da área do limite de estabilidade e treinam estratégias posturais; realidade virtual que propicia estimulações sensoriais que acionam os mecanismos de compensação em pacientes com síndromes vestibulares periféricas e centrais.[26-28]

Pacientes que apresentam deficiência significativa do equilíbrio corporal, seja por hiporreflexia severa ou arreflexia labiríntica bilateral, como por disfunções do sistema nervoso central, podem ter benefício com a utilização de dispositivos de biofeedback que auxiliam nos mecanismos de substituição sensorial.[29,30]

CONSIDERAÇÕES FINAIS

Os exercícios de reabilitação do equilíbrio corporal constituem recurso extremamente poderoso no tratamento das vestibulopatias. Os melhores resultados ocorrem quando os exercícios são individualmente selecionados e supervisionados. Devem ser realizados em sessões periódicas, cujo número vai depender da afecção que está sendo tratada e da evolução do paciente.

Para a realização de reabilitação vestibular o diagnóstico otoneurológico deve ser previamente estabelecido e o tratamento etiológico realizado de forma eficaz, de maneira que a RV seja realizada de forma segura e eficiente. É de extrema importância que o profissional responsável pela terapia determine os tipos e graus de deficiências funcionais que acometem o paciente, possibilitando a seleção e aplicação correta e eficiente dos exercícios.

A avaliação médica otoneurológica no decorrer no tratamento deve ser realizada periodicamente e os pacientes que não respondem bem à reabilitação, ou que apresentem mudança no padrão de sintomas e sinais, devem realizar revisão imediata com o médico responsável. A monitoração dos efeitos da RV nas vestibulopatias pode ser realizada clinicamente e por meio de testes otoneurológicos adequados.

São fatores favoráveis à compensação central e sucesso da RV: boa saúde, vida regrada, alimentação adequada, atividade física regular, estado psíquico estável, motivação,[13] integridade dos sistemas sensoriais, integridade do SNC, memória preservada, coordenação motora e capacidade cognitiva.

A reabilitação vestibular deve ser sempre indicada por médico. A avaliação médica detecta possíveis contraindicações ou limitações para sua realização, como: fístula perilinfática, descolamento de retina e cirurgias oftalmológicas, aumento da pressão intracraniana, artroses cervicais, artrite reumatoide, malformações de transição crânio cervical, fossa posterior e base de crânio, insuficiência vertebrobasilar e outras alterações vasculares, dor lombar, cirurgia prévia de coluna cervical, osteoporose, síncope do seio carotídeo, síndrome vasovagal, traumatismos cefálicos ou cervicais.[28] A realização de exercícios de RV em indivíduos que tenham contraindicação pode resultar em complicações sérias, causando danos significativos e colocando em risco sua vida.

A RV, quando indicada de forma correta e conduzida com eficiência, é uma terapia eficaz e segura,[23] capaz de beneficiar grande parte dos pacientes com tontura, desequilíbrio e/ou queda causados por envolvimento funcional do sistema vestibular, isoladamente ou em conjunto com outras disfunções sensoriais. No contexto da terapêutica otoneurológica, não é possível ignorar o papel relevante da RV como terapia fundamental ou coadjuvante. Entretanto, é importante pontuar que a realização da reabilitação vestibular não substitui o diagnóstico otoneurológico e não está indicada em todos os pacientes que apresentam tontura ou desequilíbrio.

REFERÊNCIAS BIBLIOGRÁFICAS

1. Cawthorne TE. The physiological basis of head exercises. *J Chart Soc Physio Ther* 1944;106-7.
2. McCabe BF, Ryu JH, Sekitani T. Further experiments on vestibular compensation. *Laryngoscope* 1972;82:381-6.
3. Kandel ER, Schwartz JH, Jessel TM. *Essentials of neural science and behavior*. Connecticut: Appleton & Lange; 1995. p. 321-46, 667-94.
4. Shepard NT, Telian SA. Vestibular and balance rehabilitation: program essentials. In: *Cummings: otolaryngology: head & neck surgery*. 4th ed. Philadelphia: Elsevier; 2005. cap. 145.
5. Beraneck M, Idoux E. Reconsidering the role of neuronal intrinsic properties and neuromodulation in vestibular homeostasis. *Front Neurol* 2012 28;3:25.
6. Zee DS. Adaptação vestibular. In: Herdman SJ. *Reabilitação vestibular*. 2nd ed. Barueri: Manole; 2002. p. 77-87.
7. Herdman SJ. Role of vestibular adaptation in vestibular rehabilitation. *Otolaryngol Head Neck Surg* 1998;119:49-54.
8. Bittar RSM, Pedalini MEB. Reabilitação vestibular. In: Costa SS, Cruz OLM, Oliveira JAA. *Otorrinolaringologia: princípios e prática*. 2nd ed. Porto Alegre: Artmed; 2006. p. 1112-24.
9. Grossman GE, Leigh RJ, Bruce EN et al. Performance of the human vestibule ocular reflex during locomotion. *J Neurophysiol* 1989;62:264-72.
10. Lacour M. Restoration of vestibular function: basic aspects and practical advances for rehabilitation. *Curr Med Res Opin* 2006;22:1651-9.
11. Shelhamer M, Robinson DA, Tan HS. Context-specific adaptation of the gain of the vestibule-ocular reflex in humans. *J Vestib Res* 1992;2:89-96.
12. Shelhamer M, Tiliket C, Roberts D et al. Short-term vestibule-ocular reflex adaptation in humans II. Errors signals. *Exp Brain Res* 1994;100:328-36.
13. Herdman SJ, Schubert MC, Tusa RJ. Role of central preprogramming in dynamic visual acuity with vestibular loss. *Arch Otolaryngol Head Neck Surg* 2001;127:1205-10.
14. Schubert MC, Das V, Tusa RJ, Herdman SJ. Cervico-ocular reflex in normal subjects and patients with unilateral vestibular hypofunction. *Otol Neurotol* 2004;25(1):65-71.
15. Hall CD, Cox LC. The role of vestibular rehabilitation in the balance disorder patient. *Otolaryngol Clin North Am* 2009;42:161.
16. Joiner WM, Lee JE, Lasker A et al. An internal clock for predictive saccades is established identically by auditory or visual information. *Vision Res* 2007;47:1645-54.

17. Leigh RJ, Huebner WP, Gordon JL. Supplementation of the human vestibule-ocular reflex by visual fixation and smooth pursuit. *J Vest Res* 1994;4:347-53.
18. Bittar RSM, Pedalini MEB, Sznifer J et al. Reabilitação vestibular: opção terapêutica na síndrome do desequilíbrio do idoso. *Gerontologia* 2000;8:9-12.
19. Luxon ML. The medical management of vertigo. *J Laryngol Otol* 1997;111:1114-21.
20. Venosa AR, Bittar RSM. Vestibular rehabilitation in acute vertigo. *Laryngoscope* 2007;117:1482-7.
21. Sznifer J, Bittar RSM, Pedalini MEB et al. Distúrbios de origem vascular: Medicação ou reabilitação vestibular. *Arq Int Otorrinolaringol* 2004;8:134-41.
22. Bittar RSM, Pedalini MEB, Hanitzsch ES et al. Síndrome cervical proprioceptiva: considerações a respeito de um caso. *Arq Int Otorrinolaringol* 1998;2:153-6.
23. Bittar RSM, Pedalini MEB, Formigoni LG. Reabilitação vestibular: uma arma poderosa no auxílio a pacientes portadores de tontura. *Braz J Otorrinolaringol* 1999;65:266-9.
24. Herdman SJ. *Reabilitação vestibular*. 3rd ed. Philadelphia: Davis; 2007. p. 504.
25. Caovilla HH, Ganança MM. Princípios e indicações da reabilitação vestibular. In: Costa SS, Tsuji DH, Lessa MM et al. *Pro-ORL/ABORL-CCF*, módulo 4. Porto Alegre: Artmed/Panamericana; 2010. p. 23-61.
26. Caovilla HH, Ganança MM. Reabilitação vestibular personalizada. In: Ganança MM. *Vertigem tem cura*. São Paulo: Lemos; 1998. p. 197-225.
27. Rosiak O, Krajewski K, Woszczak M, Jozefowicz-Korczynska M. Evaluation of the effectiveness of a virtual reality-based exercise program for unilateral peripheral vestibular deficit. *J Vestib Res* 2018;28(5-6):409-15.
28. Viziano A, Micarelli A, Augimeri I et al. Long-term effects of vestibular rehabilitation and head-mounted gaming task procedure in unilateral vestibular hypofunction: a 12-month follow-up of a randomized controlled trial. *Clin Rehabil* 2019 Jan;33(1):24-33.
29. Bittar RS, Barros C de G. Vestibular rehabilitation with biofeedback in patients with central imbalance. *Braz J Otorhinolaryngol* 2011 June;77(3):356-61.
30. Brugnera C, Bittar RS, Greters ME, Basta D. Effects of vibrotactile vestibular substitution on vestibular rehabilitation - preliminary study. *Braz J Otorhinolaryngol* 2015 Nov-Dec;81(6):616-21.

TRATAMENTO CIRÚRGICO

O tratamento cirúrgico está indicado nos casos de vertigem incapacitante, quando o tratamento clínico não se mostrou eficaz, ou nos casos cuja causa exija intervenção cirúrgica, como, por exemplo, fístulas labirínticas, schwannoma vestibular, otite média secretora crônica, entre outros.

Entre as diversas técnicas propostas podemos citar a descompressão do saco endolinfático, a aplicação de gentamicina ou corticoide intratimpânico, as neurectomias vestibulares, a labirintectomia e a cocleossaculotomia.

DESCOMPRESSÃO DO SACO ENDOLINFÁTICO

Cirurgia de fácil execução, com baixo risco de complicações, indicada para controle da vertigem e para preservar a audição na doença de Ménière. Existem várias técnicas propostas na literatura, com a abertura ou não do saco endolinfático; com introdução de drenos, com a realização de "*shunts*"; todas elas apresentando resultados semelhantes.

Os resultados obtidos por esse método são motivo de muita controvérsia na literatura médica, enquanto trabalhos afirmam não haver diferença entre a descompressão e cirurgia placebo, outros relatam bons resultado em 90% dos pacientes, com desaparecimento da vertigem em 75% e melhora significativa nos outros 15%.[1-7]

NEURECTOMIAS VESTIBULARES

Consistem na secção dos nervos vestibulares, são cirurgias efetivas com eliminação da vertigem em até 92% dos pacientes, indicadas nos casos de vertigens com diversas etiologias, que não apresentam melhora com tratamento clínico.[8]

INJEÇÃO INTRATIMPÂNICA DE GENTAMICINA

Indicada no tratamento da doença de Ménière, com audição residual, tem por finalidade a ablação da função vestibular.

Aproximadamente 25% dos pacientes tratados com esse método podem apresentar piora importante da audição.[9]

LABIRINTECTOMIA

A labirintectomia consiste na destruição cirúrgica do labirinto e pode ser indicada na doença de Ménière incapacitante em que não haja audição socialmente útil, preferencialmente em pessoas idosas.[10,11]

COCLEOSSACULOTOMIA
Tem a mesma indicação da labirintectomia, porém, com a proposta de conservação da audição.[12,13]

MISCELÂNEA
Outras práticas cirúrgicas como a timpanotomia com inserção de tubos de ventilação,[14,15] a secção dos tendões dos músculos tensor do tímpano e/ou do músculo estapédio[16,17] têm sido descritas como tratamentos com bom resultado terapêutico em pacientes selecionados, principalmente idosos com disfunção tubária.

REFERÊNCIAS BIBLIOGRÁFICAS
1. Thomsen J, Bonding P, Becker B et al. The non-specific effect of endolymphatic sac surgery in treatment of Ménière's disease: a prospective, randomized controlled study comparing "classic" endolymphatic sac surgery with insertion of a ventilating tube in tympanic membrane. *Acta Otolaryngol* 1998;118(6):769-73.
2. Thomsen J, Bretlau P, Tos M et al. Placebo effect in surgery for Menière's disease. A double-blind, placebo-controlled study on endolymphatic sac shunt surgery. *Arch Otolaryngol* 1981;107(5):271-7.
3. Silverstein H, Smouha E, Jones R. Natural history vs. surgery for Ménière's disease. *Otolaryngol Head Neck Surg* 1989;100(1):6-16.
4. Lee L, Pensak ML. Contemporary role of endolymphatic mastoid shunt surgery in the era of transtympanic perfusion strategies. *Ann Otol Rhinol Laryngol.* 2008 Dec;117(12):871-5.
5. Paparella MM, Fina M. Endolymphatic sac enhancement: reversal of pathogenesis. *Otolaryngol Clin North Am.* 2002;35:621-37.
6. Huang TS. Endolymphatic sac surgery for Meniere's disease: experience with over 3000 cases. *Otolaryngol Clin North Am* 2002 Jun;35(3):591-606.
7. Pullens B, Giard JL, Verschuur HP et al. Surgery for Ménière's disease. *Cochrane Database Syst Rev* 2010;(1):CD005395.
8. Castro DL, Ataíde AL, Polansky JF et al. Tratamento cirúrgico da vertigem. In: Caldas Neto S, Mello Jr JF, Martins RHG et al. *Tratado de otorrinolaringologia e cirurgia cervicofacial.* 2. ed. São Paulo: Roca; 2011. p. 563-75.
9. Chia SH, Gamst AC, Anderson JP et al. Intratympanic gentamicin therapy for Ménière's disease: a meta-analysis. *Otol Neurotol* 2004;25(4):544-52.
10. Kimberley B, Mutlu C, Paparella MM. Doença de Menière. In: Cruz OLM, Costa SS. *Otologia clínica e cirúrgica.* Rio de Janeiro: Revinter; 2000. p. 391-417.
11. Langman AW, Lindeman RC. Surgical labyrinthectomy in the older patient. *Otolaryngol Head Neck Surg.* 1998;118:739-42.
12. Schuknecht HF. Cochleosacculotomy for Meniere's disease: theory, technique and results. *Laryngoscope* 1982;92:853-8.
13. Dionne J. Cochleosacculotomy. *J Otolaryngol* 1985;14:59-61.
14. Park JJ, Chen YS, Westhofen M. Meniere's disease and middle ear pressure: vestibular function after transtympanic tube placement. *Acta Otolaryngol* 2009 Dec;129(12):1408-13.
15. Cinnamond MJ. Eustachian tube function in Menière's disease. *J Laryngol Otol* 1975 Jan;89(1):57-61.
16. Loader B, Beicht D, Hamzavi JS, Franz P. Tenotomy of the middle ear muscles causes a dramatic reduction in vertigo attacks and improves audiological function in definite Meniere's disease. *Acta Otolaryngol.* 2012 May;132(5):491-7.
17. Franz P, Hamzavi JS, Schneider B, Ehrenberger K. Do middle ear muscles trigger attacks of Ménière's disease? *Acta Otolaryngol* 2003 Jan;123(2):133-7.

LEITURA RECOMENDADA

Volkenstein S, Dazert S. Recent surgical options for vestibular vertigo. *GMS Curr Top Otorhinolaryngol Head Neck Surg.* 2017 Dec 18;16:Doc01. Disponível em: https://www.ncbi.nlm.nih.gov/pmc/articles/PMC5738932/

ÍNDICE REMISSIVO

A

Aceleração
  angular, 3
  linear, 3
  sinusoidal, 74
    harmônica, 75
Acetilcolina, 215
Ácido gama-aminobutírico, 9, 12, 215
Acupuntura, 166
Acurácia, 63
Adaptação vestibular, 220
Álcool, 33
Aminoglicosídeos, 33
Ampola, 6
Ampulífuga, 7
Ampulípeta, 7
Análise sensorial do teste da integração
  sensorial, 98
Anamnese, 27
  na infância, 199
Angiorressonância, 119
Anomalia craniocervical, 161
Ansiolíticos, 33
Anti-hipertensivos, 33
Anti-histamínicos, 197, 217
Anti-inflamatórios, 33
Anticolinérgicos, 217
Anticonvulsivantes, 33, 196, 217
Antidepressivos, 217
  tricíclicos, 195
Antieméticos, 197, 215
  antagonistas do receptor da dopamina, 197
  inibidor do receptor 5-HT 3, 197
Apogeotrópico, 46
Aquaporinas, 11
Aqueduto vestibular, 10

Artéria(s)
  auditiva interna, 9, 10, 173
  basilar, 173
  cerebelar anterior inferior, 9, 173
  coclear
    comum, 10
    principal, 10
  labiríntica, 9
  vertebrais, 173
  vestibular
    anterior, 10, 173
    posterior, 10
Atraso visual, 30
Audiometria tonal liminar, 135
Aura, 189
  típica
    com cefaleia, 190
    sem cefaleia, 190
Avaliação
  auditiva na infância, 202
  da função vestibular na infância, 201
  de tendência a quedas no idoso, 106
  do cerebelo, 38
  dos movimentos oculares, 159
  hemodinâmica, 46
  neurológica na infância, 202
  psiquiátrica na infância, 203

B

Barotrauma, 140
  de orelha interna, 140
Bateria HINTS, 40
Betabloqueadores, 194
Betaistina, 137
Bloqueadores
  do canal de cálcio, 195, 216
  dopaminérgicos, 216

C

Calibração, 56
Canal(is)
  anterior, 134
  lateral, 133
  posterior, 133, 134
  semicircular superior, 126
  semicirculares, 6
    laterais, 46
  verticais, 127
Capacitação, 107
Cefaleia, 186
Célula(s) ciliadas, 3, 4
  tipo I, 3
  tipo II, 3
Centro de massa, 17
Cerebelo, 38
Cinetose, 163, 222
Cinocílio, 4
Cocleossaculotomia, 228
Comissura vestibular, 13
Comitê de classificação de desordens vestibulares, 28
Compensação, 107
  central, 21
  dinâmica, 22
  estática, 22
  vestibular, 21
    efetiva, 22
Compressões extrínsecas, 146
Comprometimento do ramo vestibular superior, 140
Conexões
  cerebelares, 17
  corticais e talâmicas, 16
  visuovestibulares, 14
Controle
  alimentar, 203
  direcional do movimento, 97
  postural, 91
Corticosteroides, 137
Crise
  labiríntica, 215
  migranosa, tratamento da, 196
Cristas, 6
  ampulares, 3
  dos canais semicirculares, 3
Cupolitíase, 123
Cúpula, 6

D

Dark cells, 10
Decomposição de movimentos, 38
Deficiências no processo de compensação central, 222
Deiscência do canal semicircular superior, 115, 139
Descompressão
  da orelha interna, 140
  do saco endolinfático, 227
Desequilíbrio corporal, 138
Desvio da verticalidade, 43
Diadococinesia, 159
Disartria, 38
Disdiadococinesia, 38
Disfunção proprioceptiva, 142
Dismetria, 38
Disritmia, 70
Distúrbios
  da fixação visual
    horizontal, 65
    vertical, 65
  visuais, 47
Diuréticos, 218
Doença(s)
  centrais, 115
  de Ménière, 115, 134
    na infância, 206
  descompressiva da orelha interna, 140
  do desembarque, 167
  neurológicas, 105
Dopamina, 215
Doppler transcraniano, 120
Dor de cabeça, 186
Drogas
  associadas às tonturas 6, 160
  de ação antiagregante e moduladora de fluxo na microcirculação, 217
Ductolitíase, 123

E

Efeito inibidor da fixação ocular, 70
Eletrococleografia, 108, 135
Eletrofisiologia, 108
Eletro-oculografia, 55, 56
Endolinfa, 10
Enxaqueca, 185
  1ª fase premonitória (pródromos), 185
  2ª fase aura, 186
  3ª fase dor de cabeça (cefaleia), 186
  4ª fase resolução (pós-pródromo), 186
  abdominal, 192
  com aura, 187, 188
  com aura do tronco cerebral, 190
  fisiopatologia, 186
  sem aura, 187

serotonina e, 187
sintomas premonitórios, 189
tratamento da, 194
Equilíbrio
corporal, 3
dinâmico, 158
estático, 158
Esclerose múltipla, 161
Estereocílios, 3
Esteroide, 141
Estimulação do simpático cervical posterior, 142
Estímulo auditivo *versus* estímulo galvânico, 110
Estratégia(s)
de quadril, 93
de recuperação postural, 92
de tornozelo, 92
preditivas, 221
Estria vascular, 10
Estríola, 5
Estudo do campo e acuidade visual, 202
Exame(s)
de imagem, 119
físico, 35
na infância, 200
laboratoriais, 51
na infância, 202
sorológicos, 202
na infância, 202
Excursão máxima, 96
Exercícios de Brandt-Daroff, 125, 131
Exposição a som intenso, 32
Extraestríola, 5

F
Fase, 59
Fatores predisponentes, 32
Fibras intercomissurais, 12
Fístula
labiríntica, 138
perilinfática, 138
Fixação ocular, 64
Flóculo cerebelar, 17
Fluidos labirínticos, 10
Fobia postural, 223
Força gravitacional, 3
Formação reticular, 18
Fóvea, 18

G
Gabapentina, 196
GAD negativos, 12
GAD positivos, 12

GAD+ (inibitórios), 12
GAD− (excitatórios), 12
Gânglio de Scarpa, 9
Ganho, 59
Geração das sacadas, 62
Glicina, 215
Glutamato, 9, 12, 215

H
Head impulse test, 40, 41, 80
na infância, 201
Head roll test, 45, 46, 124
Head shaking nystagmus test, 41
na infância, 201
Hipofunção vestibular bilateral, 115
Hipotensão ortostática, 47, 160
por disfunção autonômica, 48
por distúrbio vagal, 48
simpaticotônica, 48
Hipotonia muscular, 38
Histamina, 215
Histaminérgicos, 217
História
da moléstia atual, 27
pregressa e familiar, 32
Horizontalidade, 8

I
Implante coclear na infância, 206
Impressão basilar, 145
Impulsão, 74
Inclinação visual, 30
Índex-nariz, 159
Índice final de equilíbrio (*composite escore*), 98
Inervação aferente e eferente, 9
Infecções virais, 140
Inibidores seletivos da receptação da serotonina, 195
Injeção intratimpânica de gentamicina, 137, 227
Instabilidade, 30
Insuficiência vertebrobasilar, 142, 147, 173
Integração espacial e gravitacional, 3
Interação vestibulovisual, 77
Interpretação do gráfico das sacadas, 64
Investigação laboratorial, 51

J
Janela temporal, 23

L
Labirintectomia, 227
Labirinto

membranoso, 3
ósseo, 3
posterior, 3
Labirintopatia(s)
    desencadeada por traumas mecânicos, 139
    metabólicas e hormonais, 137
Latência, 64
    do movimento, 96
Lateropulsão, 37
Lei(s)
    de Alexander, 42
    de Ewald, 7
Lesão(ões)
    no núcleo vestibular, 60
    occipital bilateral, 60
    temporoparietal, 60
    unilaterais do núcleo do VI par, 65
    vestibulocerebelares, 60
Limite de estabilidade, 94, 95
Linha de polaridade reversa, 5
Lobo flóculo-nodular, 17

M

Mácula, 3, 5
    dos órgãos otolíticos, 3
Mal de debarquement, 167
Mal de debarquement syndrome, 167
Mal de desembarque, 167
Malformação(ões)
    da cavidade occipitovertebral, 145
    de Chiari tipo1, 161
Manobra(s)
    de *barbecue*, 128
    de Dix-Hallpike, 45
    de Epley, 127
        invertida, 126
    de Gufoni, 131
    de Lempert, 128
    de reposição
        canalicular, 203
        de otólito, 125
    de Valsalva, 32
    de Yacovino, 127
    de Zuma, 131
    do giro, 46
    liberatória de Semont, 127
Manutenção da postura, 17
Mapa dos limites da estabilidade, 91
Marcha, 36
    anserina, 37
    atáxica, 36
    ceifante, 36
    claudicante, 37

de pequenos passos, 37
em estrela, 36
em tesoura, 37
espástica, 37
hemiplégica, 36
miopática, 37
paraplégica, 36
parética, 37
parkinsoniana, 37
tabética, 36
vestibular, 36
Mecanismos de substituição, 221
Membrana otolítica, 5
Micrografia ou pequena escritura, 70
Migrânea, 185
Motricidade ocular, 58
Movimento sacádico, 18, 38
Múltiplos canais, 134

N

Nervo vestibular
    inferior, 9
    superior, 9
Neurectomias vestibulares, 227
Neurite vestibular, 140
    na infância, 205
Neurointegração, 18
Neuroleptoanalgesia, 216
Neurônios
    de explosão, 63
    de pausa, 63
    de segunda ordem, 12
    do tipo I, 12
    do tipo II, 12
Neurotransmissores envolvidos na transmissão neural, 215
Nistagmo, 159
    alternante periódico alcoólico, 66
    de privação vertebrobasilar, 67
    de torção cervical, 66
    espontâneo, 42, 57, 135
    geotrópico, 46
    optocinético, 60
    posicional, 44, 66
    semiespontâneo, 42, 57
Nódulo cerebelar, 17
Núcleo vestibular, 11
    descendente, 12
    lateral, 12
    medial, 11
    superior, 11

O

Oculografia, 55
Oculomotricidade, 18
Óculos de Frenzel, 44
Oftalmoplegia internuclear, 65
Orientação espacial vestibular, 7
Oscilopsia, 30, 138, 139
Otites médias na infância, 205

P

Paralisia bilateral do VI, 65
Paroxismia vestibular, 178
Percepção de velocidade, 3
Percepção visual, 30
Perilinfa, 10
Perseguição, 58
Perturbação gastrointestinal recorrente, 191
Pesquisa
   da oculomotricidade na infância, 201
   dos pares cranianos, 38
Platibasia, 145
Ponto final da excursão, 96
Pós-pródromo, 186
Posição de tandem, 36
Posição do cinocílio, 7
Posturografia
   de marcha, 102
   dinâmica, 91, 94, 95
   equipamento nacional de, 103
   estática, 94
   na infância, 201
   no treinamento do equilíbrio corporal, 105
Potenciação do reflexo cérvico-ocular, 221
Potencial(is) evocado(s)
   auditivo de tronco encefálico, 108
   miogênico vestibular, 108
      cervical, 112
      classificado de acordo com o músculo de registro, 110
      com estímulo auditivo, 109
      com estímulo galvânico, 109
      do músculo masseter, 111
      do músculo sóleo, 113
      do músculo tríceps braquial, 112
      fatores que influenciam, 113
      na infância, 201
      ocular, 111
      usado para diagnóstico, 114
   vestibulares, 136
Potencialização da perseguição ocular, 221
Potencializadores do GABA, 216
Processo de compensação, 22
Pródromos, 185

Prova(s)
   calórica, 67
      na infância, 201
      versus videoteste do impulso cefálico, 87
   de marcha, 135
   dedo-nariz-dedo, 38
   dos movimentos alternados, 38
   rotatória(s), 73
      na infância, 201
      pendular decrescente, 74
   trapezoidal, 77
Pulsão, 31
Pulse-step, 18

Q

Quedas, 31, 47
   relacionadas com a perda do equilíbrio corporal, 31
Queixas auditivas, 31
Quimioterápicos, 33

R

Radiografia simples, 119
Rastreio, 58
Reabilitação vestibular, 167, 204, 219
   como coadjuvante de outras terapias, 223
   como coadjuvante de terapia medicamentosa, 222
   como terapia única, 222
   em cirurgias otológicas, 223
   indicações, 222
Redundância sensorial, 8, 12
Reflexo(s)
   cérvico-ocular, 16
   cervicocólico, 16
   cervicoespinal, 16
   vestíbulo-ocular, 12, 18
   vestibulocólico, 16
   vestibuloespinal, 12, 14
Relação SP/AP, 135
Relaxantes musculares, 33
Ressonância magnética, 119
   funcional, 119
   na infância, 202
Retina, 18
Roll manouver, 128
Romberg estereotipado, 35
Rotações, 95
Roubo da subclávia ou do desfiladeiro costoclavicular, 144

S

Sacadas, 18, 40, 61
  características das, 63
  compensatórias, 85
  horizontais, 63
Saco endolinfático, 10
Schwannoma vestibular, 141, 162
Sea legs, 167
Sedativos labirínticos, 215
Sensores de movimento e realidade virtual, 224
Serotonina, 215
  e enxaqueca, 187
Simetria, 59
Sinal
  de Hitselberger, 162
  de Romberg, 35
Síncope, 47
Síndrome(s)
  cervical(is), 141
    proprioceptiva, 149, 223
  de alargamento do aqueduto vestibular, 115
  de Arnold-Chiari, 145
  de Barré-Liéou, 143
  de desequilíbrio do idoso, 222
  de Grisel, 146
  de Kimerli-Saratini, 147
  de Klippel-Feil, 146
  de Wallemberg, 65
  do desequilíbrio do idoso, 149
  do simpático cervical posterior, 142, 143
  dos escalenos, 144
  episódicas que podem estar associadas à enxaqueca, 191
  mistas, 223
  vestibular(es)
    aguda, 40, 160
    bilateral, 138
    centrais, 155
    periféricas, 123
  "um e meio" de Fisher, 65
Sintomas
  otoneurológicos, 31
  posturais, 30
  vestibulares, 30
    caracterização dos, 27
    classificação dos, 27, 28
    fatores desencadeantes, 27
    posturais, 27
    tempo de duração e periodicidade, 27
    visuais, 27
Sistema
  de rastreio, 18
  optocinético, 18

somatossensorial, 3, 91
vestibular, 3, 91
  central, 11
  periférico, 3
visual, 3, 91
Skew deviation test, 43
Substituição
  das pistas e eferências visuais e somatossensoriais, 221
  e modificação das sacadas, 221
Supression head impulse paradigm, 88
Suprimento sanguíneo, 9

T

Tempo de reação, 96
Terminações nervosas aferentes e eferentes, 4
Teste(s)
  da inclinação, 160
  da integração sensorial, 97
  da velocidade constante, 74
  de adaptação, 102
  de Babinski-Weil, 158
  de complementação dos exames vestibulares convencionais, 105
  de controle motor, 95
  de coordenação motora, 159
  de equilíbrio
    dinâmico, 36
    estático, 35
  de Fukuda, 37, 159
  de função vestibular central, 38
  de impulso cefálico, 80
  de integração sensorial, 95
  de Romberg, 35, 36, 135, 158
    estereotipado, 35
    sensibilizado, 36
    vestibular, 36
  de tandem, 36
  do controle motor, 100
  do impulso cefálico, 40, 136
  rotatórios, 73
  vestibulares funcionais, 55
Tilt test, 160
Tomografia computadorizada, 119
  na infância, 202
  por emissão de pósitrons, 119
Tontura, 28, 30, 47
  de causa ortostática, 46
  desencadeada por um gatilho, 30
  espontânea, 30
  investigação laboratorial, 51
  ortostática, 47
  posicional perceptual persistente, 168

Topiramato, 196
Torcicolo paroxístico
  benigno, 193
  da infância, 205
Tranquilizantes, 215
Translações, 95
Tratamento cirúrgico, 227
Trato
  olivococlear, 9
  reticuloespinal, 15
  vestibuloespinal lateral, 15
  vestibuloespinal medial, 15
Traumatismo(s)
  cranianos, 206
  cranioencefálico, 206
Tremor de intenção, 38
Triptanos, 197
Tumores da região ângulo pontocerebelar e fossa posterior, 162

U

Ultrassonografia Doppler, 119

V

Vasodilatadores
  com ação simpaticolítica, 216
  diretos, 216
Veia
  do aqueduto vestibular, 10
  vestibular
    anterior, 10
    posterior, 10
  vestibulococlear, 10
Velocidade, 63
  constante, 77
  do movimento, 96
  estocada, 13, 42
Vergência, 65
Vérmis, 17
Verticalidade, 8
Vertigem, 28, 29, 139
  associada ao movimento da cabeça, 30
  central, 155
  de modo espontâneo, 30
  de origem visual, 105
  desencadeada
    pela manobra de Valsalva, 30
    pelo som, 30
    por estímulo visual, 30
    por outras causas, 30
  externa, 29, 30
  interna, 29
  na infância, 199
    manifestações clínicas, 204
    tratamento, 203
  ortostática, 30
  paroxística benigna, 193
    da infância, 204, 206
  posicional, 30, 32
    central, 161
    paroxística benigna, 123
      casos clínicos atípicos, 132
      de canal posterior, 125
      provável, 134
Vestibulocerebelum, 17
Vestibulopatias
  periféricas, 105
    agudas, 222
    de origem puramente central, 207
    tratamento, 213
      da fase aguda, 215
      da fase crônica ou de manutenção, 216
      medicamentoso, 215
Via vestibulocortical, 16
Vícios posturais, 223
Video-head impulse test, 136
  na infância, 202
Vídeo-oculografia, 55, 125
Videonistagmografia, 55
Videoteste do impulso cefálico, 80
  artefatos do, 86
  indicações do, 87
  mecanismos que contribuem para o, 81
  quantificação do, 81
  técnica do, 82
  versus prova calórica, 87
Visão embaçada, 30
Visual vertical subjetiva, 8, 9, 43

W

Whiplash, 147